Ganzheitliche Energiemedizin

Eine geniale Synthese von TCM und Homöopathie

Buch:

Die bioenergetischen Stromqualitäten zur Diagnose finden bei Verfahren wie EKG oder EEG breite Anwendung. Die dafür verwendeten Apparate sind in der Klinik in der Allgemeinverwendung. Dr. Hartwig Schuldt arbeitet mit einem handlichen Gerät, das ebenfalls Stromqualitäten verwendet und sowohl in der Diagnostik als auch bei der Behandlung von Krankheiten erfolgreich eingesetzt werden kann.

Auch in der Homöopathie werden energetische Informationen gesendet. Es bot sich deshalb an, die beiden Methoden – Bioenergetische Medizin und Homöopathie – miteinander zu verknüpfen. Dazu kam für den in Hong Kong geborenen Arzt noch die Lehre von den Meridianen, die die Chinesen seit Jahrtausenden mit Erfolg anwenden. Entstanden ist daraus ein Verfahren, das den Autor befähigt, unzähligen Patienten Heilung zu ermöglichen oder ihr Leiden deutlich zu lindern.

Ein überzeugendes Argument für eine neue Art des Heilens, die den Patienten mit einbezieht und für eine ganzheitliche Betrachtung von Gesundheit, Krankheit und Therapie zur Verfügung steht.

Autoren:

Professor h.c. Dr. med. Dipl. Ing. **Hartwig Schuldt,** Facharzt für Naturheilverfahren mit Praxis in Hamburg, setzt sich seit 32 Jahren mit den unterschiedlichsten Therapieformen auseinander und fand dabei die Bioenergetische Medizin, mit deren Hilfe er erfolgreich auch komplizierte Fälle behandelt. Er ist mit diesem Fachwissen gefragter wissenschaftlicher Autor und Redner auf medizinischen Kongressen und Symposien.

Barbara Simonsohn ist Ernährungsberaterin und Reiki-Ausbilderin. Seit 1982 gibt sie Seminare im In- und Ausland, vor allem über das authentische Reiki mit sieben Graden, aber auch in Azidose-Therapie und -Massagen nach Dr. Renate Collier sowie in Yoga.

Dr. Hartwig Schuldt
Unter redaktioneller Mitarbeit von Barbara Simonsohn

Ganzheitliche Energiemedizin

Eine geniale Synthese von TCM und Homöopathie

DRIEDIGER

Professor h.c. Dr. med. Dipl. Ing. Hartwig Schuldt, Barbara Simonsohn
Ganzheitliche Energiemedizin
Eine geniale Synthese von TCM und Homöopathie
Lektorat: Susanne Hülsenbeck
Umschlaggestaltung: Stephan Kröker
Foto Titelseite: © Pixabay, Dimhou
Druck: FINIDR s.r.o., Český Těšín, Tschechische Republik

ISBN: 978-3-932130-64-9

Inhalt

Geleitwort von Barbara Simonsohn

Ein Arzt wie aus dem Bilderbuch

Ein Reiki-Semiarteilnehmer von mir hatte mich auf Dr. Hartwig Schuldt aufmerksam gemacht. Er erzählte mir mit leuchtenden Augen, dass dieser Arzt ihm und vielen anderen geholfen habe und Menschen aus ganz Deutschland auch mit schweren Krankheiten wie Krebs zu ihm führen. Nach unserem Gespräch schenkte er ihm mein Buch über Artemisia annua und stellte so den Kontakt her.

Als Dr. Schuldt zu mir zu Besuch kam, war ich von seiner Erscheinung und Ausstrahlung beeindruckt. Wacher Blick, leuchtende Augen, eine kraftvolle Sprache und federnde Bewegung. Dieser Mann, so dachte ich bei unserer ersten Begegnung, strahlt Vitalität und Lebensfreude aus. Was ich erst später erfuhr: Dr. Schuldt strotzte vor Vitalität und praktizierte in seiner Praxis in Hamburg-Ottensen an vier Tagen die Woche oft bis weit über die Öffnungszeiten hinaus, wenn der Patientenstrom der Hilfesuchenden nicht abreißen wollte. Er erzählte mir, dass er ganztätige Bergtouren auf Lanzarote durchführe. Dieser Arzt lebt wie die Ärzte der Antike – Galen, Hippokrates – als Vorbild vor, was eine gesunde Lebensweise bringt. Dr. Schuldt ist für mich ein Beispiel für seine Art der Energiemedizin, die uns auch im hohen Alter noch vital und leistungsfähig erhalten kann.

Wie Dr. Schuldt zeigten auch die Ärzte der Antike viel Einsatz: Sie waren Tag und Nacht für ihre Patienten da und scheuten keine Mühe, ihnen wirksam zu helfen. Der Name für Diabetes, „Diabetes mellitus“, stammt daher, dass der Urin von Diabetikern süß schmeckt. Die Ärzte der Antike haben den Urin ihrer Patienten probiert! Sie sahen den Menschen ganzheitlich und verlangten, dass der Kranke seinen Lebenswandel und seine Ernährung änderte. Von Hippokrates ist dieses Zitat überliefert: „Die Krankheiten befallen uns nicht aus heiterem Himmel, sondern entwickeln sich aus täglichen kleinen Sünden wider die Natur. Wenn diese sich gehäuft haben, brechen sie scheinbar auf einmal hervor.“ Oder auch: „Eure Heilmittel sollen Nahrungsmittel und Eure Nahrungsmittel sollen Heilmittel sein.“ Auch Dr. Schuldt spart nicht mit Ernährungstipps für seine Patienten. Demokrit sagte um 450 vor Christi Geburt: „Gesundheit erflehen die Menschen von den Göttern. Dass es aber in ihrer Hand liegt, diese zu bewahren, daran denken sie nicht. Ihre Unmäßigkeit macht sie selbst zu Verrätern an ihrer eigenen Gesundheit.“ Wie aktuell klingen leider diese Worte!

Paracelsus betonte den „inneren Arzt“, der wirken kann, wenn wir ihn unterstützen. Dieser „innere Arzt“ kommt auch beim Fasten zum Zuge, wie Dr. Otto Buchinger sen. bei Tausenden von Menschen dokumentierte, die sich in seine Fastenklinik begaben und sie oft wie neugeboren verließen. In meinen Augen gibt auch Dr. Schuldt dem „inneren Arzt“ seiner Patienten wieder Raum zum Wirken, indem er Belastungen eliminiert, die es dem inneren Heiler schwermachen, die Selbstheilungskräfte im notwendigen Maß zu aktivieren.

Die energiemedizinische Methode von Dr. Schuldt, einzigartig auf der Welt, bezieht den Patienten mit ein und ist damit sehr modern. Der Arzt sagt einem nicht, was man hat, was einem fehlt oder was einem helfen könnte, sondern durch das Drücken bestimmter Akupunkturpunkte und der Wahrnehmung dabei testet Dr. Schuldt die richtigen homöopathischen Mittel aus, und der Patient kann die Richtigkeit seiner Entscheidung am eigenen Leib eins zu eins nachvollziehen. Die

Mündigkeit des Patienten ist hier keine schöne Idee, sondern Tag für Tag erlebte Wirklichkeit.

Wer sich in das „Labor“ von Dr. Schuldt begibt, fühlt sich etwas aus der Zeit gefallen: Vulkansteine auf dem Schreibtisch, ein schönes Bild vom Matterhorn, Bücher bis an die Decke und eine Konstruktion, die Dr. Schuldt selbst entworfen hat und die sich auf dem Radlager eines Wagenrades dreht. Darauf sind Hunderte von Holzschubladen angeordnet mit sage und schreibe rund 16.000 homöopathischen Mitteln. Mit einer einfachen Handbewegung dreht Dr. Schuldt diesen Aufbau und sucht das richtige homöopathische Mittel aus, das dann am Patienten getestet wird. Der Test erfolgt so: In eine hohle Elektrode wird das homöopathische Mittel gelegt. Ist es das richtige, spürt man beim Drücken von Akupunkturpunkten an der Hand nichts. Ist es nicht das richtige, erlebt der Patient einen leicht schmerzhaften Druck. Ein Testgerät mit Niedrig-Strom im Ampere-Bereich, vom Diplom-Ingenieur Dr. Schuldt selbst weiterentwickelt, unterstützt die Diagnose und führt gleichzeitig dem Patienten Heil-Impulse zu, die mit dem Halten von Elektroden verbunden sind.

Dr. Schuldt kümmert sich empathisch um seine Patienten, wobei er besonderen Wert auf die Ernährung legt, was in der Standardmedizin oft zu kurz kommt. Eine Freundin von mir wurde an einem Gehirntumor operiert. Dr. Schuldt hatte sie zuvor behandelt und ihr Hinweise auf eine gezielte Diät gegeben. Er setzte sich vor der Operation mit dem operierenden Arzt in Verbindung, um auf eine möglichst schonende Operationsmethode hinzuwirken. Offenbar erfolgreich, der operierende Arzt war offen für seine Hinweise. Die damals 91-jährige Patientin überstand die Operation hervorragend und konnte hinterher Arme, Hände, Beine und Füße auf der linken Seite wieder bewegen, was ihr vorher nicht mehr möglich war. Sie wachte singend (!) aus der Narkose auf und war hinterher wieder voll ansprechbar. Ich war bei diesem Prozess dabei und habe vor Freude Luftsprünge in der Intensivstation gemacht, begleitet von Freudeschreien. Was wohl die Pfleger von diesem Vorgang hielten ... Zu jeder Tages- und Nachtzeit ist Dr. Schuldt für seine Patienten ansprechbar und erklärt einem alles mit Geduld und Fachwissen.

Als der Keim zur Entstehung dieses Buches sich entwickelte, wollte ich natürlich eigene, authentische Erfahrungen mit dieser Methode sammeln. Zwar war ich nicht richtig krank, aber ich konnte mir vorstellen, dass es etwas in mir geben könnte, was zu optimieren wäre. „Wir können nichts vermissen, was wir nicht kennen", ist eine Erkenntnis von mir. Strahlende Gesundheit ist in meinen Augen der Wunsch, JEDEN MORGEN die ganze Welt umarmen zu wollen, voller Lebenskraft, Optimismus und Empathie. Von diesem kontinuierlichen Bewusstseins- und Seinszustand sind die allermeisten Menschen weit entfernt. Dr. Schuldts geniale Methode stellt ein einzigartiges Wellness- und Selbstoptimierungs-Programm dar. Da wir ständig negativen Einflüssen aus der Umgebung ausgesetzt sind, so hatte ich beispielsweise vor zwei Tagen einen Wespenstich, ist es hilfreich, unser System kontinuierlich den sich verändernden Umwelteinflüssen anzupassen, so dass es durch sie nicht geschwächt wird und Schaden erleidet. Durch Dr. Schuldts besondere Methode der Energiemedizin wird eine Grundgesundheit erreicht. Durch negative Einwirkungen von außen können allerdings Störungen auftreten, die durch einen weiteren Arztbesuch neutralisiert werden.

Was habe ich mit den Mitteln, die Dr. Schuldt für mich ausgetestet hat, für Erfahrungen gemacht? Am 1. Februar 2018 war die Erstbehandlung. Was ich schon nach einer Woche Einnahme der homöopathischen Mittel bemerkte: Meine Augen wurden groß und strahlend, mein linkes Schlupflied verschwand fast komplett, und ich spürte mehr Energie, Klarheit,

Schaffenskraft und Lebensfreude. William Shakespeare bezeichnete einmal die Augen als „Fenster der Seele“, und ich hatte und habe das Gefühl, das Licht meiner Seele kam mit der Therapie dieses Arztes mehr zum Leuchten. Das ist nicht nur eine subjektive Wahrnehmung. Im Juni 2018 habe ich in nur neun Tagen ein neues Reiki-Buch geschrieben und konnte das Manuskript sechs Wochen vor dem Abgabetermin einschicken. So etwas ist mir noch nie passiert.

Auch meine Nase wurde schmaler und die Gesichtszüge wurden klarer und akzentuierter. Für mich ist es jetzt eine Freude, in den Spiegel zu schauen, auch frühmorgens. Offenbar haben die Mittel von Dr. Schuldt bei mir zu einer Reinigung, Entschlackung und Ausscheidung von Belastungen jeder Art geführt und zu einer Aktivierung des Stoffwechsels. Es ist ein schönes Gefühl, voller Tatendrang und Lebensfreude aufzuwachen. Ich fühle mich unter dieser Therapie sensibler, vor allem schönen Dingen gegenüber wie Naturerlebnissen beim Joggen. Allerdings gehen mir negative Dinge wie Streitigkeiten und Disharmonien näher.

Am Anfang hatte die Mischung, die wir ausgetestet hatten, dazu geführt, dass Insektenstiche mehr juckten als sonst. Das hat sich allerdings bald gegeben. Ich hatte mir eine Sehnenscheidenentzündung an beiden Füßen zugezogen aufgrund von zu langem Joggen in Barfußschuhen. Das Schmerzmittel, das ich deshalb ab und zu nahm, führte dazu, dass meine Augen nicht mehr so strahlten wie sonst. Als ich es absetzte, normalisierten sich diese wieder. Offenbar reagierte ich unter der homöopathischen Behandlung sensibler auf die Nebenwirkungen des rezeptfreien Medikamentes.

Eine Weile aß ich Lakritz-Dragees, die Maltit und Sorbit als Süßungsmittel enthielten. Auf der Packung stand: „Kann bei übermäßigem Verzehr abführend wirken.“ Das Ergebnis: Ich bekam einen Blähbauch und ab und zu Durchfall und übel riechende Blähungen. Offenbar brachten die Dragees meine Darmflora durcheinander, diese Symptome wurden von nur ganz wenig Lakritz hervorgerufen. Ganz offensichtlich reagierte mein Körper sehr sensibel darauf. Als ich diesen Zusammenhang erkannte, hörte ich natürlich auf, die Dragees zu nehmen, und mein Bauch ist jetzt wieder schön flach und mein Darm macht keine Beschwerden mehr.

Ich interpretiere diesen Prozess so: Durch die homöopathischen Mittel werde ich mehr in Kontakt mit meinen wirklichen Bedürfnissen gebracht. Nehme ich jetzt ein Industrieprodukt zu mir, das mein Organismus nicht verträgt, reagiert er heftiger als zuvor. Ich betrachte dies nicht als negativ oder Nachteil, im Gegenteil. Mein Körper reagiert wie ein fein gestimmtes Instrument und bringt mich dadurch mehr auf den für mich gesunden Weg. Ein eitriges Gerstenkorn konnte durch ein Mittel von Dr. Schuldt ohne Platzen ausheilen. Auch ein Wespenstich machte dank eines extra ausgesuchten Präparates keine Probleme mehr. Ein Herpes-Bläschen auf der Unterlippe verschwand innerhalb eines Tages.

Das Erstaunliche an der Bioenergetischen Medizin von Dr. Schuldt: Ich fühle mich gleichzeitig sensibler UND seelisch stabiler und belastbarer. Das ist ein tolles Lebensgefühl. Meine Augen sind groß und strahlend, auch, wenn ich einmal nicht genug Schlaf hatte. Ich fühle mich noch mehr angeschlossen „nach oben". Meine Kreativität und Produktivität sind nicht zu bremsen. Ich traue mir auch anspruchsvolle Projekte zu, bei denen ich früher gezögert hätte. Ich bin mehr ich selbst, in Kontakt mit meinen Talenten und meinem Potenzial, und noch mehr „Ursache für die Wirkung", kann also meine kleine Welt bewegen. Dieses Gefühl – und überhaupt das neue Lebensgefühl – möchte ich nicht mehr missen und bin daher dankbar, dass Dr. Schuldts und meine Wege sich getroffen haben.

Hinweis

Dr. Schuldts sprachlicher Stil klingt manchmal zeitlos und „wie aus der Zeit gefallen“. Zuerst plante ich daher, ihn zu „modernisieren“. Dann entschied ich aber, ihn so zu belassen, weil er einzigartig ist und präzise und treffend zum Ausdruck bringt, worum es geht. Er spricht beide Gehirnhälften an, sowohl die Verstandes- als auch die Gefühlsebene. Nicht nur Dr. Schuldts Methode, sondern auch sein einzigartiger Schreibstil erreichen den Menschen ganzheitlich. So habe ich meine Hauptaufgabe beim Redigieren darin gesehen, die Fachworte ins Deutsche zu „übersetzen“ und, wo nötig, zu erläutern. Außerdem habe ich am Ende jedes Kapitels, kenntlich gemacht durch Kursivschrift, in wenigen Sätzen zusammengefasst, was für mich darin am wichtigsten ist. Diese Zusammenfassungen sind also nicht von Dr. Schuldt, sondern von mir.

Die Reihenfolge der Kapitel wurde im Wesentlichen belassen. Der Grund: Wie Planeten um die Sonne kreisen seine Ausführungen um seine einzigartige Methode. Immer wieder werden andere Aspekte davon aus einem speziellen Blickwinkel betrachtet und ins Licht gerückt. Daher hat dieses Buch nicht den stringenten und logischen Aufbau, den Sie vielleicht von anderen Büchern kennen. Ich verspreche Ihnen: Nach der Lektüre des Gesamtwerks haben Sie einen tiefen und befriedigenden Eindruck in diese Methode bekommen.

Dies ist eine Art historisches Dokument eines großen, ja großartigen Lebenswerkes. Geschrieben von einem Arzt, der den Mut hatte, Neuland zu betreten. Was ihm selbst einmal in einer schweren Gesundheitskrise half, baute er aus, um andere davon profitieren zu lassen. Solche gradlinigen Menschen braucht die Welt in meinen Augen, die IHREN Weg gehen zum Nutzen anderer und dabei leuchtende Spuren hinterlassen jenseits von Raum und Zeit.

Ich wünsche diesem Buch weite Verbreitung. Vielleicht fühlt sich eine junge Ärztin oder Heilpraktiker angesprochen, in die Fußstapfen dieses großen Pioniers zu treten und seine wertvolle Arbeit fortzusetzen, wenn dieser seine berufliche Laufbahn einmal beendet hat.

Auch, wenn Sie nicht in Dr. Schuldts Praxis kommen können, werden seine Ausführungen Sie inspirieren und Sie daran erinnern, was gute Medizin sein kann: der Dienst am Menschen, die helfende Hand für jemanden in Not, die nie endende Hoffnung auf Besserung und das Geschenk von mehr Lebensfreude, Lebensenergie und Lebensmut.

Barbara Simonsohn

Februar 2021

Einleitung

Das vorgelegte Werk hat eine lange Geschichte. Seine Bestandteile sind über viele Jahre entstanden und erweitert worden. Es soll einer breiten Öffentlichkeit zuteilwerden, womit Laien und Fachkräfte zugleich angesprochen werden. Hier wird eindeutig aufgezeigt, wie das Verhältnis von Ratsuchendem und Helfendem auf eine neue Grundlage gestellt werden kann. Es hat sich über die Jahre gezeigt, dass dies möglich ist und keinen Vergleich zu anderen Methoden zu scheuen braucht.

Stellen Sie sich vor, Sie kommen nach vielen vergeblichen Versuchen, körperliche Schwierigkeiten und anhaltende Störungen loszuwerden, an eine Stelle, wo Sie ernst genommen werden, Ihrem Anliegen volle Aufmerksamkeit geschenkt wird und die Beschwerden tatsächlich verschwinden.

Dies ist das Grundanliegen, das ich konsequent allen Ratsuchenden entgegengebracht habe. Es zeigte sich in zunehmendem Maße, dass hierdurch Erfolge zu erzielen waren, die anderswo bei großem technischem Aufwand vermisst wurden. Hierbei war als Erstes deutlich zu machen, dass das Vorgehen in der Behandlung frei von Furcht und Erwartungsängsten erfolgen sollte. Den Ratsuchenden dürfen keine Schreckensbilder aufgezeigt werden mit dem Vorgehen: „Wenn Sie nicht sogleich dies oder jenes durchführen lassen, dann kommt erheblich Schlimmeres auf Sie zu!“

Hierdurch wird von vornherein eine zusätzliche Erschwernis aufgebaut, die einer Erleichterung des Zustandes erheblich im Wege steht. Wie oft höre ich derartige Berichte zum Zweck der Einleitung einer Behandlung, über das sich der Behandelnde selbst noch gar nicht einmal schlüssig ist. Öfter ergibt dies Nachteile und Erschwernisse zusätzlich zu den ohnehin vorliegenden.

Die zentrale Information in den Ausführungen dieses Buches ist die, dass der bzw. die Ratsuchende an dem Vorgang der Aufdeckung von losen Zusammenhängen direkt beteiligt wird. Eine Bevormundung ist hierbei ausgeschlossen. Dies erfordert kein ins Einzelne gehende Spezialwissen auf Seiten der Ratsuchenden, sondern die einfache Wiedergabe ihrer Beschwerden einschließlich möglicher Ursachen, die ein weites Feld umgreifen können. Jeder ist hierzu in der Lage, der sich ausdrücken kann. Der Körper zeigt viele Einzelheiten auf. In der Kleinstkindberatung sind die Erziehungsberechtigten zu hören, die Beiträge erbringen können.

Die angewandte Praxis der oft schmerzhaften Vorgehensweise oder nur unter Betäubung möglichen Handhabe entfällt bei dem hier vorgestellten Verfahren, das den Leserinnen und Lesern mehr und mehr deutlich wird bei der Bewältigung zunehmender Seitenzahl. So ist hier die Erbringung einer weiterführenden Erkenntnis ohne diagnostischen Eingriff in kürzester Zeit zu erreichen, wozu andere Verfahren oft Stunden oder sogar Tage benötigen mit Zwischenergebnissen.

Hier, in dem von mir erbrachten Vorgehen, können die Patienten selbst durch eigene Angaben einer leichten Druckaussage bis zu einem leichten beginnenden Punktschmerz angeben, was sich in ihrem Körper abspielt und wo dies abläuft. Im weiteren Vergleich ist dies ähnlich der Pulsdiagnose in der klassischen Akupunktur, wo der Fingerdruck des Behandelnden die Pulsqualität der Ratsuchenden erfährt. Dieser Vorgang wird im vorliegenden Verfahren ersetzt mit Verwendung des benutzten Gerätes zur Erstellung von Diagnosen. Mir ist kein anderer Vorgang bekannt, der dies in ähnlicher Weise ermöglicht.

Hierin ist diese Methode völlig neu und einzigartig. Die Trefferquote erweist sich daher als hoch und weiterführend im Verständnis zugrunde liegender Störungen, Leiden oder ständig quälender Missstände. Aber auch akute Vorgänge können so zur Rückbildung gebracht werden. Hierdurch kann der Untersuchende und Ratgebende den gesamten Körper scannen und Vorgänge im Sinne einer Einzelstörung mit Wirkung auf mehrere Körperteile oder mehrere Störungen mit Wirkung auf nur ein Körperteil erkennen.

Zur Entstehung der Methode ist zu sagen, dass sie in ihren Anfängen durch Beiträge mehrerer Forscher erwuchs und durch Einbringung entscheidender Erkenntnisse die vorliegende Reife erreichte, wobei es mir möglich war, den Grad der Anwendungsform befriedigend zu verbessern und zu optimieren.

Ich muss dazu persönlich ausführen, dass ich selbst in einer Leidensphase um Hilfe suchend auf die Menschen stieß, welche diese Methode vorbereitet hatten. Ich litt unter starken Schmerzen und der Lähmung des rechten Beins. Verursacht war dies durch meine Teilnahme an einer Versuchsreihe zur Erprobung eines neuen Medikaments in der pharmazeutischen Abteilung einer Universitätsklinik. Das Mittel schlug bei mir so stark an, dass es nicht zugelassen werden durfte. Da ich mich freiwillig zur Verfügung gestellt hatte, wurde mir jegliche Hilfe von Seiten des Veranstalters versagt.

Durch Anwendung der beschriebenen Methoden gelangte ich schließlich zur ausreichenden Wiederherstellung meiner Gehfähigkeit und Schmerzfreiheit. Ich muss hierbei als Betroffener an in Afrika ernannte „Medizinmänner“ denken, die meistens dann in diesen Stand gehoben werden durch Beschluss anderer, wenn sie selbst zuvor einem eigenen schweren Leiden ausgesetzt waren und dieses überwinden konnten. Diese arbeiten ausschließlich auf Naturheilbasis.

Ich dagegen bediene mich eines ausgeklügelten, kleinen technischen Geräts, mithilfe dessen ich die notwendigen Erkenntnisse bei der Feststellung und Festlegung von Störungen aller Art erbringen und objektivieren kann. Viele so behandelte Ratsuchende geben Zeugnis über den Wert dieses Vorgehens ab. Dabei ist die Methode auf Junge und Alte, auch in der Schwangerschaft und für Menschen auf allen Kontinenten, wo ich Vorträge hielt, einsetzbar.

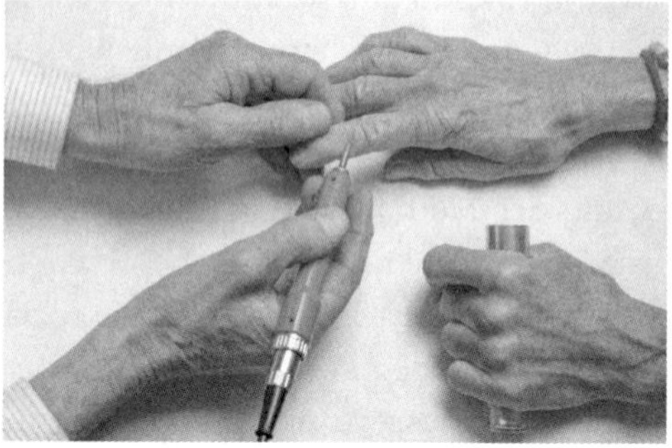

Abb. 1: Gerät zur Feststellung von Störungen des Gleichgewichts

Ich gebrauche bewusst den Begriff „Ratsuchende“, weil das Wort „Patient“ von dem Begriff „Leiden“ kommt und gerade diese Vorstellung nicht im Vordergrund stehen darf, wenn es um Besserstellung eines Zustandes geht. Im englischsprachigen Ausland wird das Wort „condition“ gebraucht, was im Deutschen keine direkte Entsprechung hat. Demnächst soll diese deutschsprachige Ausgabe um eine englischsprachige ergänzt werden. Das Wort „Helfender“ für Arzt ist angebracht – ohne damit den Berufsstand einengen zu wollen –, da hiermit das sonst nicht zur Geltung kommende Anliegen der Anteilnahme und Hinwendung zum Ausdruck kommt.

Einer Neutralisierung oder Standardisierung beim Ansprechen auf den „Patienten“ als „Nummer“ ist hiermit vorzubeugen. Dass hier, bei allen Rationalisierungsbestrebungen in der Standard-Medizin, viel kürzere Zeit benötigt wird, rechtfertigt den intensiven Kontakt zwischen „Patient“ und „Arzt“ in dieser hier vorgestellten Methode. Trotz intensiven Eingehens auf die Anliegen der Ratsuchenden werden die Kosten für diese in Grenzen gehalten und sind im Vergleich zu den meisten Methoden der Schulmedizin äußerst moderat.

Ein Wort zum medizinischen Vorgehen: Dieses gründet letztlich zu einem großen Teil auf Erfahrungen. Fälle, die Neuheiten darstellen, indem sie eine ungewöhnliche Veränderung des Normalzustands aufzeigen, bedürfen einer speziellen Behandlung, um ursachenorientiert vorzugehen. Dies erfordert eine gewisse Konsequenz im Vorgehen, die Nebensächliches oder Hineininterpretiertes ausschließt. Allgemeinerklärungen helfen hier ebenso nicht weiter.

Auch in der Paramedizin sind Maßstäbe zu befolgen, wenn sie angepasst sind. Alle diese Überlegungen sind bei dem hier vorgestellten Vorgehen mit eingeflossen und stellen einen Teil des vorliegenden Behandlungs-Repertoires dar.

Bei Durchsicht des vorliegenden Werkes ist versucht worden, die Einzelbezeichnungen von Vorgängen und Gegebenheiten, wie sie im medizinischen Sprachgebrauch festgelegt sind, möglichst treffend aus dem englischen Originaltext ins Deutsche zu übertragen, womit dem nicht Fachgebundenen das Verständnis erleichtert wird. Dieser Vorgang kann als gelungen angesehen werden, wenn auch mehrfach auf Umschreibungen nicht verzichtet werden konnte.

Die von mir eingesetzte Methode geht auf Funktionelles und Anatomisches ein bis in die nicht sichtbaren Veränderungen im Zellgeschehen. Die große sichtbare Anatomie wird hierbei bis in feinere Strukturen aufgearbeitet. Nur so ist eine wesentliche Erweiterung des herkömmlichen medizinischen Arsenals möglich.

Ich bin gründlich medizinisch-technisch geschult und habe die damit gelegten Voraussetzungen wegen bedingter Notwendigkeiten erweitern müssen, was mir persönlich gelang und die Voraussetzung dafür legte, dass dies auf andere mit notwendigem Hilfebedarf übertragen werden konnte. Technische Anwendungen anderer Sparten müssen einen gewissen Aussagewert erbringen, sind aber nicht in direkten Bezug zu bringen, wie das vorliegende Verfahren, das körperliche und sensorische Vorgänge in den Ratsuchenden selbst deutlich macht.

Mögen auch andere Methoden unter Aussprache und Beeinflussung der Ratsuchenden zum Einsatz kommen, die sich auf Erfolge berufen. Dazu gehören das Gebiet der Parapsychologie, die Anwendung von Trance und die Zuhilfenahme von Aphorismen und auch das authentische Reiki, was auf Aktivierung universeller Energie durch kosmische Symbole basiert. Auch die äußere muskuläre Behandlung hat Erfolge aufzuweisen. Reduktions- oder Nullpunkt-Behandlung gehört ebenfalls dazu.

Das von mir vorgestellte Verfahren ist in sich abgerundet und erfasst einen ganz entscheidenden Teil diagnostischen und therapeutischen Vorgehens. In dieser Kompaktheit ist es voll einsetzbar und als Anwendung mit einem hohen Grad der Zuverlässigkeit ausgestattet. Es bedient sich etlicher Elemente aus der herkömmlichen Schulmedizin, in der ich ausgebildet bin. Hiermit wurde ein Brückenschlag zwischen orthodoxem und erweitertem Vorgehen ermöglicht.

Wenn ausgebildete Heilpraktiker auf mich zukommen, die meine Methode anwenden möchten, stellen sie fest, dass diese Methode sehr umfassend und anspruchsvoll arbeitet. Mit derartigen Gesichtspunkten sind sie in ihrer Ausbildung nicht bekannt gemacht worden. Ein frisch ausgebildeter Heilpraktiker wollte hauptsächlich spirituell arbeiten, was keinen umfassenden Lernprozess erfordert. Er versprach sich hiermit leichteres Vorgehen, um auf vielerlei Gebrechen einzuwirken. Es gibt dabei auch Techniken im Vorgehen, die erlernbar sind. Die Einflussnahme erfordert aber ständige Bereitschaft zum Einsatz eigener Kräfte, um den notwendigen Grad der Einflussnahme zu erreichen.

Die Ratsuchenden werden in eine andere Ebene des körperlichen Seins versetzt, die bestehende eingefahrene Prozesse relativiert und die Kraft vermittelt, in eine andere Richtung zu steuern in Ablenkung vom bisherigen Eingesteuerten, um Selbstheilungskräfte freizusetzen. Die hierbei bestehenden vielen Imponderabilien hat die von mir vorgelegte Methode weitgehend ausgeschlossen. Mit dieser bin ich schlussendlich eine schwere körperliche Störung losgeworden, die durch Einschleusung von hoch aggressivem Fremdmaterial entstanden war.

Viele mentale und spirituelle Versuche erbrachten nur Teilerfolge, die den vorliegenden Leidensdruck etwas reduzierten, aber nicht zum völligen Abbau brachten. So verdanke ich der hier vorgestellten Methode die volle Regeneration – einer Methode, die in ihren Ursprüngen auf Dr. med. Reinhold Voll zurück geht.

Wenn bei dem Versuch, normale Verläufe wiederherzustellen, ein hoher Grad an Wirksamkeit zu erreichen ist, sollte dies ausreichend Berechtigung sein, hiermit vorzugehen. Das biologische Geschehen bedient sich hoch umfassender Vorgänge und Gegebenheiten, um das Resultat einfacher Abläufe zu erreichen.

Das Bestreben, entgleiste Abläufe durch einfache Beeinflussung wieder ins Gleichgewicht zurückzuführen, ist eine weit verbreitete Vorstellung, eine Art Spiegelwirkung. In wenigen Fällen gelingt dies, wenn es möglich ist, der Störung direkt ausgleichend zu begegnen. Mehrfach liegen jedoch schon Mitbeteiligungen anderer Störungen vor, die ebenfalls anzusprechen sind.

Eine harmonisierende Vorgehensweise vermag dies unterstützend zu erreichen. Menschen zu innerem Ausgleich zu verhelfen, ist das Anliegen heilenden Vorgehens.

Menschen in innerem Ausgleich sind gegen äußere Störungen und Belastungen weniger empfänglich, wo andere schon betroffen sind. Bei letzterem ist ein hohes Maß an Hinwendung geboten. Das Motto, was ich für meine Methode gewählt habe: Direkte Mitwirkung der Ratsuchenden bei Gesundhilfe für körpereigene Heilung.

Hamburg, im Februar 2021

Vorwort

Die vorliegende Publikation besteht aus Kapiteln zu unterschiedlichen Schwerpunkten. Die Darlegungen beziehen sich alle auf das Thema Bioenergetische Medizin, ein Teil der Energiemedizin, dem ich mich seit über 30 Jahren widme. Im Laufe der Jahre war ich von der Bedeutung dieses Themas immer mehr überzeugt. Einige Besonderheiten werden mehrfach und aus unterschiedlichen Blickwinkeln betrachtet. Durch die Lektüre erhalten die Leserinnen und Leser einen allgemeinen Überblick, wodurch sie Perspektiven und Details neu zu sehen vermögen. Dadurch entwickeln sie ein besseres Verständnis einer Denk- und Vorgehensweise, die sich fernab von Routine und Vorurteilen entwickelt hat.

1. Krebs: Zusammenfassender Bericht aus 32 Forschungsjahren

Biologischer Entstehungsvergleich

Seit Jahrhunderten sind bösartige Tumore eine Geißel der Menschheit. In den Industrienationen ist Krebs heute gleich nach Herz-Kreislauf-Erkrankungen die zweithäufigste Todesursache, Tendenz steigend. Viele Krankheitserreger wurden untersucht und zahlreiche Behandlungsmethoden vorgeschlagen. Einige Herangehensweisen waren bis zu einem gewissen Grad erfolgreich, aber es fehlt das Verständnis grundlegender Zusammenhänge. Als Hauptursache für Krebs gilt die Zelldegeneration, die auf viele Faktoren zurückgeführt wird: Schadstoffe wie chemische Substanzen oder Gase, Ernährung, Vererbung, mechanische Einwirkungen und vieles mehr. Und doch erbringen Krankheitsgeschichten in vielen Fällen nur wenig wirklich aufschlussreiche Nachweise. Dabei stellt man fest: Es fehlt eine grundlegende Erklärung für das Phänomen. Und so verlieren viele Beobachter das Interesse, wenn sie auch nur das Wort „Krebs" hören. Denn sie befürchten, dass es sich ja doch nur um ein weiteres leeres Versprechen handelt.

Das Wort „Krebs" ist sehr alt und sagt gar nichts darüber aus, was eigentlich passiert, wenn sich bösartige Tumore im Körper bilden. Für einige Personen hat die Bezeichnung ihren Schrecken verloren, da es eine Vielzahl standardisierter Methoden gibt, die „Probleme" loszuwerden. Jedenfalls behaupten das viele Spezialisten. Dabei vernachlässigen sie jedoch wirklich fundierte Methoden. Für viele Patienten hingegen ist Krebs nach wie vor mit Angst und Leiden verbunden. Standardbehandlungen, Operationen, Chemotherapie oder Bestrahlung führen zu unterschiedlichen Erfolgen. Dabei sind eine frühe Diagnose und die darauffolgende Behandlung ausschlaggebend für das Ergebnis. Chemotherapie zum Beispiel gibt vor, heilend zu wirken. In Wahrheit jedoch zerstört sie die noch verbleibenden Kräfte der Patienten und schwächt das Immunsystem. Ein starkes Immunsystem ist die Voraussetzung für eine erfolgreiche Bekämpfung von Krebszellen.

Außeneinflüsse für Fremdwachstum

Als junger Arzt ließ mich der Gedanke an die Folgen dieser unklaren Situation nicht los. Und so beschloss ich, Ungereimtheiten zu beobachten, zu vergleichen und zu untersuchen. Damals war das für mich die einzig mögliche Herangehensweise. Bereits 1969 machte ich eine erstaunliche Beobachtung: Mir fiel ein biologisches Phänomen auf, das in der Regel als selbstverständlich gilt und doch so eine große symbolische Bedeutung hat. Wenn eine Gallwespe ihr Ei in ein Blatt sticht, entwickelt sich das Blatt an der Stelle anders als sonst. Die Informationen aus dem Ei führen dazu, dass sich im Blatt an der entsprechenden Stelle eine Wölbung bzw. „Galle" entwickelt, die genau den Bedürfnissen des Eis entspricht. Die Pflanze trägt somit zur Ernährung des Parasiten-Eis bei und vernachlässigt dabei die eigene Physiologie. Vor diesem Hintergrund fragte ich mich, ob es vielleicht Parallelen zu der Entwicklung von Krebsgewebe im menschlichen Körper geben könnte. Das heißt: Könnte die Ursache von Krebs das Eindringen von etwas Fremdem sein, von dem eine Art negativer Steuerungsimpuls ausgeht, der beim Wirt zu einer Missbildung des Gewebes führt?

Anfangs war das reine Spekulation, es gab keine handfesten Beweise. Doch mittels bioenergetischer Messungen im Mikroampere-Bereich konnte ich bei allen mir bekannten Krebspatienten Parasiten nachweisen. Das war die Grundlage für die

Idee, dass körperfremde Organismen bei der Entwicklung von Krebs eine zentrale Rolle spielen – vergleichbar mit der Wölbung im Blatt. Damals räumte man der Theorie bakterieller oder viraler Ursachen keine Priorität ein. Wenn Parasiten die eigentliche Ursache für bösartige Tumore waren, warum gab es dann noch keine Veröffentlichungen zu diesem Thema? Es wurde doch sonst alles erforscht und genauestens untersucht. Doch in pathologischen Studien über entnommenes Zellmaterial wurde die Bedeutung von Parasiten in Krebszellen nie erwähnt.

Bemüht, eine Lösung für dieses Dilemma zu finden, kam ich auf den Gedanken, dass Reaktionen im Körper weit weg von der Stelle, wo sie ihren Ursprung haben, auftreten könnten. Wir wissen, dass Schmerzen im unteren Rücken auf Verdauungsprobleme zurückgeführt werden können. Nierenprobleme können die Ursache für Beingeschwüre sein.

Messergebnisse und Hinweise

Auch die Erkenntnisse der Akupunktur geben uns viele Anhaltspunkte über „Fernwirkungen" auf der Basis des Energieflusses des Individuums und der Meridiantätigkeit. Ein Beispiel dafür ist der Patient mit Schmerzen im Gesicht, deren Ursprung im Magen, im Dick- oder Dünndarm oder den endokrinen Meridianen liegen könnte. In der Regel wurde der Patient zuvor von vielen qualifizierten Spezialisten untersucht und behandelt – vergebens. Durch bioenergetische Messungen lässt sich schnell feststellen, dass die Ursache im Hauptorgan des entsprechenden Meridians liegt; in unserem Beispiel kann die Ursache für die Gesichtsschmerzen im Magen, im Darm oder den endokrinen Drüsen liegen. Über die Möglichkeit solcher Fernwirkungen bei Krebs und die Tatsache, dass bei Patienten mit bösartigen Tumoren immer Parasiten nachgewiesen werden können, gab es damals, als ich zu diesem Thema forschte, noch keine ausreichenden Berichte.

Eine weitere erstaunliche Tatsache ist, dass Parasiten sowohl bei Menschen als auch bei Tieren weit verbreitet sind, ohne dass Krebs festgestellt wird. Zugegebenermaßen musste die Idee mit der Gallwespe vielen Überlegungen standhalten – und ich war immer bereit, sie fallenzulassen, sollten sich anderweitige Erkenntnisse ergeben. Ein erfahrener Wissenschaftler, der winzige Zellteile untersucht, würde nie zu Schlussfolgerungen kommen, wie sie in dieser Publikation dargelegt sind. Im Dschungel ungelöster Phänomene ist es unabdingbar, sich von übermächtigen Konventionen und festgelegten Denkstrukturen zu befreien.

Es brauchte einiges an Anstrengung, um diese grundlegenden Zweifel auszuräumen. 1970 kam ich nach vielen Beobachtungen zum Schluss, dass die grundlegenden Widersprüche entkräftet werden können. Lebt ein Parasit im Körper eines Individuums, müssen seine Funktionen eng an den Stoffwechsel des Wirts angepasst werden, um eine mehr oder weniger gut funktionierende biologische Koexistenz zu erhalten. Normalerweise entwickelt sich der Parasit, nachdem er in den Körper eingedrungen ist, unbehelligt von Defekten oder Mängeln. Diese Entwicklung verläuft auf der Basis vorgegebener biologischer Daten. Der Wirt versorgt dabei den Parasiten mit allem Nötigen. Mit der Ausnahme akuter Vorfälle, bei denen sich die Parasitenpopulation über ein erträgliches Maß hinaus entwickelte, fühlen sich Menschen dadurch in der Regel nicht ernsthaft beeinträchtigt. In manchen Fällen kann vielleicht Blässe auftreten oder verstärkter Hunger, da die Bedürfnisse des Parasiten befriedigt werden müssen. Selbstverständlich kann der Wirt anders auf das Eindringen des Parasiten reagieren. Solche Reaktionen waren jedoch für die damals gemachten Untersuchungen unwichtig.

Die oben dargelegten Überlegungen führten mich als nächstes zu der Frage, inwiefern der Parasit eine entscheidende Rolle bei der Entwicklung bösartiger Zellen im Wirt spielen könnte. Meine Schlussfolgerung: Wird der normale Stoffwechsel des Wirts ausreichend gestört, ist der Parasit nicht mehr in der Lage, sich an das neue Umfeld anzupassen, ohne seine eigenen biologischen Funktionen zu verändern. Werden die Anpassungsmechanismen des Parasiten überstrapaziert, haben seine Reaktionen, mit denen er ein Absterben zu verhindern sucht, eine pathologische Wirkung – es handelt sich um einen Überlebenskampf. Da die Funktionen des Parasiten so extrem variabel sind, dauert es lange, bis der Parasit erschöpft ist. Werden die normalen Funktionen des Parasiten extrem überlastet, erreicht sein Stoffwechsel einen Zustand, der für den Wirt tödlich ist und der Parasit überlebt den Wirt. Nur diese biologischen Reaktionen können die Entwicklung von Krebs erklären. Der hierbei durch Unstimmigkeiten im Wirtsorganismus gestörte Metabolismus (Funktionen, Abläufe der Innenregulation) übertragen sich auf den Parasiten, der seinerseits Verteidigungsreaktionen im Stoffwechsel aus seiner eigenen Biologie entwickelt, die mit denen des Wirts unvereinbar sind. Dadurch entsteht ein Ungleichgewicht. Das entspricht den Beobachtungen bei der Gallwespe – mit einem Unterschied: Die tumorbildenden Impulse des Parasiten haben eine so starke Wirkung, dass sie schließlich die Lebensfunktionen des Wirts zerstören.

Zu meinem Erstaunen zeigten viele Beobachtungen ab den frühen 1970er Jahren, dass die oben erwähnten Überlegungen eine ausreichende Basis für die Diagnose und Therapie von Krebs durch bioenergetische Medizin bilden. Viele Krebspatienten erholten sich von ihrer ansonsten tödlichen Krankheit. Es kam zu einer vollständigen und anhaltenden Heilung. Als ich meine Erkenntnisse mit interessierten Personen in Nordamerika und Europa teilte, schlugen mir Ungläubigkeit und regelrechter Hohn entgegen. Ich erkannte, dass ich vorsichtig sein musste, wenn ich meine Gedanken mit anderen teilte. In der Regel wurden meine Botschaften und mein Vorschlag, den Ergebnissen mit Offenheit zu begegnen, nicht angenommen. Orthodoxes medizinisches Gedankengut und die Angst vor der Reaktion der Aufsichtsbehörden, wenn man sich außerhalb dieser Paradigmen bewegt, waren zu groß, um neuen Erkenntnissen Raum zu geben.

Jene Personen, die nach einer Weile in der Lage waren, meine Erkenntnisse zu testen, stellten erstaunt fest, dass meine Konzepte den Untersuchungen standhielten. Ihre Ergebnisse bestätigten meine: Parasiten spielen bei der Entwicklung von Krebs eine entscheidende Rolle. Und obwohl diese Personen meine Erfahrungen in der Behandlung von Krebspatienten kennen und teilen, tendieren sie dazu, die orthodoxen Behandlungsgrenzen nicht zu überschreiten. Daher soll diese Publikation jenen Personen mehr Hintergrundwissen vermitteln, die meine Arbeit bereits kennen. Anderen Interessierten mag sie als Einführung dienen.

Meine Ergebnisse wurden während rund 30 Jahren durch die Behandlung einer Vielzahl von Patienten bestätigt. Gestärkt durch die große Menge über die Jahre gesammelter Daten zögere ich nun nicht mehr, diese einem breiten Publikum zur Verfügung zu stellen. Möge dieses Buch dazu beitragen, Menschen die Vorteile der energetischen Medizin näherzubringen und zu einer höheren Überlebensrate von Krebspatienten führen.

Kurz zusammengefasst:

Krebs kommt nicht aus heiterem Himmel. Dies – und als mögliche Ursachen Parasiten – bringt Dr. Schuldt in diesem Kapitel zum Ausdruck. Das Thema „Parasiten“ und speziell das Thema „Parasiten und Krebs“ wird in der Schulmedizin stiefmütterlich vernachlässigt, wie ich es auch in meinen Büchern über die Heilpflanze „Artemisia annua“ dokumentiert habe. Dr. Schuldt ist in der Lage, eine Belastung mit Parasiten zweifelsfrei nachzuweisen. Manchmal bedarf es zusätzlich zu seiner homöopathischen Behandlung einer normalen Kur mit Wurmmitteln. Manche nur naturheilkundlich orientierte Patienten haben damit Probleme, so meine Erfahrung. Dr. Schuldt geht aber von der Maxime aus „Wer heilt, hat recht“, und schließt in sein Repertoire auch schulmedizinische Methoden ein, wenn sie angezeigt sind.

2. Krebsheilung auf der Basis bioenergetischer Analyse

Verschiedene Erscheinungsformen

Wird eine Messingprobe auf einen spezifischen Punkt der Haut platziert und der Patient hält dabei eine Messingstange, fließt elektrischer Strom im Mikroampere-Bereich durch den Körper. Dieser Strom kann auf einem Instrument gemessen werden. Die Messungen sind auf einen Strömungswiderstand zurückzuführen. Während der Strom mit dem Körper interagiert, führen normale energetische Bedingungen im Körper zu normalen Messergebnissen. Entzündungen liefern hohe Ergebnisse, degenerative Bedingungen im Körper resultieren in tiefen Messergebnissen. Das Messgerät muss vor dem Messen geeicht werden, um miteinander vergleichbare Abweichungen zu erhalten. Je nachdem, wo auf dem Körper die Probe platziert wird, ergibt der Strom im Kreislauf Messungen zu Körperteilen, Organen, Organteilen, Gewebesystemen oder Flüssigkeiten. Ungewöhnliche Ergebnisse können normalisiert werden, indem ein Präparat aus Mineralien, pflanzlichem oder organischem Material in den Kreislauf gebracht wird, um Abweichungen auf dem Messgerät entgegenzuwirken. Das sind die Grundlagen der bioenergetischen Analyse, die eine große Bandbreite an Diagnosen vereinfachen kann.

Einheitliches Vorgehen

Während vieler Jahre habe ich Tausende solcher Messungen durchgeführt und konnte so den Wert dieser Methode beweisen. Darüber hinaus können die Ergebnisse durch Gegenkontrollen oder Gegenausgleich weiter ausgewertet werden. So kann man sicherstellen, dass sie korrekt sind und zu einer verlässlichen Diagnose führen. Interessant war auch, die bioenergetischen Ergebnisse mit Resultaten zu vergleichen, die mit konventionellen Methoden erzielt wurden. Der Vergleich bewies zweifellos, dass bioenergetische Analysen geeignet sind, mit konventionellen Mitteln gestellte Diagnosen zu bestätigen oder zu verwerfen. In vielen Fällen, in denen konventionelle Methoden noch keine überzeugende Diagnose liefern konnten, vermochte die bioenergetische Analyse zu bestätigen, dass eine Krankheit im Anfangsstadium vorhanden und worauf sie zurückzuführen war. Es handelte sich dabei jeweils um eine sehr frühe Krankheitsphase, die noch nicht genug entwickelt war, um mit konventionellen Techniken erkannt zu werden. So war es möglich, präventive Maßnahmen zu ergreifen. Analog dazu gilt: Scheint eine Krankheit gemäß konventionellen Diagnosestellungen überwunden zu sein, können bioenergetische Analysen umfassendere Aussagen zum Gesundheitszustand des Patienten machen.

Bioenergetische Analysen sind auch schneller als herkömmliche Methoden. Bereits nach wenigen Minuten erhält man die Ergebnisse. Bioenergetische Methoden, auch mikroenergetische Methoden genannt, arbeiten mit der Körperenergie im Mikroampere-Bereich, also einem Millionstel Ampere. Ich habe den Begriff „bioenergetisch" eingeführt, um die dahinterliegenden Mechanismen zu erklären.

Fallbeispiele

Um die bioenergetische Analyse und Behandlung praxisnah darzustellen, werden im Folgenden zehn ausgewählte Fallbeispiele aus den letzten Jahren vorgestellt. Sie sollen aufzeigen, dass ganz unterschiedliche Formen von Krebs auf Therapie reagieren, wie im Townsend Letter for Doctors and Patients Nr. 173, Dezember 1997, Seite 34 dargestellt wird. Alle zehn Patienten litten immer noch an Krebs, als sie zu mir kamen. Alle konnten geheilt werden.

Der 1. Fall betrifft eine 36-jährige Frau mit Gebärmutterkrebs. Vor der Untersuchung durch mich wurde die Gebärmutter entfernt. Der Frau wurde eine konventionelle Therapie gegen die sich entwickelnden Metastasen in Dickdarm und Lungen empfohlen. Durch bioenergetische Analyse konnten Darmparasiten nachgewiesen werden, genauso wie bioenergetische Reste von Tuberkulose, die einige Jahre zuvor durch konventionelle Methoden behandelt worden war, und ähnliche Überbleibsel verschiedener Impfungen. Positive diagnostische Reaktionen erfolgten auch auf einige virale Infektionen. Die Therapie mit einem allopathischen Wurmmittel und mit homöopathischen Präparaten, unter anderem für Uterus und Adnexe (Eierstock und Eileiter) sowie gegen Salpingitis (Entzündung der Eileiter), zielte darauf ab, diese mikroenergetischen Belastungen aus dem Körper der Patientin zu eliminieren.

Der 2. Fall betrifft eine 70-jährige Frau mit Kehlkopfkrebs. Sie wurde mit mehreren Chemotherapien in abnehmender Stärke behandelt. Ihre Stimme war durch die Krankheit unbeeinträchtigt. Nahrung konnte sie nur in zerdrückter Form schlucken. Bösartiges Gewebe, das in einer kurz zuvor durchgeführten Biopsie erkannt wurde, sollte in Kürze entfernt werden. Bioenergetische Messungen ergaben Darmparasiten und eine chronische infektiöse Mononukleose (Pfeiffersches Drüsenfieber) sowie Kieferprobleme. Die Frau litt oft unter einem steifen Nacken. Auch diverse Bakterienformen und mikroenergetische Restbelastungen von Antibiotika wurden gefunden. Die Therapie zielte darauf ab, diese mikroenergetischen Belastungen zu eliminieren. Dazu wurde ein allopathisches (schulmedizinisches) Wurmmittel plus homöopathische Präparate gegeben, u. a. spezifische für Kehlkopf und Rachenhöhle. Auch die Schluckbeschwerden und die Versteifung im Nacken verschwanden komplett.

Der 3. Fall betrifft einen 65-jährigen Mann mit Krebs in der linken Brustwarze. Es fand eine Entfernung der Brustwarze statt. Danach wurde Darmkrebs diagnostiziert. Der Patient lehnte jegliche weitere konventionelle Therapie ab. Er hatte weder Schmerzen, noch war er anderweitig beeinträchtigt. Er hielt sich an eine selbstauferlegte, vegetarische Diät. Die bioenergetische Diagnose ergab Darmparasiten und eine Infektion der Bauchspeicheldrüse aus früheren Jahren, die standardmäßig behandelt worden war. Eine große Ablagerung von Ingwer konnte festgestellt werden. Der Patient hatte dieses Gewürz über eine lange Zeit zu sich genommen. Die Therapie zielte darauf ab, diese Restrückstände zu eliminieren. Dazu wurden Wurmmittel, Verdauungshilfen und homöopathische Mittel, unter anderem speziell für die Herzkammern, verabreicht. Gleichzeitig konnte der Patient von einer hartnäckigen Blutarmut befreit werden.

Der 4. Fall betrifft eine 48-jährige Frau mit Krebs im rechten Eierstock. Der Eierstock war entfernt worden. Es wurden Metastasen in den Knochen festgestellt, die mit Chemotherapie und Bestrahlungen behandelt wurden. Durch bioenergetische Messung konnten Darmparasiten und eine durch die Bang-Krankheit verursachte chronische Darminfektion festgestellt werden. Mit der Bang-Krankheit kann man sich durch Rohmilchkäse, rohes Fleisch oder nicht pasteurisierte Milch oder durch den Hautkontakt mit infizierten Tieren anstecken. Häufiger Durchfall und Verstopfung wechselten sich ab. Die Frau hatte zwei komplizierte Geburten und eine Abtreibung hinter sich. Die frühere Medikation enthielt viele Schlaftabletten. Die bioenergetische Diagnose ergab Parasiten und eine Bestätigung der früheren Medikation. Die Patientin testete außerdem positiv auf Hepatitis-Viren geringer Ausprägung. Die Therapie bestand aus der Gabe eines Wurmmittels und homöopathischer Mittel, unter anderem speziell für den linken Eierstock und hatte zum Ziel, die mikroenergetische Belastung zu eliminieren.

Der 5. Fall betrifft eine 65-jährige Frau mit Gallenblasen-Krebs. Die Gallenblase war entfernt worden. Nach der Operation nahm die Frau nicht wieder normal an Gewicht zu. Sie litt unter ständigen Blähungen mit gelblichem Stuhlgang. In einer zweiten Operation wurde ein Teil des Hauptgallengangs entfernt. Der Patientin wurde eine spezielle Diät für die Leber und Gallenblase verordnet. Sie bekam Chemotherapie, aber keine Bestrahlung. Bioenergetische Messungen ergaben Darmparasiten und eine Restinfektion des Zwölffingerdarms, die zu Krämpfen und verspäteter Gallensaft-Absonderung führte. Auch die Bauchspeicheldrüse war aufgrund einer früheren Parotitis (Entzündung der Ohrspeicheldrüse) betroffen. Die Anamnese ergab keine Gallensteine. Die Therapie zielte auf die Eliminierung der mikroenergetischen Belastungen und der die Beschwerden verursachenden Stoffe ab. Es wurden ein chemisches Wurmmittel und homöopathische Mittel verschrieben, unter anderem eines speziell für die Gallenblase.

Nun der 6. Fall. Der 61-jährige Patient litt an diagnostiziertem Analkrebs. Mehrere gutartige Tumore hatten sich entwickelt, die jedoch den Stuhlgang nicht beeinträchtigten. Der Patient lehnte jegliche konventionelle Behandlung ab. Bioenergetische Messungen ergaben Darmparasiten und restliche mikroenergetische Belastungen von früherer Medikation und einer Vergiftung, die der Patient etwa 20 Jahre zuvor erlitten hatte. Mehrere Bakterien und Viren waren immer noch feststellbar. Die Therapie zielte darauf ab, die oben erwähnte mikroenergetische Belastung zu eliminieren und enthielt auch homöopathische Mittel für den Anus, den Afterschließmuskel und gegen die Entzündung des Enddarms.

Der 7. Fall betrifft eine 67-jährige Frau mit Krebs in der linken Brust. Die Brust war entfernt worden, und es folgten eine Chemotherapie und Bestrahlung. Die Patientin hatte sich von der Operation noch nicht erholt, das Narbengewebe war noch immer entzündet. Man vermutete, dass sich der Krebs im Narbengewebe ausgebreitet hatte. Bioenergetische Messungen ergaben Darmparasiten, eine Beeinträchtigung des linken Eierstockes, Darminfektionen durch verschiedene Bakterien und Probleme mit den Lymphdrüsen im Rachen. Eine wiederauftretende Infektion des Rachens musste noch abgeklärt werden. Die Therapie bestand in der Eliminierung der mikroenergetischen Belastungen im System durch die Gabe eines Wurmmittels und homöopathischer Mittel, unter anderem speziell für die linke Brust, gegen die Entzündung der Milchdrüsen und Eierstock-Zysten.

Fall 8 betrifft einen 54-jährigen Mann mit Nierenkrebs. Der Patient bekam Chemotherapie und Entwässerungsmittel. Seine Nieren funktionierten noch, es kam jedoch zu Schwankungen bei der Ausscheidung. Bioenergetische Messungen ergaben Darmparasiten und Beeinträchtigungen im Kiefer, eine Anzahl Bakterien aus der Familie der Streptokokken, Pyocyaneus-Bakterien und Metallablagerungen, da der Patient über eine lange Zeit Mineralwasser mit einem hohen Metall-Anteil getrunken hatte. Eine frühere Polioinfektion (Kinderlähmung) und andere Viren konnten ebenfalls noch nachgewiesen werden. Die Therapie bezog sich darauf, die mikroenergetische Belastung durch die Gabe eines Wurmmittels und homöopathischer Mittel zu eliminieren, u. a. spezielle homöopathische Präparate zur Förderung einer gesunden rechten und linken Niere, gegen eine beidseitige Entzündung der Nieren und Nierenbeckenentzündung.

Beim 9. Fall handelte es sich um einen 68-jährigen Mann mit Hautkrebs. Zahlreiche bösartige Melanome bedeckten seinen Oberkörper, seine Beine und Arme. Nach einer umfangreichen Operation kam es jedoch zu Komplikationen bei der Narbenheilung. Der Patient hatte zuvor keine Bestrahlung oder Chemotherapie erhalten. Bioenergetische Messungen ergaben

Darmparasiten und Anzeichen von Jahre zurückliegenden Geschlechtskrankheiten mit mehreren Rückfällen; außerdem mehrere Darmprobleme, verbunden mit Allergien, die auf eine frühere Einnahme von Antibiotika zurückzuführen waren. Die Therapie zielte darauf ab, die energetischen Belastungen mittels Gabe eines Wurmmittels und homöopathischer Mittel gegen die oben erwähnten Beschwerden zu eliminieren.

Der 10. Fall war ein 63-jähriger Mann mit Lungenkrebs. Der obere linke Lungenlappen war entfernt worden. Der Patient war Gewohnheitsraucher, sein Atem ging schwer. Nach der Operation erhielt er Chemotherapie und Bestrahlung. Dadurch wurde er krank, er litt an einem Resterschöpfungssyndrom. Durch bioenergetische Untersuchungen konnten Darmparasiten und Ornithose/Psittakose festgestellt werden. Es handelt sich um eine Tierseuche bzw. Zoonose, das sind Krankheiten, die vom Tier auf den Menschen übertragen werden. Ein Beispiel ist die Vogelgrippe. Auch viele frühere bronchiale Infektionen konnten noch nachgewiesen werden. Die Therapie zielte auf die Eliminierung der biochemischen Belastungen im Körper ab. Dafür wurden ein Wurmmittel und homöopathische Mittel für die Lungen gegeben. Während dieser Therapie erlitt der Patient ein Lungenödem, das mit konventionellen Methoden behandelt wurde. Das Ödem klang durch die vorangegangene homöopathische Behandlung viel schneller als üblich ab. Der Patient rauchte weiter.

Mehrfachanwendungen

Die oben erwähnten Fallbeispiele sollen die Therapie exemplarisch aufzeigen. Alle Patienten konnten geheilt werden. Es gab weder bei diesen noch bei anderen, ähnlich behandelten Patienten Rückfälle zu verzeichnen. Für Personen, die diese Behandlungsform nicht kennen, mag es schwer zu glauben sein, dass dadurch Krebsgewebe komplett verschwinden und sich neues, gesundes Gewebe bilden kann. Genauso wie Gewebe bösartige Formen entwickeln kann, kann wieder gutartiges Gewebe entstehen. Durch bioenergetische Messungen bekommen wir Hinweise darauf, wie Krankheiten und degenerative Prozesse entstehen. Darüber hinaus können die Messungen Hinweise auf mögliche zukünftige Krankheiten und Degeneration geben, auch wenn noch kein Krankheitsgeschehen vorhanden ist. Alle oben beschriebenen Fälle zeigten einen mehr oder weniger chronischen Verlauf, bevor Krebs auftrat. Bakterien und Viren, auf die der Patient positiv testete, waren im unteren Mikro-Bereich: Sie konnten keine akuten Vorfälle auslösen.

Hier muss darauf hingewiesen werden, dass Krebs im unteren Mikro-Bereich aufritt und sich entwickelt. Dieser Bereich ist für bisherige konventionelle Behandlungen nach dem Verursacherprinzip, auf entsprechende Behandlung gerichtet, nicht zugänglich. Neben Parasiten sind ganz offensichtlich mikroenergetische Belastungen bakterieller und viraler Art von großer Bedeutung. Eine korrekte bioenergetische Therapie muss über die Eliminierung der Parasiten hinausgehen, welche die entscheidenden verursachenden Faktoren für die Entstehung von bösartigen Tumoren sind. Neben der Gabe eines Wurmmittels müssen auch alle festgestellten pathologischen mikroenergetischen Belastungen des Wirts durch Gabe homöopathischer Mittel mit Potenzen zwischen D5 bis D200 entfernt werden. Für Personen, die auf diesem Gebiet weniger bewandert sind, sei erwähnt, dass verschiedene energetische Belastungen eines Erregers im Körper verbleiben können, obwohl der Erreger physisch aus dem Körper des Patienten entfernt wurde. Für eine bestmögliche Ausheilung bedarf es daher Homöopathika in unterschiedlichen Potenzen. Die meiner Erfahrung nach wichtigsten und häufigsten verursachenden Parasiten sind Enterobius vermicularis und Taenia saginata. In anderen Teilen der Welt können es andere Parasiten sein. Der untersuchende Therapeut braucht Erfahrung in klinischer Diagnose und mit Fallgeschichten, um für die bioenergetischen Tests und die Therapie die richtigen bakteriellen und viralen Erreger herauszufinden. Derzeitige konventionelle Methoden der Labordiagnostik führen zu vielen falschen negativen Ergebnissen bei der Untersuchung auf Parasiten. In allen vorgestellten Fällen begann der Einsatz homöopathischer Mittel gegen die Krankheit meist mit geringen Potenzen: D5, D6, manchmal D3. Dies gilt nicht für sehr alte Belastungen, die normalerweise den Einsatz hoher Potenzen als ersten Therapieschritt benötigen. Reagiert der Patient nicht mehr auf die kleinste Potenz, wird die nächsthöhere Potenz verschrieben, also D8, D12, D30 und so weiter. In manchen Fällen müssen die Potenzen, nachdem ein gewisser Heilungsgrad erreicht wurde, verringert werden, bevor sie wieder gesteigert werden können. Die Verringerung der Potenz ist notwendig, wenn aufgrund neuer oder hinzukommender pathologischer Faktoren kein weiterer Heilungsfortschritt erzielt wird, d. h. der Patient für eine solch hohe Potenz noch nicht bereit ist. Eine vollständige Genesung konnte – je nach in der Diagnose festgelegten ätiologischen Heilmitteln – bei Potenzen ab D30 festgestellt werden.

Es ist wichtig, dass die Behandlungen umfassend sind, den vollen Umfang der homöopathischen Möglichkeiten nutzen und von einem holistischen (ganzheitlichen) Ansatz ausgehen. Eine beliebige Therapiewahl wird höchstwahrscheinlich nicht genügen. Wenn Amateure oder unzulänglich ausgebildete Personen Homöopathie einsetzen, werden sie wahrscheinlich glauben, dass dieser Ansatz wert- oder nutzlos ist. Erfolgt die Behandlung jedoch korrekt wie hier dargelegt, wird es zu einer vollständigen Genesung kommen. In den oben erwähnten Fällen konnten alle Anzeichen und Symptome von Krebs beseitigt werden, was sowohl durch konventionelle als auch durch bioenergetische Diagnoseverfahren festgestellt wurde. Alle klinischen Parameter der Krankheit und die bei Krebspatienten oft beobachteten Symptome wie Gewichtsverlust, Müdigkeit, ungenügende Organfunktion, Angst usw. verschwanden durch die Behandlung komplett.

Um Krebsgewebe durch normales Gewebe zu ersetzen, braucht es als grundlegende therapeutische Maßnahme keine Operation. Ist die Krankheit beseitigt, zeigen Patienten in üblichen Screeningtests ein normales Ergebnis, ohne dass zu dessen Bestätigung spezielle Testverfahren eingesetzt werden müssten. Die Krankheit wird nicht wieder auftreten, außer der Patient erwirbt später eine weitere Krebs-Konstellation mit bedeutenden Faktoren. Die zahlreichen von mir behandelten Fälle und die Ergebnisse zeigen eindeutig, dass Pilze, Chemikalien oder andere Umweltfaktoren, die gesundheitsschädigend sein können, keine Krebserreger sind und auch nicht als Zweitfaktoren bei der Entstehung von Krebs in Frage kommen. Diese Risikofaktoren sind mit anderen Reaktionsmechanismen verbunden. Auch wenn bioenergetische Analysen oft zu einer positiven Reaktion auf diese Stoffe führen, sind diese Umweltfaktoren nicht kritisch. Die Vermutung, dass chemische Stoffe und Umweltfaktoren krebserregend sein könnten, stammt aus Beobachtungen in Tierversuchen. Daraus abgeleitete Erkenntnisse müssen unter anderen Aspekten betrachtet werden. Die Entstehungsmechanismen der zentralen Krebserreger sind anders geartet, wie hier dargelegt wurde. Wenn die Primärfaktoren, wie in weiteren Kapiteln erläutert und hier weiter ausgeführt, bereit sind, Krebs entstehen zu lassen, können andere Faktoren bestimmend sein, wo der Krebs auftreten wird und nicht, dass er auftreten wird. Unabhängig davon, in welchem Organ oder Gewebe sich der Krebs entwickelt oder welche Zellarten involviert sind: Die Ermittlung der Krankheitsursache und -behandlung sind dabei Standard.

Unterschiedliche Herangehensweisen führten zur Entwicklung vieler verschiedener Methoden der Krebsbehandlung.

Deren gemeinsamer Nenner scheint das Verständnis zu sein, dass das Entfernen des Primärtumors und seiner Metastasen zur Heilung führt. Das ist ungenügend. Oft wird der Patient für gesund erklärt, doch dann entwickelt er erneut Krebs und Folgekrankheiten. Einige Autoren behaupten, dass Krebs vererbt wird. Dafür kann ich jedoch keine Nachweise finden. Ein Gegenargument könnte sein, dass Krebs heilbar ist, während genetische Veranlagungen nicht rückgängig zu machen sind. Gleichermaßen scheint die alleinige Anwendung von Hormon-Abkömmlingen oder Zellpräparaten für eine dauerhafte Krebsbekämpfung nicht effektiv genug zu sein.

Einige Patienten kamen in meine Klinik, nachdem Schulmediziner den Verdacht hatten, es könnte sich um Krebs handeln, diese Diagnose aber nicht bestätigen konnten. Bioenergetische Messungen konnten korrekt bestimmen, ob der Patient tatsächlich Krebs entwickelt hatte oder nicht.

Einige Patienten wurden dann auf der Grundlage der bioenergetischen Diagnose behandelt. In einigen Fällen verabreichte der Arzt jedoch trotzdem eine Krebstherapie, obwohl die bioenergetische Messung ein negatives Ergebnis brachte. Die Patienten bekamen eine Überdosis herkömmlicher Medikamente verabreicht, obwohl der Arzt die Diagnose nie bestätigen konnte. Ich möchte auch erwähnen, dass der bioenergetische Diagnostiker ab und zu einen Patienten mit Krebs findet, bei dem es keinen Verdacht auf Krebs gab. In einigen Fällen wurde die Entfernung des Krebses als opportun befunden, ohne den Patienten darüber zu informieren und somit zu beunruhigen. Nach Abschluss der Behandlung konnte die Diagnose offengelegt werden. Die Korrektheit bioenergetischer Krebsdiagnose wurde in einem Artikel in der Ausgabe des „American Journal of Acupuncture"/März 1983 von Dr. med. Frederick Lam und Dr. med. Julia Tsuei dargelegt. Sie hatten einige meiner Kurse besucht. Ich war beeindruckt von ihrer Arbeit und bat sie, frühere Arbeiten von mir zu bestätigen. So konnten Wunden, die klinisch als krebsartig galten, in bioenergetischen Messungen jedoch als gutartig befunden wurden, durch langsamere konventionelle Methoden als tatsächlich gutartig bestätigt werden. Jene, die durch bioenergetische Messungen als karzinös – krebsartig – eingestuft wurden, konnten mit konventionellen Methoden als karzinös bestätigt werden. Meine über Jahre gewonnenen Erkenntnisse wurden auf diese Weise bestätigt.

Aus den oben beschriebenen Behandlungen dürfte klar geworden sein, dass komplizierte Krankheiten, die sonst nur sehr schwer, wenn überhaupt, geheilt werden können, durch bioenergetische Messungen effizient behandelt werden können. Bioenergetische Messungen ermöglichen einen Einblick in unterschwellige Zustände des Körpers, die zu Krankheiten in jedem Ausmaß führen können. Sie ermöglichen ein neues Verständnis für die Abhängigkeiten verschiedener Abweichungen von Normalsituationen.

Vor 20 Jahren erzählte ich einigen Personen in unterschiedlichen Regionen der Welt, wo ich Übungskurse abhielt, von diesen Erkenntnissen. Sie reagierten jedoch mit so viel Überraschung, Ungläubigkeit und belächelten mich sogar, dass ich es besser fand, meine Arbeit im Stillen weiterzuführen. Nun ist die Zeit gekommen, dass andere, auf diesem Gebiet qualifizierte Personen meine Erkenntnisse testen und bestätigen können.

Kurz zusammengefasst:

Die Fallbeispiele, die Dr. Schuldt aufführt, sind beeindruckend. Aufgrund seiner Methode der bioenergetischen Medizin lassen sich die Ursachen der Krebserkrankung identifizieren und behandeln, so dass der Angst vor Metastasenbildung und Rückkehr der Krebsgeschwulst der Boden entzogen werden kann.

3. Die bioenergetische Medizin ist weit genug entwickelt, um in die medizinische Standardbehandlung aufgenommen zu werden

Ausführliche Darstellung ihrer Wirkungsweise

In den meisten „entwickelten Ländern“ ist die Schulmedizin stark reguliert und teuer, ob sie nun individuell oder durch nationale Gesundheitsprogramme finanziert wird. Die bioenergetische Medizin führt durch ihre nicht-invasive, schnelle und verlässliche Diagnose und Therapieauswahl zu enormen Kosteneinsparungen. Außerdem erholen sich die Patienten besser. Als informative Methode für die Diagnose und Therapie ist die bioenergetische Medizin heute weit genug entwickelt, um in die medizinische Standardbehandlung aufgenommen zu werden.

In seiner Elektroakupunktur-Praxis informierte Dr. Voll seine Patienten jeweils nach Beenden der Tests darüber, an welchen Krankheiten sie leiden, ohne vorher die Anamnese des entsprechenden Patienten gelesen zu haben. Diese Art der Erstellung der Patientengeschichte wirkt auf jeden, der sich einer Behandlung durch Elektroakupunktur unterzieht, sehr eindrücklich und überzeugend. Es gibt allerdings einen Nachteil: Der Zeitaufwand ist hoch. In einer vielbeschäftigten Klinik ist Zeit ein wichtiger Faktor. Eine nicht nur korrekte, sondern auch effiziente Diagnose ist unabdingbar. Daher empfand ich es in der bioenergetischen Medizin als notwendig, den Diagnoseprozess umzukehren und der Kommunikation mit dem Patienten erste Priorität einzuräumen. Das heißt, die diagnostischen Tests mit dem Messgerät erfolgen auf der Grundlage von dem, was der Patient selbst über seine Gesundheit und über Beschwerden erzählt mit dem Ziel, diese Beobachtungen zu bestätigen oder zu verwerfen. Auf dieser Basis wird dann die Therapie geplant. In den vielen Jahren, in denen ich mit diesem Vorgehen Erfahrungen gesammelt habe, konnte ich zahlreiche durch den Patienten beschriebene Symptome in die richtige homöopathische Verschreibung umwandeln. Im Zuge einer darauffolgenden umfassenden bioenergetischen Anamnese kann der Arzt diese Beobachtungen durch weniger offensichtliche, aber dennoch wichtige Erkenntnisse ergänzen. Dieses Vorgehen ist sehr präzise und entspricht durch die Bestätigung den Anforderungen der holistischen medizinischen Praxis.

Einordnung

Wird Strom als Methode genutzt, um mit der körpereigenen Energie zu arbeiten, ist die Verwendung des Begriffes „bioenergetisch" gerechtfertigt und angebracht. Ich habe diesen Begriff daher in Schulungen und Publikationen verwendet, auch wenn er ebenfalls von anderen Personenkreisen, zum Beispiel Physiotherapeuten und Psychologen, benutzt wurde und wird.

Die bioenergetische Medizin, die sich auf die Energie des Körpers und auf äußere Interventionen bezieht, entwickelte sich in den letzten Jahrzehnten Schritt für Schritt, ausgehend von der Elektroakupunktur und auf der Grundlage meiner Arbeit. Während sich die Elektroakupunktur vor allem auf die anatomische Lokalisierung eines Krankheitssymptoms bezieht, basiert die bioenergetische Medizin auf der Physiologie und Patho-Physiologie. Unter Physiologie – von griechisch „physis" – versteht man die Lehre, die sich mit den natürlichen Lebensvorgängen bzw. funktionellen Vorgängen im Organismus beschäftigt. Patho-Physiologie ist demnach die Lehre von den krankhaft veränderten Körperfunktionen sowie ihrer Entstehung und Entwicklung. Unter Pathologie versteht man die Lehre von den Krankheiten und den daraus entstehenden Veränderungen im Körper.

Ein talentierter Diagnostiker kann durch Messen der Mikroenergie des Körpers ganz genau feststellen, um welche Art von Krankheit es sich handelt und so die am besten geeignete Therapie auswählen. Mit dem tragbaren Messgerät kann eine Pathologie (ein Krankheitsgeschehen) festgestellt werden, noch bevor klare Symptome auftreten. So kann also einer Krankheit vorgebeugt werden. Genauso kann in der Genesungsphase die Nachbehandlung schnell und kostengünstig genau auf die Bedürfnisse des Patienten angepasst werden. Bei vielen Krankheiten, die aus Sicht der Standard-Diagnostikverfahren als geheilt gelten, verbleibt eine Restpathologie, die durch bioenergetische Verfahren entfernt werden kann, wodurch sich die Gesundheit des Patienten und sein Wohlbefinden verbessern.

Rangstellung

Als ich die Elektroakupunktur zusammen mit Dr. med. Reinhold Voll – der gemeinsam mit anderen Kollegen die sogenannte EAV (Elektroakupunktur nach Voll) als Disziplin begründete – weltweit vorstellte, wurde sie von der Mehrheit der Ärzte begrüßt. Damals habe ich nicht vorhergesehen, welche Kräfte sich entwickeln würden, um zu verhindern, dass diese Methode in die Standardmedizin aufgenommen wird und das, ohne deren Wirksamkeit vorher zu testen, wie man dies von verlässlichen Wissenschaftlern erwarten könnte. So tauchten im Schrifttum – ohne hierauf im Einzelnen einzugehen – wegen ganz offensichtlich unqualifizierter Kommentare abwertende Glossierungen auf, die aus Konkurrenzgründen die neu vorgestellte Methode nicht gelten lassen wollten in rein abstrakter Abwertung: „Da nicht sein kann, was nicht sein darf". Andererseits akzeptiert die Ärzteschaft ohne Widerrede die auf elektrischem Weg durch Elektroenzephalogramm (EEG) und Elektrokardiogramm (EKG) erstellten Diagnosen über den Zustand von Gehirn und Herz. Sie lehnt es jedoch ab, sich mit der Möglichkeit zu befassen, dass ähnliche Mikroströme für die Untersuchung des gesamten Körpers nützlich sein können. Dabei liefert die bioenergetische Medizin viele wertvolle Informationen und Daten, die mit medizinischen Standardmethoden nur sehr schwer – wenn überhaupt – zu erhalten sind. Die zahlreichen Informationen sind von großer Bedeutung für die kybernetische Auswertung in zweckdienlicher und praktischer Hinsicht. Die medizinische Kybernetik befasst sich mit der Untersuchung humanbiologischer Wirkungsgefüge im lebenden Organismus. Dadurch können systemische Informationsserien durchgeführt werden, um Ziel, Intensität, Dauer, Häufigkeit und Wechselbeziehungen der Ergebnisse zu bestimmen. Darüber hinaus können Kriterien entwickelt werden, um bereits vorhandene Kriterien zu bestätigen.

Auch der Alterungsprozess kann so untersucht werden. Die bioenergetische Medizin – zusammen mit oder ergänzend zur Schulmedizin angewandt – führt zu schnellen und unkomplizierten Lösungen von Gesundheitsproblemen. Auch differenzierte und komplexe Pathologien kann sie einfach handhaben und das ganz ohne invasive oder dem Patienten schadende Vorgehensweisen. Die Behandlung kann auf die spezifischen Bedürfnisse jedes Patienten angepasst werden, statt allen Personen, die an einer Krankheit mit demselben Namen leiden, ein und dasselbe Medikament zu verordnen oder aber dasselbe Medikament für verschiedene Krankheiten zu verschreiben. Auch die Vor- und Nachbehandlung kann individuell und dem Zustand sowie den Anforderungen jedes Patienten entsprechend ausgewählt werden, statt eine Massenbehandlung auf der Grundlage von statistischen Daten zahlreicher Personen zu verordnen, von denen viele nicht den Bedürfnissen eines Individuums entsprechen.

Dank der bioenergetischen Daten ist es möglich, einem Patienten präzise Empfehlungen zu seinem Lebensstil und spezifische Hinweise zu geben, z. B. zu seiner Ernährung. Dafür braucht es keinen „Hokuspokus". Die bioenergetische Medizin basiert auf einer sicheren Grundlage und wird von vielen Ärzten weltweit regelmäßig angewendet und überprüft. Würde die bioenergetische Medizin von der Schulmedizin unterstützt und anerkannt, könnten beide zusammen die Herausforderung annehmen, menschliches Wohlbefinden zu fördern.

Die bioenergetische Medizin ist eine analytische Methode. Da sie präzise und klar definiert ist, braucht der Arzt nicht auf eine der zahlreichen randomisierten Methoden zurückzugreifen. Randomisierung ist ein Verfahren, bei dem die Versuchspersonen oder Patienten per Zufall unterschiedlichen Gruppen zugeordnet werden. Diese können jedoch zusätzlich zur bioenergetischen Medizin eingesetzt werden, obwohl sie nicht so viele Einblicke und strategische Hinweise liefern. Die bioenergetische Medizin vereinfacht es dem Arzt, klar festzustellen, welches Ziel ein schädlicher Erreger im biologischen System „anpeilt". Das heißt, ein pathogener Erreger kann an mehreren Punkten auf der Haut gemessen werden, was klare Hinweise liefert, wo er im Körper agiert oder interagiert. Gleichermaßen können viele Heilmittel einem bestimmtem Organ oder Teilorgan zugeordnet werden, je nach Reaktion auf dem Messpunkt. Diese Techniken liefern logische und korrekte Hinweise, mit denen man die Pathologie zahlreicher Krankheiten und deren Behandlung besser verstehen kann, auch wenn es sich um eine vorher nicht vermutete und unbehandelte Pathologie handelt, die über die primären Anzeichen einer Krankheit hinausgeht. Eine Krankheit, die durch schulmedizinische Methoden nicht behandelbar ist, kann in ihrer Entwicklung durch bioenergetische Medizin oft so geleitet werden, dass eine Remission, also ein vollständiger Rückgang der Symptome bzw. eine Heilung, möglich wird. Dies gilt für verschiedene Krebsformen genauso wie für Multiple Sklerose, Formen von Asthma, Hautprobleme, Herzkrankheiten und psychische

Beschwerden, für welche die Standardmedizin wenige Heilungsmöglichkeiten bietet.

Das Gesagte trifft auch auf hormonell bedingte Schwierigkeiten, pränatale (vorgeburtliche) Probleme, Altersbeschwerden usw. zu. Statt für diese Gesundheitsprobleme die gewöhnliche Bezeichnung zu verwenden, kann man in der bioenergetischen Medizin zum Beispiel auf das betroffene Organ, Teilorgan oder Organsystem Bezug nehmen, wo die Krankheit sich gemäß den Messergebnissen eingenistet hat. Statt Kopfschmerzen zu diagnostizieren, kann man zum Beispiel bestimmte Beschwerden im Hals diagnostizieren, die sich zufälligerweise als Kopfschmerzen manifestieren. Für diese und viele andere chronische Krankheiten hat sich die bioenergetische Medizin zu einer systematischen und wertvollen Herangehensweise entwickelt, was die Schulmedizin noch nicht erreicht hat. Die bioenergetische Medizin kann hinsichtlich bisher ungelöster chronischer Krankheiten sehr beeindruckende Ergebnisse liefern. Sie ist aber genauso nützlich bei akuten Beschwerden, die in diesem Kapitel nicht detailliert besprochen werden.

Schulungen zur bioenergetischen Medizin haben dazu geführt, dass sowohl das Messinstrument als auch die Technik kopiert wurden, allerdings ohne über ausreichendes Hintergrundwissen oder Verständnis zu verfügen. Der aufrichtige Anfänger wird oft mit einer verwirrenden Mischung aus Grundlagen und Behauptungen sowie mit Verkäufern konfrontiert, die ihm versichern, nur sie verfügten über das richtige Grundwissen. Daher ist es mir so wichtig, aufzuzeigen, welcher Grundlagen es bedarf, um nicht den unqualifizierten, aufgebrachten Fehlinformationen zu erliegen. Ich bin nicht gegen Innovationen, solange diese auf einer gut untersuchten Basis beruhen – ohne dabei Spekulationen als Fakten auszugeben. Es macht keinen Sinn, die mittlerweile gut etablierten Errungenschaften der bioenergetischen Medizin aufs Spiel zu setzen und dabei zu riskieren, die enormen Vorteile dieser medizinischen Kunst zu verlieren. Daher ist es wichtig, zu versuchen, ihr Wesen und ihren Aufbau zu verstehen. Darauf müssen praktische Erfahrungen folgen.

In der bioenergetischen Medizin bedarf es genauso umfassender Forschung wie in der Schulmedizin oder Naturheilkunde. Die umfassende Methode, welche der bioenergetischen Medizin zugrunde liegt, kann ganz einfach gelehrt und verstanden werden. Das bezeugen viele engagierte Personen, die sich weltweit mit dieser Methode befassen und sie beherrschen. Ihre Erfahrungen sind sehr wertvoll und ihre Erfolge ermutigend. Eine herausragende Vertreterin ist Dr. med. Julia J. Tsuei aus Taiwan, China, die einige Artikel zu diesem Thema veröffentlicht hat. Eine solch wertvolle Arbeit erhöht die Transparenz von Krankheiten, d. h. die Krankheitsprozesse werden sichtbarer und ihre Wechselbeziehungen besser verständlich. Leider mussten aber viele andere Personen – zu Lasten der öffentlichen Gesundheit – ihre Arbeit an dieser Methode aufgeben, da sie von Aufsichtsbehörden dazu gezwungen wurden. Viele von denen, welche die bioenergetische Medizin als öffentliche Dienstleistung nicht mehr anbieten dürfen, wenden sie jedoch bei ihrer eigenen Familie und engen Freunden weiterhin an.

An diesem Punkt möchte ich gerne ein paar Erklärungen anbringen für jene, die noch über keine ausreichenden Grundkenntnisse verfügen. Denn zuallererst ist ein grundlegendes Verständnis des Wesens der bioenergetischen Medizin notwendig. Sie bedient sich des Energiepotenzials des Körpers. Es ist schwer, dieses zu bestimmen, genauso wie es schwer ist, die Schwerkraft zu bestimmen, die auf jegliche Materie auf Erden wirkt und über die wir alle sprechen, ohne sie wirklich begreifen zu können. Die energetische Kraft des Körpers kann durch die Darstellung ihrer verschiedenen Ausstrahlungsformen und unterschiedlicher, wiederholbarer Eingriffsarten aufgezeigt werden. Die aus der Akupunktur bekannten Meridiane sind

Kondensationslinien der Kraftfelder des Körpers und zum Teil vergleichbar mit ähnlichen Vorkommnissen auf der Erdoberfläche. Das habe ich vor vielen Jahren so gelehrt. Die meisten Akupunkturpunkte sind nicht nur „Öffnungen“ zur Verteilung der Körperenergie, sie dienen auch dem Austausch mit der Umwelt, wie in früheren Veröffentlichungen von mir dargelegt. Die über diese Punkte erhältlichen Informationen stehen in enger Verbindung zu inneren Organen des Körpers. Dies kann am besten durch Punktentladungen veranschaulicht werden, die als Spitzenentladungen vorkommen, wie man sie von der Physik her kennt, und die an herausragenden Gebilden austreten. Beispiele dafür sind Finger, Zehen, Ohren, Nase usw. Daher kann die Akupunktur, die sich vor allem damit befasst, die Körperenergie im Fluss zu halten, ausschließlich am Ohr praktiziert werden. Der Franzose Paul Nogier ist für seine Arbeit zu diesem Thema bekannt. Er brachte auch das Wissen darüber aus dem Osten in den Westen.

Zum Glück kann man heute offen über bioenergetische Medizin sprechen, ohne sich wie früher mit schlecht informierten Personen, die Alarm schlagen, auseinandersetzen zu müssen. Diese Entwicklung ist sehr zu begrüßen. Darüber hinaus werden inzwischen auch andere alternative Heilpraktiken wie Reiki, Prana-Heilung usw. von einer breiteren Öffentlichkeit akzeptiert. Diese und andere früher geächteten alternativen Heilmethoden haben zu einem umfassenderen Verständnis, ja sogar zu einer breiter ausgelegten Definition von Gesundheit geführt. Diesbezüglich gebührt Dr. med. William Khoe aus dem US-Bundestaat Nevada, ein früher Anwender des EAV-Systems nach Voll, wegen seiner Verbreitung der Methode große Anerkennung.

Die bioenergetische Medizin ist eine präzise und wiederholbare Methode, die in vielen Aspekten mit Anwendungen und Instrumenten der Schulmedizin verglichen werden kann. Sie kann zwischen der alten Philosophie und der modernen technischen Ausstattung angesiedelt werden, tendiert aber überwiegend zu einer systematischen medizinischen Tätigkeit. Eine herausragende Errungenschaft der bioenergetischen Medizin ist die Tatsache, dass falsche und unklare Diagnosen durch effiziente Gegenkontrolle und Rückversicherung auf eine sehr kleine Anzahl reduziert werden können. Geräte halten die therapierende Person davon ab, das Energiepotenzial ihres eigenen Körpers zu nutzen, das Schwankungen unterworfen ist. Geräte vereinfachen zwar das Vorgehen, doch gebührt Heilerinnen und Heilern, die ihre eigene Energie einsetzen, großer Respekt. Der Einsatz der Akupunkturnadel als Unterstützung der Heilpraktiken kann als erster Schritt bei der Behandlung von Krankheiten verstanden werden. Daraus entstand schließlich ein technisches Gerät, das Dermatron. Dieses Gerät wird sowohl für Diagnostik als auch zur Therapie bei einer Vielzahl gesundheitlicher Störungen erfolgreich eingesetzt.

Der unterschwellige Bereich

In dem Bestreben, eine Therapie für chronische Krankheiten zu finden, führen den Untersucher zahlreiche Beobachtungen aus der bioenergetischen Medizin zu der Erkenntnis, dass es im menschlichen Körper unterschwellige oder niedrigenergetische Zustände und Reaktionen gibt. Das ist ein sehr lohnendes Betätigungsfeld, das jedoch bis jetzt von der Schulmedizin noch nicht anerkannt wird – mit der Ausnahme kleinster biochemischer Eingriffe, die auf sehr spezielle Aufgaben im biologischen System beschränkt sind. Sowohl in der Physiologie als auch in der Pathophysiologie liefert die unterschwellige Diagnose Erklärungen für zahlreiche körperliche Prozesse und Beschwerden. Für viele von ihnen gibt es bisher keine Lösungen. Diese Art der Diagnose zeigt Fakten auf, die bei genauerer Untersuchung nicht übersehen werden können. Das ist nicht hypothetisch. Die Schulmedizin nutzt hingegen spekulative

Hypothesen, um Mechanismen zu erklären, die noch nicht vollkommen verstanden werden, wie zum Beispiel die hypothetische Präsenz von Rezeptoren für die Wirkung chemischer Substanzen wie etwa Betablocker.

Die unterschwellige Ebene, um die es mir hier geht, existiert, ohne dass wir uns ihrer bewusst sind; das Nervensystem wird nicht direkt gereizt. Das lässt sich vor allem bei chronischen Krankheiten beobachten, bei denen die Abwehrkräfte Angriffe auf das biologische System nicht mehr bekämpfen können. Diese Reste, wie sie bei chronischen Krankheiten vorkommen, stammen oft von einer früheren, gewöhnlichen Erkrankung, die nicht vollkommen beseitigt wurde und Schäden zurücklässt, welchen das Immunsystem nicht genug Aufmerksamkeit widmet. Die Abwehrkräfte des Körpers sind nicht unendlich. Sie reagieren automatisch auf schädliche Einflüsse wie Bakterien, Viren und Traumata. Das Immunsystem kann jedoch überfordert werden und ist dann nicht mehr in der Lage, Angriffe zu bekämpfen, die sonst unproblematisch sind. Heutzutage sind wir einer Vielzahl künstlicher Chemikalien und energetischer Beeinflussungen ausgesetzt. Es fehlt uns an phylogenetischer Grundlage, um damit fertigzuwerden. Phylogenese heißt wörtlich „Entstehung der Gattung“ und bezeichnet die stammesgeschichtliche Entwicklung von Lebewesen im Sinne der biologischen Evolution. Im Griechischen heißt phylon Stamm, Sippe oder Genese. Wir sind ständig überfordert, wenn wir diesen Wirkstoffen ausgesetzt sind, die außerhalb der Grenzen unseres natürlichen Schutzsystems liegen. Diese von Menschenhand geschaffenen Stoffe haben die Tendenz, sich im unterschwelligen Energiebereich festzusetzen, wo sie dem biologischen System Schaden zufügen. Die bioenergetische Medizin kann solche Schadstoffe entfernen und sie kann die Beschwerden beheben, die von ständig neuen Schadstoffen aus unserer sich schnell verändernden Umwelt ausgehen.

Im Bereich der unterschwelligen Energie befindet sich der letzte Zufluchtsort des Körpers, um seinen Lebensprozess zu erhalten. Dies geschieht auf Kosten anderer wichtiger Funktionen oder Notwendigkeiten. Der Körper geht einen funktionalen (auf die Funktion reduzierten) Kompromiss ein und versucht so, ein Gleichgewicht zu halten. Aus dem energetischen Blickwinkel betrachtet, ist es offensichtlich, dass der körperliche Anpassungsprozess von Menschen über die Jahre erstaunlich langsam vor sich geht und manchmal gar nicht auf Veränderungen reagiert. Diese langsame Anpassung kann man in der Geschichte am Beispiel der Indianer sehen, die europäischen Krankheiten ausgesetzt waren. Vor allem die Masern führten bei ihnen zu großen gesundheitlichen Problemen. Die Vorstellung, dass sich Menschen permanent und schnell an alle möglichen externen Faktoren anpassen können, muss geändert werden. Diese Hypothese erlaubt – und ermutigt sogar – alle Arten von schädlichen Veränderungen im Nahrungsangebot oder in anderen Bereichen, obwohl es dafür extrem wenig Akzeptanz gibt. Ich habe früher schon darauf hingewiesen, dass der unterschwellige Energiebereich vom Körper nicht vollkommen registriert wird, doch das muss ich teilweise richtigstellen.

Der unterschwellige Bereich kann sich in akute Phasen ausweiten, wenn Gefahr droht. Auch hier kann die bioenergetische Medizin unterstützen, die Beschwerden aufzuarbeiten, um den Zustand des Patienten zu verbessern. Die Anwendung künstlicher Medikamente gegen akute Beschwerden führt meistens dazu, dass die unterschwellige Erkrankung, auf die das Immunsystem nicht mehr reagieren kann, bestehen bleibt. Das Medikament kann nur die akuten Beschwerden lindern, vermag aber die Restschadstoffe nur ungenügend zu eliminieren. Dauert dieser Zustand an, können unter anderem Allergien entstehen.

Der unterschwellige energetische Zustand eines Menschen beeinflusst seine Gedanken und seine psychische Verfassung. Viele psychische Probleme spiegeln Veränderungen im unterschwelligen Energiebereich wider. Solche Veränderungen können auch ausschlaggebend sein für Träume, übersinnliche Fähigkeiten, Schamanismus usw. Die bioenergetische Medizin kann den unterschwelligen Bereich beeinflussen oder ins Gleichgewicht bringen, sie kann Beschwerden überlagern oder mit ihnen interagieren. Die Elektroakupunktur hat dafür die Grundlagen gelegt.

Der unterschwellige Zustand kann in drei Kategorien eingeteilt werden: der obere, mittlere und untere unterschwellige Bereich. Die bioenergetische Medizin ist bei Krankheiten im mittleren unterschwelligen Bereich am effektivsten und am besten geeignet. Vollständiger Energiemangel und Probleme genetischen Ursprungs können auf dieser Ebene nicht behandelt werden Die Krankheitszustände im unteren unterschwelligen Bereich bedürfen weiterer Forschung und gründlicher energetischer Auswertung. Die bioenergetische Medizin befasst sich auch mit dem oberen unterschwelligen Bereich, dieser kann aber teilweise auch durch schulmedizinische Methoden erreicht werden.

Die Erfahrung zeigt, dass der unterschwellige Bereich unterschiedlich erreicht werden kann, wie etwa durch Licht- und Temperaturwerte sowie Wellenfunktionen und durch Druck, Flüssigkeiten und Gase, welche das biologische System und unterschwellige Krankheiten beeinflussen können. Der Einsatz von elektrischem Strom ist jedoch das flexibelste Mittel, um das biologische System zu beeinflussen. Richtig eingesetzt, schadet Elektrizität im Mikroampere-Bereich nicht, ob dies nun den Strom selbst, sein Magnetfeld, seine Wellenfunktion oder Interaktionen betrifft. Beobachtungen bestätigen dies.

Starke Ausweitung des medizinischen Handelns

Früher wurde gern auf das innere „Milieu“ verwiesen, wenn man sich Körperphänomene nicht anders erklären konnte. Durch die Elektroakupunktur und die bioenergetische Medizin haben wir einen großen Schritt vorwärts getan auf dem Weg zu einer Lösung solcher ansonsten unerklärlichen Beschwerden. Vor mehreren Jahren verwendete ich den Begriff „Bodensatz“: Ablagerungen, ähnlich jenen auf dem Boden einer Kaffeetasse. Der Begriff bezeichnet Überbleibsel von Beschwerden oder Krankheiten, die aus Sicht der Schulmedizin als geheilt gelten, jedoch durch die bioenergetische Medizin noch als Verursacher chronischer Beschwerden und Krankheiten, die von der ursprünglichen Erkrankung stark abweichen, nachweisbar sind. Dieser Bodensatz entsteht nicht nur bei Krankheiten, sondern hat auch andere Ursachen, wie zum Beispiel Impfungen oder auch Umweltfaktoren. Diese unterschwelligen Beschwerden können durch die Abwehrkräfte des Körpers nicht behoben werden. Der Körper versucht oft an unterschiedlichen Stellen und auf diverse Weise, diesen Bodensatz loszuwerden, zum Beispiel in Form eines Hautauschlages als Reaktion auf Überreste einer Geschlechtskrankheit oder als Schweißausbrüche als Reaktion auf eine vorangegangene entzündliche Erkrankung. Diesen Prozess nennt man auch Vikariation. Darunter versteht man eine Ausweichreaktion des Körpers. Auch Menstruationsbeschwerden finden ihren Ursprung im unterschwelligen Bereich. Die Grundsätze der klassischen Akupunktur unterstützen diese Überlegungen. Sie basiert zu einem großen Teil auf Phänomenologie, das ist die Lehre der äußeren Erscheinungen, die bioenergetische Medizin hingegen auf analytischem Denken und der Auswertung von Ergebnissen.

Der klassischen Akupunktur gebührt große Anerkennung, denn sie hat den Bezug zwischen Krankheiten und einem

Energieungleichgewicht im Körper hergestellt. Die Erläuterungen aus der klassischen Akupunktur, die in Ostasien weit verbreitet ist, sind extrem hilfreich für die Analyse und die Behandlung pathologischer Beschwerden. Die Diagnose erfolgt hauptsächlich durch Abtasten mit der Hand oder den Fingern und erfordert eine große taktile (mithilfe des Tastsinns) Feinfühligkeit. Die bioenergetische Medizin hingegen nutzt systematische Herangehensweisen, die durch Überprüfung und Gegenkontrolle verifizierbar (überprüfbar) sind. Durch das Einbeziehen der Homöopathie, ihrer Erkenntnisse und Erfahrungen, erfuhren die Elektroakupunktur und die bioenergetische Medizin viel Aufmerksamkeit und stießen auf echte Begeisterung. Homöopathische Heilmittel beruhen auf denselben energetischen Wirkungen wie die bioenergetische Medizin und die Elektroakupunktur. Sie funktionieren durch ihre energetische Eigenschaft. Homöopathische Mittel, von denen es eine sehr große Anzahl gibt, wirken nicht als Verdünnung physischer Materie, sondern ihre energetischen Qualitäten machen die Therapie aus. An dieser Energie besteht kein Zweifel, sie kann aufgezeigt werden.

Als mir die energetische Eigenschaft der Homöopathie klar wurde und ich erkannte, dass Homöopathika in erster Linie aufgrund des Magnetfeldes oder der Äußerung des Körpers mit diesem reagieren, kam mir die Idee, dass es möglich sein sollte, die energetische Information aus den Präparaten über die Luft zu einem Empfänger zu übermitteln, wie etwa bei der kabellosen Funkübertragung. Dies wäre dann eine reine Energie-Übermittlung, ganz ohne Beteiligung physischer Teilchen. Ich hatte selbst kein kommerzielles Interesse daran und so ermutigte ich Dr. Franz Morell, sich damit zu befassen. Das Ergebnis war die erste im Handel erhältliche Sender-Empfänger-Einheit. Demnach ist es möglich, eine homöopathische energetische Diagnose zu erstellen, indem sich die Präparate fern des Untersuchungsgerätes befinden. Die Kommunikation zwischen beiden findet rein durch Wellenübertragung statt. Dies ist allein schon ein klarer Beweis für die energetische Eigenschaft homöopathischer Mittel. Doch die Schulmedizin akzeptiert weder die Disziplin noch jene, die sie praktizieren, und lehnt es sogar ab, die Nachweise zu überprüfen. Das Sender-Empfänger-Gerät wird noch von vielen Praktizierenden eingesetzt. Es funktioniert mit 27 MHZ bei ungefähr 1On1W. Es gibt noch einen weiteren Hinweis auf die fehlende Stofflichkeit von Homöopathika oder, in anderen Worten, deren energetischer Eigenschaft: Die energetische Information kann durch codeähnliche Anordnung auf eine Diskette oder Karte gedruckt werden. Mit Hilfe des richtigen Instrumentariums kann man die Energie von diesem Gedruckten in eine verschlossene Flasche mit Flüssigkeit übertragen. Für einen vorurteilslosen Betrachter ist das höchst faszinierend. Obwohl eigentlich unmöglich, bezeugen Tests, dass die homöopathische Information tatsächlich übertragen wurde.

Arbeitet man in der bioenergetischen Medizin mit dieser Mikroenergie, werden einem die riesigen Vorteile und der Nutzen der Methode bewusst. Deren sozialer Wert geht weit über die tägliche Arbeit und die Ziele eines Arztes hinaus. Das System muss daher mit Verantwortungsbewusstsein weiterentwickelt und anderen zugänglich gemacht werden. Die ursprünglichen Grundsätze müssen beibehalten und in ihrer überprüften Form weiterverbreitet werden. Dabei gilt es, Irreführungen und Verwirrung durch kommerzielle Interessen zu vermeiden, die den Erfolg der Methode beeinträchtigen könnten. Ist die Basis einmal gelegt, steht auch umfassenden Innovationen nichts mehr im Wege. Wenn man sich darauf einigen kann, sollte die Methode zu einer Standardanwendung in modernen Arztpraxen werden. Es sollte nicht mehr passieren, dass hoch pathologische Fälle ungelöst bleiben, weil man die Möglichkeiten nicht kennt, die wirklich helfen könnten.

Kurz zusammengefasst:

Hier klärt Dr. Schuldt über den Ursprung seiner Methode auf, die er aus der EAV – Elektroakupunktur nach Dr. Voll – weiterentwickelte. Dem Leser werden die Vorteile der bioenergetischen Methode im Vergleich zu den Begrenzungen der Schulmedizin verdeutlicht. Es wird erklärt, warum bei scheinbar aussichtslosen Fällen doch noch Heilung möglich ist. Die medizinische Kunst der bioenergetischen Behandlung verbindet sensible Handarbeit und Erfahrung mit den Möglichkeiten der Gerätemedizin für Diagnose und Therapie. Die Begrenzungen der Schulmedizin werden aufgezeigt: Die akuten Symptome können zwar verschwunden sein, jedoch ohne dass ursächliche Heilung erfolgte. Hier setzt die bioenergetische Medizin ein, die in der Lage ist, auch Restschadstoffe zu entdecken und zu eliminieren. Kein Wunder, dass Dr. Schuldt dafür plädiert, seine Methode statt teurer schulmedizinischer Apparatemedizin als eine Standardanwendung in modernen Arztpraxen zu etablieren.

4. Elemente und Methoden der bioenergetischen Medizin

Anwendung biologischer Energie

Um als Arzt die Belange der Untersuchten zu verstehen, bedarf es der Aufmerksamkeit. Wird nicht genug Aufmerksamkeit erregt, um die vorhandenen Daten zu speichern, braucht es oft Wiederholung und Neubeginn. Wenn neue Erkenntnisse über eine lange Zeitspanne entstanden sind, genügt eine Einführung, um die Neugier zu wecken und sich die Erkenntnisse zunutze zu machen. Das gilt für Einzelpersonen genauso wie für Gruppen. Und ebenso gilt dies für die inneren Reaktionen des Körpers bezüglich Immunität, Abwehrmechanismen und stabilisierende Reaktionen. Obwohl die biologische Energie nicht exakt definiert werden kann, ist sie durch viele Erscheinungsformen beobachtbar, nutzbar und durch elektronische Mittel auswertbar. Dieses Kapitel fasst die Erkenntnisse zusammen, die viele bisher ungelöste Phänomene erläutern. Das macht diese Erkenntnisse somit für eine größere Gruppe wissenschaftlich Interessierter verfügbar. Es wird erklärt, wie die bioenergetische Medizin aus der „Elektroakupunktur nach Voll" (EAV) entstanden und medizinisch weiterentwickelt wurde, so dass sie traditionellen Methoden mit fortschrittlichen Methoden, die technische Geräte einsetzen, verbindet.

Die bioenergetische Medizin in ihrer aktuellen Form kann heute im Alltag ganz einfach angewendet werden. Es gibt genügend Beweise dafür, dass ein richtig angewandtes Heilmittel im Messkreislauf einen stärkeren Energiefluss erzeugt, auf den dann eine sofortige Heilung erfolgt. Ein solcher Heilungsprozess wird je nach Bedarf durch homöopathische Präparate unterstützt. Die darin enthaltenen Informationen können über lange Distanzen übermittelt werden, ähnlich der kabellosen

Übertragung von Radiowellen. Der Autor erklärt im Folgenden, wie die bioenergetische Medizin mit dem homöopathischen Heilungsprozess Hand in Hand geht.

Ich beschreibe also mit der bioenergetischen Medizin eine medizinische Methode, die jedermann anwenden können sollte. Wie der Name schon sagt, befasst sie sich mit der Energie in lebenden biologischen Systemen. Das biologische System ist äußerst intelligent. Alle Vorgänge sind miteinander verbunden, wodurch ein Gleichgewicht herrscht. Ein Ungleichgewicht in einem Teil des Systems bedeutet, dass andere Teile sich darum „kümmern" müssen, dieses Ungleichgewicht zu reparieren oder für Regeneration zu sorgen, um das unverzichtbare Gleichgewicht wiederherzustellen.

Physische Defizite

Wenn der Körper mit physischen Defiziten oder Defekten konfrontiert wird, die er nicht alleine lösen kann, benötigt er zusätzliche Unterstützung von außen. Dies kann auf unterschiedliche Arten erfolgen:

a) mechanisch durch Schütteln, Drücken, Ziehen, Schneiden, Ton oder Lärm,

b) thermisch, z. B. durch ein heißes oder kaltes Bad,

c) chemisch, z. B. durch Arzneien oder Lösungen,

d) Anwendungen wie Homöopathie oder Akupunktur in Form von Licht oder durch elektronische Verfahren, um Reaktionen im Mikro-Bereich oder unterschwelligen Bereich zu beeinflussen.

Eine Reaktion basiert also auf einer vorausgehenden Störung, die dadurch entstanden ist, dass ein Gleichgewicht im Zentrum oder in der Peripherie durch innere Veränderungen oder externe Einflüsse verschoben wurde.

Jede Reaktion verlangt dem biologischen System eine zusätzliche Portion Kraft ab, um das Ungleichgewicht auszugleichen. Dies kann wirksam trotz einer Ruhigstellung der Reaktionen im Körper erfolgen, indem man zusätzlich für Unruhe im System sorgt. Der dadurch erzeugte weitere Stimulus kann dazu führen, dass sich ein neues Gleichgewicht bildet, dass also Heilung erfolgt. In der Tat gibt es keine autonomen Daten, denn bei allen Krankheiten geht es um Wiederherstellung und gegenseitige Bestätigung. Daher ist es schwierig, ein solches System mit festen Daten zu beschreiben, denn diese sind nur Informations-Momentaufnahmen, die keine Gegenwirkung erkennen lassen. In der Tat ist es bei Flussphänomenen viel wichtiger, die Prozesse zu untersuchen, als sich nur auf Proben zu stützen.

Reproduzierbare Werte und Verläufe

Wichtiger als die Beobachtung des Status quo einer Krankheit ist die Untersuchung von organischen Vorgängen. In einem wiederhergestellten Gleichgewicht können reproduzierbare Werte gesammelt werden, wie zum Beispiel die Pulsfrequenz und die Temperatur. Da es unzählige Daten gibt, sind alle Messungen von außen mit Unsicherheit verbunden. Daher ist es nötig, die Abstände, Dauer und Ausrichtung der Therapie immer wieder anzupassen, um das System möglichst gut zu unterstützen und dabei jeweils zu beobachten, wie die Anpassung wirkt.

Die Untersuchung des Körpers hat zum Ziel, Hinweise auf Störungen zu bekommen, die zu Krankheiten führen, und daraus Lösungen abzuleiten. Untersuchungsmethoden, wie zum Beispiel Röntgenstrahlen, Kernspintomographie, Multi-Ebenen-Fotografie, Ultraschall und elektronische Ableitungen, machen einen Defekt sichtbar. Aber keine dieser Methoden ist frei von Fehlern, die unweigerlich zu ungenügenden Interpretationen führen. Durch Nutzung unterschiedlicher Methoden und Vorgehensweisen kann jedoch Unsicherheit abgebaut werden. Die oben erwähnten Methoden sind über einen langen Zeitraum entstanden und werden weiter bestehen; Fortschritt gibt es nur durch Erweiterung und Fortführung. Die älteste Heilkunst und Wissenschaft ist die Traditionelle Akupunktur, die vor etwa 5.000 Jahren als komplexes System aus Untersuchung, Diagnose und Behandlung entstanden ist. Sie lehrt uns, wie der ganze Mensch als Körper-Geis-Seele zu verstehen ist, wie das Zustandekommen von Gesundheit und Krankheit erkannt und wie im Einzelfall die verloren gegangene Gesundheit eines Menschen wiederhergestellt werden kann. Alles hängt von der grundlegenden Theorie der Lebensenergie ab – Qi-Energie genannt –, die in einem gesunden Körper harmonisch und gleichmäßig fließt. Geht dieses Gleichgewicht verloren, entsteht Krankheit. Wir erkennen das an den Symptomen – den Signalen von Krankheiten. Die Diagnose erfolgt, indem der Zustand der Qi-Energie untersucht und die Ursache für das Unwohlsein gefunden wird. Das wichtigste Werkzeug ist dabei die Pulsdiagnose, denn jedes Organ ist mit einem Puls und anderen Facetten des Lebens verbunden. Krankheit ist der Verlust des Energiegleichgewichts in uns. Die Diagnose besteht darin, uns zu sagen, wo das Gleichgewicht gestört ist und wie man es wiederherstellen kann.

Die traditionelle Akupunktur konzentriert sich daher bei der Behandlung auf die Person und nicht auf die diagnostizierte Krankheit. Denn das Hauptziel ist es, das verlorene Gleichgewicht im gesamten Körper wiederherzustellen und ihn so in die Lage zu versetzen, sich durch einen wieder gesunden Fluss des Qi selbst zu heilen. Die Akupunktur bedient sich dabei Nadeln, die als Türöffner oder -schließer fungieren, um den Pfad der Energie zu korrigieren. Die Energie interagiert mit der unmittelbaren Umgebung, meist in Form von Spitzenentladungen. Die traditionelle Akupunktur basiert auf der Fünf-Elemente-

Lehre. Die fünf Elemente sind Wasser, Feuer, Holz, Metall und Erde. Diese unmittelbar aus der Natur abgeleitete Lehre beschreibt den Fluss der Lebensenergie, der die Harmonie im Körper aufrechterhält. Wenn bestimmte Bereiche dieser Lebensenergie nicht mehr mit dem Ganzen harmonieren, kann die Traditionelle Akupunktur das Gleichgewicht wiederherstellen.

Die Elektroakupunktur nach Voll (EAV) basiert auf derselben Lehre wie die Traditionelle Akupunktur. Sie legte die Grundlage für eine Weiterentwicklung der medizinischen Verfahren und bildete die Brücke zwischen traditionellen Methoden des Abtastens und modernen Methoden, die sich technischer Geräte bedienen. Die bioenergetische Medizin ist aus der EAV entstanden. Sie versteht sich als praktische Methode, die ausgereift genug ist für eine Anwendung im medizinischen Alltag.

Eine grundlegende Erneuerung war der Einsatz von elektrischem Strom im Mikrobereich biologischer Werte. Dieser vermag das biologische System zu beeinflussen, ohne mit Nebenwirkungen oder Folgeerscheinungen verbunden zu sein. Frühere Untersuchungen benutzten oft stärkere Stromstärken, die jedoch nicht die Ergebnisse zu erzielen vermochten, die wir heute kennen.

Werteabgleich

Neben Standardwerten konnten bei Entzündungsprozessen im Körper erhöhte Werte und bei degenerativen Prozessen niedrige Werte gemessen werden. Eine fehlende Stabilisierung deutet auf einen unmittelbaren Mangel an Energie hin. Substanzen, die den Messwert ausgleichen, können je nach Krankheit als Therapie gegeben werden. Verspürt der Patient bei der Messung punktuell keinen Schmerz, ist dies ein Zeichen, dass man mit der medizinischen Untersuchung richtig liegt. Dieses Phänomen tritt allerdings nur auf, wenn man eine Vier-Spitz-Elektrode einsetzt. Das ist der Grund, warum

Innovationsversuche mit anderen Messgeräten diese Art der Bestätigung unterschwelliger Pathologie nicht nutzen können.

Die bioenergetische Medizin ist eine neue, einfach anzuwendende Vorgehensweise, die ähnliche Ergebnisse erzielt, als wenn man in den Körper als gläserne Einheit eindringt. Die Lebenskraft nimmt mit der Zeit ab. Man kann sie jedoch unterstützen und stärken und sie so erhalten bzw. verhindern, dass sie frühzeitig aufgebraucht ist.

Durch die Nutzung eines kleinen Messgerätes im Mikroampere-Bereich kann man den energetischen Zustand von jedem Körperteil messen. Diese Berührung mit Mikrostrom ist sicher und vor allem präzise und sie hat weder Nebenwirkungen, noch ist sie mit Folgeerscheinungen verbunden. Ob Organ, Teilorgan oder Organsystem, ob Körperprozess oder metabolische (stoffwechselbedingte) Reaktion – alles kann auf Hinweise auf normale oder abnormale Vorgänge, hyperaktive oder hypoaktive Vorgänge, degenerative und ausgelöschte Vorgänge untersucht werden.

Dies ist besonders bei der genauen Diagnoseerstellung überzeugend. Mit genügend Erfahrung kann man das Ergebnis voraussagen und es in nur wenigen Minuten durch Messung bestätigen. Darüber hinaus kann man die eigentliche Ursache einer Krankheit erkennen. Eine Ursache kann zu einer bestimmten Störung führen, sie kann aber auch ausschlaggebend sein für mehrere Störungen, die aus dem Hauptleiden entstehen. Darüber hinaus können gleich mehrere Störungen ein Organ oder eine metabolische Funktion beeinträchtigen. Sie können aber genauso gut auch Auswirkungen auf mehrere Organe oder metabolische Funktionen haben. Aufgrund aufeinander folgender oder miteinander verknüpfter Organreaktionen führen Störungen manchmal auch zu Folgestörungen.

Die gesamte Bandbreite akuter Traumata kann begleitend behandelt werden

Das Ausmaß einer Störung lässt sich beobachten, denn sie führt entweder zu einem akuten oder einem chronischen Leiden. Dasselbe gilt für ihre Dauer: Die Störung ist entweder fortlaufend oder tritt in Intervallen auf. Der Übergang einer Physiologie zur Pathophysiologie kann nach Herkunft aufgeschlüsselt werden: bakteriell, viral, chemisch, thermal, elektrisch, usw. sowie traumatisch und nicht-traumatisch.

Bakterielle und virale Aggressionen können zu langwierigen oder chronischen Beschwerden führen, die sogar Jahrzehnte andauern können. Durch eine angemessene Behandlung können sie abklingen. Das gilt auch für schwächere chemische Aggressionen oder Vergiftungen. Sie sind schwer feststellbar. Denn akute Aggressionen treten in einer meist klar definierten und in Lehrbüchern beschriebenen Form auf. Doch akute Aggressionen können so stark variieren, dass ihre sichtbaren Anzeichen nur schwer erkennbar bzw. schwer gegen ähnliche Beschwerden abgrenzbar sind. In diesen Fällen können die Beschwerden durch bioenergetische Medizin überprüft werden. Impfungen können zu Nebenwirkungen oder Folgeerscheinungen führen, so dass Reaktionen entstehen, die von normalen Kriterien abweichen. In solchen Fällen kann die bioenergetische Medizin Hinweise auf die Zusammenhänge geben. Veränderungen im biologischen Prozess bieten die Grundlage für eine Beurteilung und angemessene Behandlung durch bioenergetische Verfahren.

Heilungsprozesse können verkürzt werden

Die gesamte Bandbreite akuter Traumata kann anhand ihrer Ursachen – z. B. mechanisch, chemisch, thermisch, usw. – leicht definiert werden. Dafür verfügt die orthodoxe Medizin zweifellos über effiziente Therapiemethoden-Werkzeuge. Die bioenergetische Medizin hingegen ermöglicht es, die Beschwerden abzuschwächen. Vor allem die Nachbehandlung kann auf sehr effiziente Weise erfolgen, indem der normale Verlauf eines Heilungsprozesses verkürzt wird. Folgeerscheinungen, Nebenwirkungen, und Vermischung von Wirkungen können vermieden werden, was zu schnellerer Heilung führt. Die Stabilisierung eines Knochenbruchs beispielsweise dauert bis zu sechs Wochen – durch bioenergetische Maßnahmen kann die Genesungszeit auf die Hälfte reduziert werden. Es wurden viele Versuche unternommen, die alten Erkenntnisse aus der Akupunktur zu erklären und mit unserem modernen Verständnis zu verbinden. Dabei wurde ein immer größer werdendes Arsenal an moderner Technologie eingesetzt. Erst durch systematische Untersuchungen gelang ein Fortschritt in Form der bioenergetischen Medizin. Sie basiert auf dem körpereigenen Kraftfeld kleinster Einheiten. Die Grundlage dafür bilden wechselseitige organische Prozesse, die durch Proteinreaktionen mit Stoffwechselvorgängen entstehen, sowie ein ständiges Gleichgewicht des Energieflusses.

In sich abgeschlossenes Verfahren in selbständiger Ausübung

Ein Netzwerk aus zusammenhängenden Zuordnungen direkt unter der äußeren Hautschicht deutet auf Kontaktpunkte hin, über die Organe und Organteile erreicht werden können. Es handelt sich um elektronische Messpunkte, auch Akupunkturpunkte genannt. Solche Punkte befinden sich am ganzen Körper, außer an verhärteten oder schwieligen Stellen. Durch nicht invasive Berührung der äußeren Haut kann mit den darunter liegenden inneren Organen Kontakt aufgenommen werden. Dieses Vorgehen wird „Elektroakupunktur“ genannt, weil dabei elektrischer Strom im Mikroampere-Bereich eingesetzt wird und weil die äußere Hautschicht berührt wird, was eine leichte Markierung zurücklässt. Diese Markierung verschwindet nach etwa 20 Minuten im Gegensatz zur tieferen Penetration der Haut mit Akupunkturnadeln. Durch den Einsatz von Elektroakupunktur sollte weder eine Wunde entstehen, noch sollte es zu Gewebeschäden oder Austreten von subkutanen Flüssigkeiten oder sogar Blut kommen.

Eine vorhandene Wunde verfälscht die elektrischen Eigenschaften des Messbereiches. Dasselbe gilt für Flüssigkeiten auf der Hautoberfläche mit höherer Elektrolytenkonzentration. Daher erschwert Schwitzen den Messprozess und kann ihn sogar unmöglich machen, da keine Ergebnisse abgelesen werden können. Dasselbe gilt für Chemikalien. In einer geringeren Elektrolytenkonzentration, zum Beispiel in Leitungswasser, kann die Messung ganz einfach erfolgen. Die richtige Konzentration bei einem Umschlagswert ist Erfahrungssache, sollte aber geklärt werden, bevor Flüssigkeiten zum Einsatz kommen.

Ich entdeckte das Phänomen individueller Sensitivität, d. h. der Ausdruck der eigenen Abwehrkraft eines Patienten auf äußere Reize. Daher kann die Transformation von sensitiven Qualitäten, die sonst von einem erfahrenen Diagnostiker ausgehen, auf die äußeren Schichten der Haut des Patienten selbst überführt werden.

Der Einsatz von Akupunkturnadeln verstärkt die energetischen Austauschprozesse mit den umliegenden Körperbereichen. Hingegen erzeugt der Einsatz der bioenergetischen Mess-Sonde mit Gleichstrom lediglich einen sehr geringen Austauscheffekt. Das ist im Vergleich zum Einsatz von Wechselstrom vernachlässigbar, bei dem Austauschprozesse mit umgekehrten Funktionen verstärkt oder abgemindert werden können. Dadurch kann der Körper sehr angepasst beeinflusst werden.

Zusätzlich zu dieser Beeinflussung des Körpers können durch den Einsatz von Temperatur, unterschiedlich farbigem Licht, Laser, Luftzug, mechanischen Maßnahmen wie Druck oder Saugen, Schall/Ultraschall usw. abgestufte punktuelle Anwendungen erfolgen.

In den frühen 1970er Jahren brachte der Autor nach Neutralisierung der Epidermis Flüssig-Kristalle auf unterschiedlichen Hautteilen an mit dem Ziel, die Existenz des Meridiansystems zu überprüfen, zum Beispiel auf der Seite des Oberkörpers, wo Bruchteile von Celsiusgraden auf den linearen Verlauf der Meridianenergie hinwiesen. Aktivierte Meridiane auf der rasierten Haut des Unterschenkels deuteten durch eine leicht erhöhte Temperatur auf pathologische Konditionen hin. Diese kleinsten Temperaturunterschiede waren für eine allgemeine Anwendung zu empfindlich, da sie von vielen Variablen abhängen. Sie reichten jedoch aus als Beweise für einen linearen Verlauf auf der Hautoberfläche. Punktuelle Messungen bestätigten den Verlauf der Meridiane.

Um die physische Verfassung des Körpers mit Elektroakupunktur zu messen, wurden viele Messpunkte an den meisten anatomischen Punkten des Körpers beschrieben, so etwa das Lymphsystem sowie das zentrale und periphere Nervensystem in jedem Körperteil. In Bruchteilen einer Minute können Messergebnisse erzielt werden, und die Ergebnisse können durch jede andere in der westlichen Schuldmedizin eingesetzte Maßnahme bestätigt werden. Die schulmedizinischen Methoden brauchen jedoch viel länger und sie zeigen keine Wechselbeziehungen zwischen ausgebreiteten oder gemischten Pathologien auf. Oft sind schulmedizinische Verfahren nicht fein genug, um sensible somatische Probleme zu lösen, die mit bioenergetischen Maßnahmen problemlos überprüft werden können. Das gilt für subtile Störungen vor dem Auftreten einer Krankheit, die noch nicht stark oder klar genug sind, um sie mit der eigentlichen Krankheit in Verbindung zu bringen, genauso kann eine abklingende Krankheit nach der akuten Phase ganz einfach erkannt werden.

In der täglichen Routinearbeit können einige besonders wichtige Kontaktpunkte genutzt werden, um eine Diagnose zu stellen und über die richtige und angemessene Behandlung zu entscheiden. Die Punkte für den häufigsten Gebrauch befinden sich vorrangig an den Fingern, vor allem am Zeigefinger. Dies liefert zu Beginn genügend Hinweise auf unterschwellige Störungen. Danach kann die Messung auf andere Körperteile ausgeweitet werden, zum Beispiel auf Füße, Beine, den Oberkörper, den Kopf usw. Die Nutzung der Finger genügt als Routineuntersuchung, um einen Überblick über den allgemeinen Zustand des Körpers zu erhalten. Meistens gibt diese Untersuchung Aufschluss über mehrere gleichzeitig auftretende Störungen. Dieses Vorgehen spart sowohl Zeit als auch Geld.

Ich verfolge das Ziel, dass die bioenergetische Medizin einfach und für alle unkompliziert anwendbar bleibt und somit zu einem wertvollen Diagnose- und Therapiewerkzeug wird. Daher wurden einfache Anwendungen und Vorgehensweisen schwierigen Maschinen und komplizierten Gerätschaften vorgezogen.

Damit moderne Evaluierungsmethoden, also Methoden zur Auswertung, die Messtechniken der bioenergetischen Medizin nutzen können, sollten die traditionellen Akupunkturpunkte klarer beschrieben werden. Pathologische Veränderungen im Körper können dazu führen, dass sich die bekannten Akupunkturpunkte verschieben. In der Elektroakupunktur genutzte Punkte liegen an anderen Stellen als die traditionellen Akupunkturpunkte. Das lässt sich dadurch erklären, dass unterschiedliche Stimuli unterschiedliche Stellen auf der Haut benutzen. Sogar das Material, aus dem die Akupunkturnadeln gemacht sind, führt zu Verschiebungen bei den Akupunkturstellen.

Weicht das Meridiansystem vom üblichen Verlauf ab, bedarf es spezieller neuer Gefäße und Meridianpunkte außerhalb der Meridiane, um das grundlegende Konzept beizubehalten. Eigentlich geht es nur darum, durch bestehende Pathologien verursachte Verschiebungen zu berücksichtigen wie auch andere Herangehensweisen zu nutzen. Bei der Akupunktur mit Nadeln ist davon auch das Narkose-Verfahren betroffen.

Die Standard-Akupunkturpunkte können daher nur einen Referenzrahmen darstellen. Für den Einsatz von Licht, Temperatur und anderen oben beschriebene Modalitäten können andere Referenzrahmen festgelegt werden. Der Bezug auf die Außenumgebung ermöglicht die auf den Körper angewendete Medikamententestung und deren Anwendung als Standardmethode. Die Erfahrung zeigt, dass kleinste Mengen von Substanzen und elektrischer Wellen dafür ausreichen. Hier ist der Einsatz homöopathischer Mittel von großer Bedeutung.

Die Verbindung von Homöopathie und bioenergetischer Therapie

Die alleinige Anwendung elektrischer Wellen am Körper zeigt zwar schon eine große Wirkung. Die Dauer der elektrischen Impulse reicht jedoch nicht aus, als dass Körperreaktionen mit größeren Störungen fertig würden.

Elektrische Informationen, die über bestimmte Substanzen in Flüssigkeiten eingeführt und dann auf dem Körper angewendet werden, vermögen die entsprechenden Körperreaktionen verlässlicher auszulösen. Und so eröffnete sich durch die Anwendung der Homöopathie ein breites Feld medizinischer Möglichkeiten durch das Prinzip der Ähnlichkeit. Die dadurch erreichten Ergebnisse suchen ihresgleichen. Dieses Prinzip kann bereits beobachtet werden, wenn sich eine pathologische Störung von ihrer ursprünglichen Lagebeziehung entfernt, was auf eine Verbesserung des Zustandes hindeutet. Beispiel: Muskelschmerzen sind einmal an der einen, dann wieder an der anderen Stelle festzustellen.

Der große Vorteil der Homöopathie gegenüber schulmedizinischen Arzneimitteln ist die Tatsache, dass sie frei von Nebenwirkungen und Folgeerscheinungen ist. Werden homöopathische Mittel angewendet, können die darauffolgenden Körperreaktionen genau beobachtet und gemessen werden. Überreaktionen kommen nur bei besonders sensiblen Personen vor. Ist dies der Fall, arbeitet man mit dem Immunsystem auf sehr subtile Art und wendet nur kleinste Mengen an, zum Beispiel einige wenige Tropfen. So kann man mit allergischen Reaktionen angemessen umgehen, was sonst sehr schwierig ist, außer man wendet Kortison an. Die Forschung auf diesem Gebiet kann einen Einblick in Abwehrverhältnisse weit unter der normalen Reaktionsschwelle gewähren.

Die energetische Wellenform eines homöopathischen Mittels kann von einem Sender empfangen und über lange Distanzen an einen Empfänger übermittelt werden. So kann die in einer Ampulle enthaltene homöopathische Information weit weg von ihrer Herkunft angewendet werden, ganz so, als wäre sie vor Ort verfügbar. Ich habe diesen Weg vor vielen Jahren für die effiziente technische Produktion und Leistung von medizinischen Anwendungen vorgeschlagen und viele Geräte wurden für den täglichen Einsatz produziert. Elektroakupunktur und bioenergetische Medizin würden ohne die Traditionelle Chinesische Medizin mit ihrem Wissen über das Energiekonzept des Körpers, die Existenz von Meridianen und spezifischen Punkte auf der Körperoberfläche nicht existieren.

Sowohl in ihrer Diagnostik als auch in ihrer Therapie hat sich die bioenergetische Medizin in der medizinischen Welt einen Namen gemacht, wie viele erfolgreiche Patientenbehandlungen belegen. Ihr Wert und Nutzen wurden theoretisch untermau-

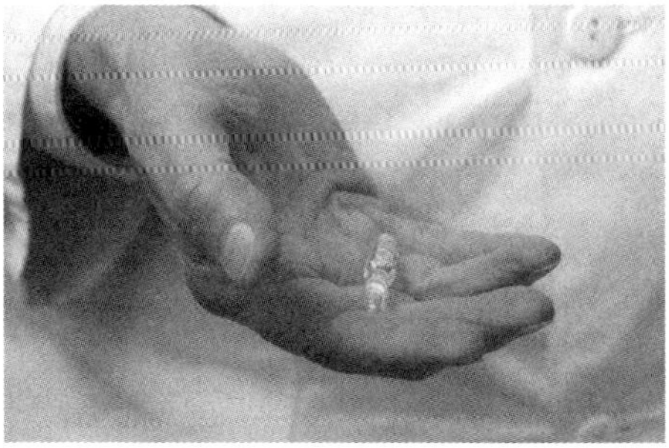

Abb. 2: Ampulle mit homöopatischer Flüssigkeit

ert. Westliches rationales Denken und Handeln und östliches Tastempfinden sowie menschenfreundliche Vorgehensweisen konnten in einer einzigartigen Kombination in dieser medizinischen Kunst vereint werden.

Ich hoffe, dass diese Kurzdarstellung vielen in der Medizin engagierten Menschen helfen wird, ein neues, stark patientenorientiertes Gesundheitssystem zu schaffen. Die Grundlagen dafür sind geschaffen, und neue Verfahrenskonzepte können sich auf bereits bestehende Verfahren stützen, die nur auf die Anwendung im Alltag warten. Die bioenergetischen Methoden brauchen an sich nicht weiterentwickelt zu werden. Was notwendig wäre, ist mehr Erfahrung durch eine Vielzahl von aufgeschlossenen Unterstützern, damit sie breite Anwendung finden. Aus den bisherigen Ausführungen sollte klar sein, dass die Präventivmedizin ein sehr wertvolles Gebiet der bioenergetischen Medizin ist. Prävention befasst sich mit meist chronischer Belastung des Körpers. Um solche langanhaltenden Störungen zu beseitigen, ist es notwendig, den Lebensstil zu beeinflussen und oft auch zu ändern – sowohl was das Verhalten als auch die Ernährung betrifft. Man kann definieren, welche Anforderungen eine Person erfüllen muss, um sich lebenserhaltend zu verhalten. Wenn man diese Methode einsetzt und die Ergebnisse mit den Grundbedürfnissen verbindet, wird diese vom Körper und seinen Bedürfnissen akzeptiert.

Da sich die bioenergetische Medizin mit unterschwelligen oder niedrigschwelligen Körperreaktionen befasst, liegt es auf der Hand, dass der pränatalen Betreuung von Schwangeren in der bioenergetischen Medizin große Bedeutung zukommt. Dieses Gebiet profitiert von allem, was die bioenergetische Medizin anzubieten hat, vor allem von der holistischen, also ganzheitlichen Herangehensweise.

Ganzheitliche Aspekte werden in der Medizin immer wichtiger und sollten eine Brücke schlagen zwischen den voneinander getrennten Disziplinen der Schulmedizin. Die bioenergetische Medizin kann auf jeden Fall bei schwer zu lösenden Problemen einen begleitenden Einsatz anbieten. Eine computergestützte Therapie kann nicht die Antwort auf solche Anforderungen sein. Komplexe biologische Systeme können nicht mathematisch dargestellt werden. Hypothesen sollten sich im Rahmen heilerischer Notwendigkeiten bewegen.

Miteinander konkurrierende Methoden können immer auf die Probe gestellt werden. Geht es um Probleme wie Energieabfall, so sind bioenergetische Methoden unabdingbar, um die Ursachen der Störung zu erkennen. Das trifft ebenso zu auf Probleme mit dem Herzen, den Nieren, dem Gehirn oder den Gelenken, um nur einige Beispiele zu nennen.

Die Pharmakokinetik kann definiert werden. Unter Pharmakokinetik versteht man die Gesamtheit aller Prozesse, denen ein Arzneistoff im Körper unterliegt, wie die Aufnahme und die Verteilung im Körper, als auch sein Um- und Abbau sowie seine Ausscheidung. Zusätzlich zu den oben aufgeführten Beispielen kann die bioenergetische Medizin der Schulmedizin Erkenntnisse liefern und diese transparenter machen, so etwa in Bereichen wie der Psychologie, der Psychiatrie, Urologie, Neurologie, Gynäkologie, der Orthopädie, Krebsmedizin bzw. der Onkologie. Genauso gilt dies für metabolische (stoffwechselbedingte) Störungen der Leber, der Pankreas (Bauchspeicheldrüse) oder der Milz, denn die Therapie bezieht den gesamten Körper mit ein und hat so Zugang zu vorliegenden Defekten.

Diese Modalität der bioenergetischen Medizin bietet sich als Hauptmethode medizinischen Vorgehens an in Kombination mit etablierten und überprüften Bereichen des konventionellen Vorgehens. Die computerbasierte Medizin kann den Lebensprozess nicht so vollumfänglich abbilden, als dass sie als zuverlässiges und effizientes Werkzeug eingesetzt werden kann. Sie kann der Dokumentation rückliegender Studien dienen, ist aber ungeeignet für vorausschauende Vorgehensweisen.

Die bioenergetische Medizin befasst sich nicht mit dem Gebiet der parapsychischen Störungen und Veränderungen, kann jedoch beim Lösen von daraus erwachsenen Problemen begleitend zur Anwendung kommen.

Kurz zusammengefasst

Es kommen in diesem Abschnitt wieder die Ursprünge der Methode, die auch in der mehr als 5000 Jahre alten Akupunktur liegen, zur Sprache. Qi-Energie spielt eine entscheidende Rolle bei der Heilung, weil ein Ungleichgewicht der Lebenskraft Störungen und Krankheiten verursacht. Der gesamte Mensch, nicht die Krankheit, steht im Vordergrund, wie auch bei der bioenergetischen Medizin. Zu Hilfe kommt dieser Methode der Einsatz von elektrischem Strom im Mikrobereich biologischer Werte. Hiermit lassen sich zum Beispiel degenerative und entzündliche Prozesse darstellen. Die Diagnose wird hierdurch überzeugend, und auch die Ursache einer Krankheit lässt sich erkennen. Heilungsprozesse können verkürzt und Nebenwirkungen vermieden werden. Durch die nicht invasive Berührung der äußeren Haut kann mit den darunter liegenden Organen in Kontakt getreten werden. Mit bioenergetischer Medizin können Störungen vor dem Auftreten einer Krankheit diagnostiziert und erfolgreich behandelt werden. Ein weiterer Vorteil gegenüber der Schulmedizin besteht darin, dass keine Nebenwirkungen und negative Folgeerscheinungen zu erwarten sind. Bei sensiblen Personen kann einfach die Dosis angepasst werden. Ein wichtiges Gebiet der bioenergetischen Medizin ist die Prävention. Die bioenergetische Medizin kann der Schulmedizin Erkenntnisse liefern und diese transparenter machen. Die computerbasierte Medizin weist Lücken auf, was die Abbildung des Lebensprozesses eines Menschen betrifft. Der Autor plädiert auch daher für eine Zusammenarbeit zwischen diesen Disziplinen zum Wohle der Patienten.

5. Die häufigsten Fragen zur bioenergetischen Medizin

Bioenergetisches Vorgehen befasst sich mit unsichtbaren Vorgängen

Die bioenergetische Medizin basiert auf zahlreichen Beobachtungen, die sich auf folgendes Phänomen beziehen: Einerseits gibt es im Körper anatomische, also sichtbare Einheiten wie etwa Blutgefäße und ihre Funktionen, Nerven, Organe und den Bewegungsapparat mit Muskeln, Knochen, Gelenken, Sehnen. Andererseits existieren im Körper energetische Kräfte, die für uns unsichtbar wirken, so etwa bei der Koordination, beim Feedback, beim Zusammenspiel mit der Umwelt, beim Stoffwechsel sowie im Lymphsystem und dem Bindegewebe.

Bei der bioenergetischen Energie handelt es sich um unsichtbares Geschehen im menschlichen Körper und in allen Lebewesen. Das führt bei vielen, die sich mit diesem medizinischen Ansatz nicht auskennen, zu Fragen.

Da Energie nicht sichtbar ist, muss sie durch geeignete Methoden sichtbar gemacht werden. Diese Methoden werden ihrerseits einer Evaluierung bzw. Überprüfung unterzogen. Es ist also eine Frage der Evaluierung, für die Diagnose und Therapie schlüssige Methoden zu finden. Beide müssen hohen Standards genügen.

Das bedeutet, dass die früher am häufigsten genutzten Ergebnisse aus der Biochemie – zum Beispiel das Blutbild oder aus der Physik, etwa bei der Röntgendiagnostik, das Röntgenbild – nicht mehr die einzigen Bezugsgrößen bilden. In der Tat sind sie oft nur von relativer Bedeutung.

Abgeleitete Verfahren

Der Begriff „bioenergetische Medizin“ umschreibt eine praktische Herangehensweise, die sowohl die Homöopathie als auch die Akupunktur miteinbezieht – so meine Definition aus dem Jahr 1981. Mit Blick auf die Notwendigkeit, einzigartige Qualitätsstandards zu erreichen, wurde die bioenergetische Energie zu einer vergleichsweise vorzüglichen Vorgehensweise. Es gibt einige andere von der bioenergetischen Medizin abgeleitete Disziplinen, wie etwa die Resonanztherapie. Durch ihre Untersuchungen führen sie alle zu einem besseren Verständnis der körpereigenen Biologie. Diese Interventionen erfolgen von außen, sind sehr subtil und vor allem schließen sie Mittel aus, die den Patienten verängstigen. Auch viele ärztliche Erklärungsmöglichkeiten sind hier nicht nötig.

Daraus entwickelten sich neue Begriffe wie die funktionelle Medizin, die regulatorische Medizin und seit jüngstem die informative Medizin. Sie alle beziehen sich auf unterschiedliche Aspekte desselben Phänomens. Ich füge noch weitere Begriffe dazu, um klarzustellen, worum es geht: Wir können auch von rekonstruktiver Medizin oder Regenerationsmedizin sprechen oder einfach von innovativer Medizin. Zusammengefasst geht es darum, in biologischen Prozessen ein Gleichgewicht herzustellen, wo es zuvor Störungen oder sogar ernste Mängel gab.

Folgende Fragen werden zu diesem Thema häufig gestellt und können wie folgt beantwortet werden:

Wie können Endpunkte, z. B. an Fingern, Hinweise auf Störungen und Reaktionen in anderen, weit von den Fingern entfernten Körperteilen liefern?

Die bioenergetische Medizin, die auf der Elektroakupunktur basiert, ist vor vielen Jahrzehnten entstanden. Sie wurde per Zufall entdeckt und durch systematisches Ausprobieren „trial and error“, also durch Versuch und Irrtum, auf der Grundlage früherer Forschungsarbeit weiterentwickelt. Man entdeckte, dass durch den Einsatz von Mikrostrom bei Körpermessungen hochauflösende Ergebnisse erzielt werden konnten (im Gegensatz zu vorher angestellten Forschungen). Es stellte sich dann heraus, dass diese Ergebnisse als Basis dienen konnten für eine äußerst umfassende Diagnose- und Therapiemethode. Durch den Einsatz eines Geräts, das nicht den Hautwiderstand, sondern den Körperwiderstand an diversen prominenten Stellen maß, erzielte man reproduzierbare Messwerte.

Können an diesen prominenten Stellen Unterschiede oder Fluktuationen nachverfolgt werden?

Die Akrodiagnose und -therapie vermag, verglichen mit anderen Punkten an verschiedenen Stellen der Körperoberfläche, besonders genaue Hinweise auf somatische Störungen zu liefern. Sie führen zu schnelleren Ergebnissen, während andere Stellen schwerer zu erreichen sind. Liegen die ersten Ergebnisse vor, können diese aber für eine umfassende Auswertung der Messungen bestätigend hinzugezogen werden.

Akropunkte, also Punkte an prominenten Stellen der Körperoberfläche, vorzugsweise an den Fingern und manchmal zusätzlich an den Zehen, sind sehr leicht zu erreichen und sie liefern Hinweise auf innere Verschiebungen metabolischer (stoffwechselbedingter) Daten. Darüber hinaus ist es möglich, sekundäre Veränderungen an anderen Körperstellen zu erkennen, die auf primäre Veränderungen zurückgehen. Diese sekundären Veränderungen können überall verteilt auftreten und viele unterschiedliche Organe, Organteile, Systeme, Funktionen usw. betreffen. Störungen durch Umweltveränderungen können an diesen Stellen gemessen und mit entsprechenden inneren Verschiebungen in Verbindung gebracht werden.

Wie ermittelt der messende Strom Unterschiede und Veränderungen im Körper?

Wenn das Messgerät einmal kalibriert, also geeicht bzw. genau eingestellt ist, bedarf es lediglich einer tabellarischen Darstellung von Abweichungen auf einer linearen Skala, um Veränderungen im Körper aufzuzeigen. Diese Abweichungen können auf Hyper- oder Hypoaktivität im entsprechenden Körperteil zurückgehen und somit auf Entzündungs- bzw. degenerative Prozesse hinweisen. Das Messgerät blendet sich dezent in die energetischen Daten des Körpers ein, ohne dabei die Körperenergie zu verändern.

Ersetzen die Messungen andere konventionelle Geräte und Verfahren?

Die Ergebnisse solcher Messungen sind schlüssig, nachvollziehbar und verlässlich. Gemessen werden kann an primären und sekundären Stellen der Haut. Da es so viele Messstellen gibt, kann eine Gegenkontrolle erfolgen. Eine solche Gegenkontrolle ist nützlich, da man damit falsche Ergebnisse ausschließen kann, die bei Anfängern oft vorkommen. Von diesen Messergebnissen können gesundheitliche Veränderungen abgeleitet werden, die konventionelle medizinische Verfahren nicht aufzudecken vermögen.

Wie schnell erhält man die Messwerte sowohl zum aktuellen Zustand des Körpers als auch zu jüngst erfolgten Interventionen?

Schlüssige Ergebnisse erhält man sehr schnell, meist schon nach wenigen Minuten, denn die aktuelle energetische Situation wird sofort erkennbar. Zwischenzeitlich auftretende Veränderungen können bei Folgemessungen nachgewiesen werden. Für die Auswertung der Messergebnisse bedarf es der Erfahrung und Kenntnisse über die aufgetretene somatische Störung.

Könnte der Messstrom durch andere energetische Mittel ersetzt werden?

Der Messstrom ist das am besten geeignete Mittel, um somatische (körperliche) Störungen zu erforschen. Er ist anderen Möglichkeiten, wie etwa mechanischen Mitteln oder Temperatur, bei weitem überlegen. Er ermöglicht den Einsatz eines technischen Geräts und erzielt dabei äußerst verlässliche Ergebnisse. Obwohl es mehrere Versuche mit anderen Mitteln gibt, erreichen diese nicht die Ergebnisse von Strom, die objektiv sind, ohne dabei somatische Nebenwirkungen zu haben. Der vorherrschende Zustand des Körpers wird durch den Einsatz von unterschwelligem Strom nicht verändert. Nach der Anwendung des Diagnosegerätes kommt es zu keinerlei Nebenwirkungen oder Folgeerscheinungen. Das ändert sich natürlich, sobald die Therapie beginnt.

Könnte es für praktische Auswertungen genügen, das Konzept atomarer Zusammenhänge als Erklärung für die Vorgänge im Körper heranzuziehen?

Die Struktur von Atomen gleicht feinsten Energieeinheiten, mit denen wir es zu tun haben. Die Biologie besteht aus atomaren Verbindungen. Es gibt heute jedoch noch keine Erklärung für den Übergang rein atomarer Aktionen in der Physik hin zu biologischen Funktionen. Antworten auf Fragen zur biologischen Eigenständigkeit, Reproduzierbarkeit, Eigenständigkeit, Interrelationen (Beziehungen untereinander), Subordination (Unterordnung), Prädominanz (Vorherrschen) usw. stehen nach wie vor aus. Es ist unmöglich, biologische Daten auf einzelne Phänomene der Atomphysik zu beziehen, auch wenn das verführerisch ist. Ähnliche Versuche gab es bereits im Mittelalter auf der Grundlage des damaligen Verständnisses biologischer Faktoren und der menschlichen Existenz. Von einem Heilwasser wurde erwartet, dass es alle möglichen körperlichen Beschwerden lindert, die damals sehr zahlreich waren. Aber die biologischen Vorgänge sind höchst wahrscheinlich zu komplex, um sie bis ins kleinste Detail zu erklären. Die multifunktionalen biologischen Prozesse verlangen nach differenzierten Diagnose- und Therapieverfahren, um dem eigentlichen Problem auf die Spur zu kommen. Das beinhaltet auch Überlegungen zu Auslösern, wie sie in Hormonen und Enzymen vorkommen, oder zu biologischen Katalysatoren. Komponenten gehorchen ganz anderen Gesetzen als winzige Einheiten.

Ist es wichtig, über Kenntnisse der Physiologie und Pathophysiologie zu verfügen, wie sie früher gelehrt wurden?

Die Physiologie und Pathophysiologie im Körper befassen sich mit Gleichgewicht, mit Herausforderungen für den Körper und seinen Reaktionen darauf, mit Hyper- und Hypoaktivität in funktionalen Abhängigkeiten. Die Physiologie und Pathophysiologie sind für Untersuchungen und Vergleiche zentral und helfen, Ergebnisse besser einzuordnen. Die Anatomie wiederum hilft dabei, Punkte auf der Oberfläche des Körpers zu lokalisieren, mit deren Hilfe Organe und Systeme untersucht werden können. Neben der Physiologie und der Anatomie muss die bioenergetische Medizin eine Synthese erstellen, welche die zahlreichen Phänomene und Reaktionen im Körper berücksichtigt. Daher ist es wichtig, dass Beobachtung und Intellekt kooperieren.

Könnten andere Diagnosemöglichkeiten die aus der bioenergetischen Medizin gewonnenen Ergebnisse ersetzen?

In der bioenergetischen Medizin bedarf es einer Interpretation der Messergebnisse und Auswertungen als letzten Schritt vor einer Diagnosestellung. Ob diese Diagnose umfassend oder eher begrenzt ist, macht eigentlich keinen Unterschied, denn das Vorgehen ist dasselbe. Einschränkungen ergeben sich nur, wenn anderes Datenmaterial vernachlässigt wird. Im Unterschied zur bioenergetischen Medizin sehen es viele andere diagnostische Verfahren als ihr Ziel, Störungen oder Veränderungen sichtbar zu machen. Die Elektrospintomografie ist das erfolgreichste und prominenteste Beispiel dafür. Die Sichtbarkeit jedoch beschränkt sich auf die Oberfläche einer Störung. Sie kann die nötigen Interpretationen und Auswertungen nicht ersetzen. Die bioenergetische Medizin beruht auf unsichtbaren Gegebenheiten, die erst verständlich gemacht werden müssen. Dies geschieht durch indirekte Untersuchungen mit Hilfe moderner Technik. Zudem verbleiben Ergebnisse aus der Biochemie im sichtbaren Bereich von Substraten und deren Reaktionen unter Zuhilfenahme des Mikroskops.

Ist es nützlich, zwischen den Verfahren zu unterscheiden, oder könnte man sich auch an oberflächlichere, unterschiedliche Verfahren halten?

Für alle Körperfunktionen gilt ein gewisser Rahmen aus vorgegebenen Mustern, aktiven und reaktiven Abhängigkeiten und vorbestimmten Gegebenheiten. Einzelkomponenten geben Hinweise auf überprüfbare Krankheiten und Veränderungen. In der bioenergetischen Medizin können insgesamt Präparate mit über 16.000 diagnostischen Variationen eingesetzt werden. Diese sind mit den Tasten eines Klaviers oder einer Orgel in der Kirche vergleichbar. Sie sind auf Basis von Kräutern, Mineralien oder pathologischem und biologischem Material entstanden und können auch für Therapiezwecke eingesetzt werden. Das heißt, dass diagnostische und therapeutische Mittel als Substanzen identisch sind und dass sie nur durch ihre energetischen Qualitäten als solche wirken. Eine Differenzierung bei dem Erhalt von Messungen ist sehr erstrebenswert, denn so erhält man Hinweise beispielloser Komplexität und Hintergründe – und das selbst auf unterschwellige Pathophysiologie –, die durch schulmedizinische

Methoden nicht möglich gewesen wären. Mit anderen Worten: Die Pathophysiologie muss unter Berücksichtigung der Ergebnisse aus der bioenergetischen Medizin neu geschrieben werden. Mit Blick auf die enorm große Anzahl neuer Ergebnisse aus jüngsten bioenergetischen Beobachtungen kann die Schulmedizin dies nicht länger zurückweisen.

Randomisierte Verfahren kümmern sich nicht um die unterschwelligen Gründe von Störungen, auch wenn sie hier und da zu einer verbesserten Therapie führen. Was ihnen auf jeden Fall fehlt, ist ein grundlegendes Verständnis unterschwelliger Zustände und Abhängigkeiten als Grund für eine offensichtliche Krankheit. Die bioenergetische Medizin bahnt den Weg für eine umfassendere wissenschaftliche Auffassung.

Welche Auswertungen werden durch die Messungen ermöglicht?

Messungen an einem Patienten ergeben einen schnellen Überblick über unterschwellige Krankheiten oder Probleme. Hohe Messwerte sind ein Hinweis auf Mängel, auf die der Körper mit Hyperaktivität, Rötungen, Fieber und/oder eine erhöhte Gefäßneubildung reagiert. Dies führt typischerweise zu Schmerzen, die wiederum auf einen Mangel an ausgleichender Energie hindeuten. Niedrige Messwerte hingegen sind ein Zeichen für eine chronische Pathologie, wenn die Abwehrkräfte nicht mehr in der Lage sind, mit einer Störung fertig zu werden, zum Beispiel mit Bodensatz oder mit unterschwelligen Veränderungen. Ein mittlerer Wert auf dem Messinstrument deutet auf einen ausgewogenen, gesunden Zustand hin. Das Instrument übernimmt die Arbeit für den Diagnostiker. Es ist keine zusätzliche Arbeit wie etwa der Einsatz eines Pendels nötig, wie man vielleicht denken könnte. Beim Messen kann an Patienten etwas sehr Interessantes festgestellt werden: Wenn die Messsonde auf den Messpunkt gedrückt wird, verspürt der Patient einen leichten Schmerz.

Dieser Schmerz verschwindet aber vollständig und nur ein leichter Druck ist fühlbar, wenn die Messampulle in Resonanz mit dem unterschwelligen Zustand des Körpers ist. Sobald ich dieses Phänomen erkannte, wurde es für mich zu einer der wichtigsten Richtlinien für die Untersuchung von Patienten. Denn daraus ergibt sich eine ganz neue, ungewöhnliche Definition von Schmerz als rein energetischem Ausdruck. Die bioenergetische Medizin kann sich dieses Phänomen zunutze machen, da im Falle eines energetischen Gleichgewichts kein Schmerz auf dem Messpunkt entsteht, ganz egal, wie stark die Messsonde auch darauf gedrückt wird. Darüber hinaus beweist dies die Tatsache, dass der Messpunkt für das darunter liegende Organ oder Körperteil korrekt gewählt wurde.

Welches Gleichgewicht erreicht man mit Testpräparaten oder -modulen?

Die oben erwähnten Ausführungen unterstreichen die Gültigkeit der in der bioenergetischen Medizin eingesetzten Messtechnik. Auch wenn neue Entwicklungen die Suche nach einer passenden Testampulle mittels kartenähnlicher Codes überflüssig machen, sollte die Messsonde nicht durch andere Mittel ersetzt werden, weil sonst der Schmerz als nützliche Hilfe für die Diagnose nicht mehr zur Verfügung stünde. Mit anderen Worten: Ausbleibender Schmerz ist ein klares Zeichen für ein richtiges Heilmittel. Dieses Phänomen kann auch genutzt werden, wenn die Haut des Patienten aufgrund oft auftretender Veränderungen das Ablesen der Messergebnisse erschwert.

Wie komplex ist die Methode?

Vor dem Hintergrund unseres überfordernden Lebensstils mit zu vielen Stressoren, Anforderungen, Ernährungsmängeln, Verführungen usw. kann die Antwort aus medizinischer Sicht nur umfassendes diagnostisches und therapeutisches

Handeln sein. Die bioenergetische Medizin verfügt über die passenden Instrumente dafür. In der Tat kann damit jegliche Störung überprüft und behandelt werden. Es kann durchaus als Glück gewertet werden, dass die bioenergetische Medizin in der Lage ist, so umfassend mit der heutigen Situation umzugehen, die auf jeden von uns einen so großen Einfluss hat. Bei Personen, die unter dieser Situation leiden und die unterschiedlichsten somatischen und psychischen Störungen aufzeigen, kann die bioenergetische Medizin diese Fakten zutage fördern und so umfassend zu ihrer Linderung beitragen. Auf der anderen Seite führt ein einfacher Lebensstil zu einer weniger aufwendigen medizinischen Unterstützung. Die medizinischen Ausgaben könnten also stark reduziert werden.

Können auf der Grundlage der erhobenen Daten Voraussagen getroffen werden?

Die Erfolgsquote der bioenergetischen Medizin ist sehr hoch, sogar bei Fällen, die sich schulmedizinischer Diagnose und Therapie entziehen. Wenn bei einem neuen Patienten erste Messungen vorgenommen werden, ist bereits eine grobe Prognose über die weitere Entwicklung der Erkrankung möglich, auch wenn oft das Gegenteil behauptet wird. Allerdings sollte man, genauso wie in der Schulmedizin, auch in der bioenergetischen Medizin mit Voraussagen vorsichtig sein. Das wiederum ist kein Anzeichen für eine mangelnde Wertigkeit der Methode, sondern ganz einfach der Komplexität des biologischen Systems geschuldet. Daher wird es uns nicht gelingen, eine Methode zu finden, die Zustände und Erkrankungen mit einer hundertprozentigen Wahrscheinlichkeit voraussagen kann. Doch es ist wichtig, auch die kleinen Fortschritte bei der Verbesserung von Methoden zu sehen, die zu mehr Verlässlichkeit von Voraussagen führen. Die holistische Medizin, wie sie in der bioenergetischen Medizin zur Anwendung kommt, ist ganz klar ein Schritt in die richtige Richtung.

Ist die Therapie, die sich auf diese umfassenden Ergebnisse stützt, ebenso umfassend?

Umfassende Ergebnisse verlangen nach einer umfassenden Behandlung, um einen Gleichgewichtszustand herzustellen. Die bioenergetische Medizin ist sowohl bei akuten als auch bei chronischen Vorfallen nützlich. Bei akuten Vorfällen müssen die homöopathischen Mittel in enger Abfolge gegeben werden, also in Intervallen von wenigen Stunden oder Bruchteilen oder kürzeren Abständen. Bei chronischen Vorfällen sind die Intervalle länger, damit der Körper die Mittel und den energetischen Anreiz verarbeiten kann. Ein Körper, dem die eigene Energie fehlt, braucht länger, die zugeführte Energie zu verarbeiten. Der größte Vorteil von homöopathischen Präparaten besteht darin, dass der Körper diese Energie verarbeiten kann, ohne dass Nebenwirkungen oder Folgeerscheinungen auftreten. Das ist der Unterschied zu einer schulmedizinischen Medikation. Die Intervalle sind bei der Homöopathie wichtiger als die angewendete Dosis. Ein paar Tropfen mehr oder weniger machen in der Behandlung keinen Unterschied. Was bei homöopathischen Mitteln entscheidend ist, ist deren stärkende Wirkung auf die körperlichen Abwehrkräfte. Nur in einigen seltenen Fällen – wenn der Patient allergisch veranlagt ist – muss die Anwendung homöopathischer Präparate mit äußerster Vorsicht erfolgen. Dann genügen einige wenige Tropfen, denn ansonsten würden die allergischen Reaktionen schwer zu bändigen und zu ertragen sein. In solchen Fällen fängt man am besten mit kleinen Mengen an und erhöht sie nach und nach, wenn die Reaktion darauf für den Patienten im erträglichen Rahmen bleibt.

Kann eine Primärtherapie zu einer Verschlechterung des Zustandes führen?

In der allgemeinen und klassischen Homöopathie kommt es oft vor, dass sich der Gesundheitszustand des Patienten nach der ersten Gabe des homöopathischen Mittels verschlechtert. Bei der bioenergetischen Medizin kommt dies nur sehr selten vor, da erstens sehr präzise festgelegt wird, welches Präparat das richtige ist und zweitens das Präparat genau auf die jeweiligen somatischen Bedürfnisse abgestimmt ist. Ist die Pathologie sehr komplex, kann sich der Zustand des Patienten auch bei der bioenergetischen Medizin verschlechtern – allerdings nur leicht –, bis der Körper die energetische Information verarbeitet hat. Dies kann sich in veränderten Essgewohnheiten oder in Müdigkeit äußern oder aber zu Symptomen führen, die vorher abgeklungen waren. Das Bedürfnis zu schlafen ist ein Zeichen für mangelnde Energie aufgrund der notwendigen Regeneration.

Welchen Unterschied gibt es zwischen der klassischen Homöopathie und der bioenergetischen Medizin?

Die klassische Homöopathie folgt einem für sie charakteristischen Grundsatz: Wird ein homöopathisches Mittel verabreicht, reagiert der Körper, als würde dieses Präparat infizierend wirken. Das heißt: Nach der Gabe von hochverdünntem Carbo vegetabilis beispielsweise fühlt sich der Patient krank, so als wäre ein Typhus-Bakterium verabreicht worden. Der einzige Unterschied zwischen den beiden ist, dass die Reaktion auf das homöopathische Mittel weniger stark ausfällt. Daher wird sie auch „ähnliche Reaktion" genannt. Da keine adäquaten Potenzen verabreicht werden, kommt es zu Reaktionen, die einer Erkrankung ähneln, die man auch als primäre Verschlechterung eines Zustandes nach der Gabe homöopathischer Mittel bezeichnet.

In der bioenergetischen Medizin gilt dieser Grundsatz nicht. Gemäß der bioenergetischen Medizin führen nur jene Präparate zu einer fühlbaren Verbesserung einer Erkrankung oder Störung, die genau auf die Bedürfnisse des Körpers zugeschnitten sind – und zwar sowohl die Qualität als auch die

Potenz der verabreichten Lösung betreffend. Da die bioenergetische Medizin eine präzise Methode ist, kommen keine nicht-spezifischen Präparate zur Anwendung, denn diese werden nicht positiv getestet. Daher gibt es keinen Grund, sie anzuwenden. Umgekehrt gilt: Wird einem Patienten ein nicht-spezifisches Präparat verabreicht, wird es keine Wirkung haben, da die energetische Resonanz ausbleibt.

Zurück zur klassischen Homöopathie: Klassische Homöopathen konnten nur mit Reaktionen auf gegebene Mittel aufwarten, wenn die vorangegangene Krankheit dieselbe war wie jene, die durch das Präparat verabreicht wurde. Da sie übliche Präparate einsetzten, waren die Reaktionen auch üblich für die Zeit, in der sie lebten. In seltenen Fällen kommt es bei der bioenergetischen Medizin zu einer leichten Verschlechterung des Gesundheitszustandes, nachdem ein nicht-spezifisches Präparat gegeben wurde, das zufälligerweise eine entfernte Resonanz erzeugt. Das wird höchstwahrscheinlich vorkommen, wenn hohe Potenzen mit spezifischen Qualitäten verabreicht werden, die vorher nicht getestet wurden. Allgemein gilt in der bioenergetischen Medizin: Man beginnt mit niedrigen Potenzen, damit sich der Körper leichter an das verabreichte Präparat gewöhnen kann. Wenn man dann die Potenz erhöht, erholt sich der Patient. Hohe Potenzen können von Beginn an ohne Überreaktion verabreicht werden, wenn sie positiv getestet werden, also auf dem Messgerät ein Gleichgewicht erzeugen, und wenn dieses größtenteils mit früheren Erfahrungen des Experten übereinstimmt.

In jedem Fall passen hohe Potenzen zu einer langwierigen oder chronischen Erkrankung, wenn sich der Körper von sich aus teilweise vom früheren Energiemangel erholt hat. Unter „Qualität" eines Präparats versteht man in der bioenergetischen Medizin die angemessene Medikation gegen eine indirekte Einwirkung, also Isopathie, im Gegensatz zu „ähnlichen Anwendungsformen" oder umschreibenden Einwirkungen, also Homöopathie. Das heißt, in der bioenergetischen Medizin führt lediglich eine unangemessene Behandlung vorerst zu einer Verschlechterung des Gesundheitszustandes eines Patienten. Diese wird mit Fortsetzung der Behandlung vom Körper wieder ausgeglichen. Zum Beispiel: Werden fünf Präparate benötigt, damit der Körper mit einer Störung fertig wird, sollten diese fünf Präparate auch verabreicht werden. Wird eines weggelassen, kann der verbleibende Mangel zu abgeschwächten Krankheitssymptomen oder zu einer leichten primären Verschlechterung fuhren.

Welchen Unterschied gibt es zwischen der klassischen Akupunktur und der bioenergetischen Medizin?

Die klassische Akupunktur wirkt auf die körpereigene Energie ein, indem sie energetische Austauschmechanismen mit der unmittelbaren Umgebung des Patienten (Luft) verstärkt. Außerdem geht es bei der klassischen Akupunktur darum, die Energie im Körper zu bewegen. Überschüssige Energie wird zu Regionen hingeleitet, denen es an Energie mangelt und umgekehrt. Als Therapie angewendet, kann die bioenergetische Energie durch Anwendung von Mikrostrom mit unterschiedlichen Wellenformen die Energiesituation im Körper ins Gleichgewicht bringen. Dies führt zu einer Zu- oder Abfuhr von Energie in Abstimmung mit den unterschwelligen Bedürfnissen. Die Dauer der Anwendung muss auf dem Messgerät genau verfolgt werden, damit sich der Prozess nicht umkehrt. Dabei sind Minuten oder auch Minutenbruchteile von Bedeutung. Außerdem ist es unabdingbar, zwischenzeitlich den aktuellen Energiezustand des Patienten zu messen. Nur so kann das erwünschte Energiegleichgewicht dauerhaft hergestellt werden. Experten können dieses Vorgehen anwenden, indem sie – je nach Anforderung – die homöopathische Reaktion mit elektrischem Strom unterstützen.

Gibt es ein neues Verständnis von Biologie und ihren Erkenntnissen?

In jüngster Zeit wurde eine neue Terminologie entwickelt, um Biologie in ihrer Essenz zu beschreiben. Damit werden Phänomene oder Einheiten umschrieben. So wurde der Begriff „informative Medizin“ eingeführt, um Interaktionsprozesse und gegenseitige Abhängigkeiten zu beschreiben. Per definitionem fließt Information nur in eine Richtung. Dabei wird ein Impuls generiert, der – je nach seiner anfänglichen Stärke – eine gewisse Distanz zurücklegt. In der Biologie können gegenseitige Abhängigkeiten und Beziehungen leicht beobachtet werden. In der Medizin und vor allem in der bioenergetischen Medizin trifft man oft auf das Phänomen des entlegenen Schmerzes, also von Schmerz, der an Stellen auftritt, die von der eigentlichen Quelle der Störung oder unterschwelligen Veränderung weit entfernt liegen. Das ist ein angemessener Begriff, um die Situation zu beschreiben. Entlegene Prozesse und Stellen entsprechen in der Biologie dem Gesetz der gegenseitigen Abhängigkeiten. Das kann auch im Phänomen der Ersatzleistung beobachtet werden. Weiterleitung ist in biologischen Prozessen eine grundlegende Tatsache. Ich würde es vorziehen, wenn der Begriff „referenzierte Medizin“ verwendet würde, um solche Situationen und allgemeine Prozesse in der Naturwissenschaft zu beschreiben.

Wie viele Fälle wurden weltweit behandelt und warum wird die bioenergetische Medizin nicht flächendeckend in Allgemeinpraxen angewendet?

Die bioenergetische Medizin war, von einigen Ausnahmen abgesehen, keiner größeren Verfolgung durch Aufsichtsbehörden ausgesetzt. Zu Beginn wurde sie nicht ernst genommen, dann abgewertet und schließlich ignoriert. Es war nie illegal, sich mit bioenergetischer Medizin zu befassen, und es gab auch keine Verbote. Doch das Ignorieren der Methode kommt einem Verbot gleich. Die Publikation von

Artikeln zur bioenergetischen Energie abzulehnen oder zu verzögern, wie es sogar heute noch von manchen Standardzeitungen praktiziert wird, kommt einem Verbot sehr nahe. Diese Situation, die schon so lange andauert, gehört geändert, um endlich einem innovativen und verbesserten Gesundheitssystem den Weg zu ebnen. Dies sollte nicht länger ein frommer Wunsch all jener bleiben, die feststellen, dass sich konventionelle Institutionen nie bewegen werden, weil sie die Notwendigkeit dafür nicht sehen.

Mit Blick auf Hunderttausende behandelter Patienten weltweit kann die bioenergetische Medizin, die mittlerweile seit vielen Jahrzehnten existiert, einfach nicht mehr übersehen werden. Man kann sie auch nicht länger als vernachlässigbaren Versuch abwerten, Unordnung in medizinische Methoden zu bringen. Die bioenergetische Medizin hat es verdient, von ganz vielen medizinischen Praktikern angewendet zu werden. Die hervorragende Qualität der Ergebnisse der bioenergetischen Medizin hat längst Kriterien hervorgebracht, die wissenschaftlich bedeutsam sind und die den Nutzen dieser anderen Herangehensweise bezeugen. Da jeder Fall in der bioenergetischen Medizin individuell ist, wäre es höchst unfair, Testserien laufen zu lassen, die sich nur auf einen Aspekt gegenseitiger Verbindungen beziehen. Denn am Schluss ist es doch das Ergebnis einer Methode, das zählt.

Kurz zusammengefasst:

Der Autor beantwortet zahlreiche Fragen, die ihm häufig auf Vorträgen oder von seinen Patienten gestellt wurden. So kann die bioenergetische Medizin durch den Einsatz von Mikrostrom bei Körpermessungen hochauflösende Ergebnisse erzielen, die Auskunft über den Körperwiderstand an bestimmten Stellen geben. Die Ergebnisse solcher Messungen sind nachvollziehbar und verlässlich und stehen schnell – meist schon nach wenigen Minuten – zur Verfügung. Die bioenergetische Medizin beruht auf unsichtbaren Gegebenheiten, die erst verständlich gemacht werden müssen durch indirekte Untersuchungen mit Hilfe moderner Technik. Mit der bioenergetischen Medizin können die unterschwelligen Gründe von Störungen diagnostiziert und behoben werden. Hohe Messwerte deuten auf einen Mangel hin, niedrige Messwerte sind ein Zeichen für eine chronische Krankheit, und ein mittlerer Wert auf dem Messinstrument deutet auf einen ausgewogenen und gesunden Zustand hin. Wenn die Messsonde auf den Messpunkt gedrückt wird, verspürt der Patient einen leichten Schmerz. Dieser Schmerz verschwindet vollständig, wenn die Messampulle in Resonanz mit dem unterschwelligen Zustand des Körpers ist. Mit dieser Methode kann einfach und auch für den Patienten nachvollziehbar das richtige homöopathische Mittel aus etwa 16.000 Mitteln ausgewählt werden. Ausbleibender Schmerz ist demnach ein klares Zeichen für ein richtiges Heilmittel. Beobachtung, Intellekt und Erfahrung des Therapeuten arbeiten Hand in Hand.

6. Verlaufsstudien zu chronischen Krankheiten unter Nutzung bioenergetischer Methoden

Dieses Kapitel befasst sich mit chronischen Krankheiten, die sich als lange Prozesse manifestieren. Bioenergetische Methoden werden als sehr erfolgsversprechender Ansatz zur Linderung chronischer Erkrankungen oder deren Heilung gesehen. Die Methode zielt darauf ab, im Energiesystem des Körpers ein Gleichgewicht herzustellen und die körperlichen Selbstheilungskräfte wiederherzustellen. Diese Selbstheilungskräfte können als grundlegende Innovationsprinzipien und als Ausdruck aktiver Biologie verstanden werden. Grundlage der folgenden Ausführungen ist die Überzeugung, dass Reparaturmechanismen des Körpers bis zum Lebensende aktiv bleiben. Der Artikel lenkt die Aufmerksamkeit von Ausübenden der bioenergetischen Medizin auf bestimmte Aspekte dieses Vorgehens und ermutigt sie zu weiteren Beobachtungen, um zur Weiterentwicklung auf diesem Gebiet beizutragen.

Das Wort „chronisch" ist von langfristigen Prozessen abgeleitet. Bei der Unterscheidung zwischen chronischen Erkrankungen und akuten Vorfällen spielt Zeit eine wichtige Rolle. Therapeuten versuchen immer zu verhindern, dass eine akute Pathologie chronisch wird. Denn diese ist schwieriger zu behandeln und manifestiert sich sowohl für die betroffene Person als auch für den diagnostizierenden Therapeuten in getarnter Form. Akute Pathologie kann nach einem Trauma, einer bakteriellen oder viralen Aggression auftreten. Der Körper reagiert mit seinen zahlreichen Abwehrmechanismen. Die Abwehrmechanismen müssen jedoch ausgelöst werden, damit sie wieder ein funktionierendes Gleichgewicht im Körper herstellen. Um das Netzwerk der körperlichen Abwehrmechanismen zu verstehen, ist es nötig, den Verlauf der Vorkommnisse nachzuvollziehen.

Technische Hilfen

Dafür ist die bioenergetische Medizin eine sehr hilfreiche und verlässliche Methode und sie bietet Leitlinien für einen systematischen Ansatz. Auf dem Messgerät zeigt sich eine chronische Pathologie durch niedrigere Ergebnisse – es bedarf keiner weiteren Hilfsmittel wie etwa Testampullen. Sowohl niedrige Testergebnisse im mittleren Bereich als auch sehr niedrige Resultate deuten darauf hin, dass die physiologischen Abwehrreserven erschöpft sind. Wird ein Abfallen des Zeigers beobachtet, heißt das, dass die Abwehrkräfte noch in der Lage sind, ein schwaches Gleichgewicht aufrechtzuerhalten. Dieses kann aber keinen zusätzlichen Belastungen mehr standhalten. Wie stark der Zeiger abfällt, ist ein klarer Hinweis darauf, wie stark die Abwehrkräfte noch sind. Fällt er bei einem Patienten sehr stark ab, bedeutet das, dass der Patient der Erschöpfung nahe ist. Diese Erkenntnisse gelten für die gesamte Bandbreite chronischer Pathologie und stützen sich auf symptomatische Befunde, die ausgewertet werden können.

Bioenergetische methoden in der Diagnose chronischer Erkrankungen

Jüngste Veröffentlichungen zu diesem Thema wurden bereits vor Jahren durch die bioenergetische Medizin vorausgesagt. Ein Zeiger in der mittleren Position, der sich nicht mehr nach oben bewegen lässt, deutet darauf hin, dass durch Benutzung von Testampullen mit Blick auf die bestehende Pathologie ein Gleichgewichtszustand erreicht ist. Ist zusätzliche Pathologie im Körper vorhanden und dieser konnte bereits den ursprünglichen Aggressor nicht abwehren, fällt die somatische Antwort besonders stark aus. In solchen Fällen müssen einige wichtige Grundsätze beachtet werden. Entwickelt sich ein akuter Vorfall zu einer chronischen Pathologie, wird dies in der bioenergetischen Medizin durch einen Energiemangel deutlich. Fehlende Abwehrmechanismen zeigen sich als niedrige Ergebnisse auf dem Messinstrument. Wie lange die Abwehrmechanismen noch anhalten, kann aufgezeigt werden und gibt dem Diagnostiker die Möglichkeit, vorherzusagen, wie sich die Pathologie entwickeln wird.

Der Körper ist ständig einer großen Anzahl von Belastungen ausgesetzt. Er ist in der Lage, diese Angriffe auf das Immunsystem durch Resilienz abzupuffern. Resilienz ist die Fähigkeit, Außenreize abzufedern. Man kann also auch von Widerstandsfähigkeit sprechen. Die Fähigkeit des Körpers, mit externen Aggressoren umzugehen, wird von genetischen Faktoren, dem Lebensstil eines Menschen sowie der Anzahl, der zeitlichen Abfolge und der Stärke solcher Angriffe beeinflusst.

Einige Menschen brauchen zusätzlich zu ihren Abwehrmechanismen Bewegung, um die Abwehr zu stärken. Andere überleben eine Krankheit viele Jahre, obwohl sie bettlägerig sind und sich nicht bewegen können. Wie der Körper auf eine externe Aggression reagiert, hängt zu einem großen Teil davon ab, wie viel unterschwellige Pathologie im Körper vorhanden ist. Diese kann nicht mit Zahlen gemessen werden, denn durch die Vielzahl möglicher Krankheitserreger ist es schwierig, dafür Definitionen festzulegen. Dies betrifft das gesamte Leben und bezieht auch Erbfaktoren mit ein, die unverändert bleiben.

Wiederherstellung der körperlichen Abwehrkräfte

Betrachten wir einmal eine bestimmte Lebenskraft. Im Laufe der Zeit wird diese Kraft unzähligen Angriffen ausgesetzt, die immer wieder ihre ursprüngliche Kapazität anzapfen – einmal mehr, einmal weniger. Die Lebenskraft unterliegt den Innovationsprinzipien im Sinne einer aktiven Biologie. Die Abnutzung kann daher größtenteils durch Regeneration ausgeglichen werden. Auch wenn wir die Lebenskraft als höchste und bestimmende Einheit verstehen, so müssen wir dabei doch berücksichtigen, dass sie für ihre Regeneration von steuernden Mechanismen abhängig ist: Positive Kräfte stehen negativen gegenüber. Dabei werden wir immer wieder an das chinesische Prinzip von Yin und Yang erinnert. Dieser uralte Kompass stellt Gegensätze in ihrer wechselseitigen Bezogenheit auf eine Gesamtheit dar – ein ewiger Energiekreislauf. Um zu überleben, ist die Lebenskraft auf ihre innerste Regenerationsfähigkeit angewiesen.

In der Tat ist dies eine passendere Definition von Biologie als der mechanistische Ansatz, der Verschleißprozesse als bestimmende Faktoren darstellt. Dieser Ansatz muss auch im Alterungsprozess berücksichtigt werden, wenn die Wiederherstellungsmechanismen zwar noch immer funktionieren, jedoch länger dauern und weniger intensiv sind. Die Reparaturmechanismen bleiben bis ans Lebensende aktiv. Sind die Bedingungen günstig, erfahren sie eine Stärkung und tragen so zur Verbesserung des allgemeinen Gesundheitszustandes bei.

Der Körper nutzt seine diversen Organe einzeln und in gegenseitiger Abhängigkeit. Diese Organe tragen zur Lebenskraft bei. Ihre Stärke, mit der sie chronische Erkrankungen bekämpfen können, unterliegt täglichen Zyklen. Klingt eine chronische Erkrankung ab, ist dies auf die verschiedenen Organe und ihre Meridiansysteme zurückzuführen. Eine bioenergetische Diagnose kann den weiteren Verlauf überprüfen: A) Die Erkrankung ist vollständig abgeklungen und es gibt keine weiteren Symptome. B) Die Erkrankung ist vorerst nicht mehr erkennbar, flammt aber nach einer gewissen Zeit wieder auf. C) Die Erkrankung ist nicht mehr da. Sie kann jedoch durch kurz-, mittel- oder langfristige Kreuzreaktionen wiederaufleben.

Mehrere Störungen zugleich

Treten gleich mehrere Störungen auf und setzen sich im biologischen System fest, haben sie die Tendenz, sich miteinander zu verbinden. Der Körper sieht sie daher als eine einzige Verbindung und nicht als mehrere Störungen. Wird ein Teil dieser Verbindung entfernt, ist der Rest immer noch in der Lage, so zu agieren, als wenn es die gesamte Verbindung noch gäbe. Daher treten immer noch dieselben Symptome auf. Viele chronische Prozesse bleiben nur deshalb bestehen, weil die ursprüngliche Störung, die zur Chronizität fuhrt, immer wieder neu ins System eingeführt wird. Wird dieser Kreislauf unterbrochen und vollkommen gestoppt, bessert sich der Gesundheitszustand des Patienten.

Nachbehandlung

Ein typisches Beispiel dafür ist das Auftreten von Pilzen im Körper in Form einer „gemischten Pathologie", also zusammen mit anderen Aggressoren. Das ist oft der Fall bei Krebspatienten, bei denen der Hauptaggressor abgeklungen ist, was bei einer passenden Behandlung der Fall sein kann. Doch daraufhin bilden sich wieder Metastasen, manchmal erst Jahre später. Wenn es gelingt, den Krebs mit hochangepassten Therapiemethoden – im Unterschied zu energieentziehenden Methoden wie etwa Chemotherapie – in Remission (Rückbildung) zu bringen, kann es dennoch vorkommen, dass die Krankheit wieder auftritt. Dabei kann es sich, verglichen mit dem ersten Auftreten der Krankheit, um eine schlimmere Form handeln.

In den meisten Fällen ist es extrem schwer, dafür eine passende Therapie zu finden. Doch mit bioenergetischen Methoden kann eine Remission im Sinne einer vollständigen und dauerhaften Wiederherstellung des Normalzustandes erreicht werden.

Spezifische Überlegungen zur Anwendung des bioenergetischen Ansatzes bei chronischen Erkrankungen

Es ist interessant zu erkennen, dass der Körper, um seine Energie im Gleichgewicht zu halten, manchmal bilateral reagiert und manchmal unilateral. Nimmt man bei einer Person Messungen vor, ist es unabdingbar, beide Seiten zu messen, da es sein kann, dass Messungen auf einer Körperseite kein vollständiges Bild der Immunsituation liefern. Beim Messen sollte man sich nicht in die Irre führen lassen, wenn auf der einen Körperseite keine Ergebnisse erzielt werden, denn die andere Körperseite könnte sehr wohl Ergebnisse liefern. Das kommt bei gemischten Pathologien oft vor und wird häufig von Schüttelfrost begleitet, wenn der Körper nicht mehr in der Lage ist, sein physiologisches Temperaturgleichgewicht zu halten. Ausschlaggebende Faktoren für chronische Erkrankungen sind unterschiedlichste chemische Substanzen, vor allem ungiftige, die zu keinen akuten Reaktionen führen. Der chronische Status geht der Allergie voraus, wenn der Körper versucht, dem Aggressor zu entkommen. Es handelt sich dabei um eine Blockade, die auch oft in Zusammenhang mit „Bodensatz“ beobachtbar ist.

Anwendungsbereiche

Neben chemischen Substanzen können auch Antibiotika für ein weiteres Eindringen schädlicher Mittel verantwortlich sein, sich in der unterschwelligen Ebene des Körpers ablagern und somit zu Chronizität führen. Antibiotika sind in akuten Phasen nützlich. Sie führen jedoch zu einer Verringerung der Abwehrkräfte, was chronische Vorfälle begünstigt. Ich bin bei der Gabe von Antibiotika immer sehr vorsichtig. In manchen Fällen sind sie unabdingbar, in anderen können sie durch andere Mittel ersetzt werden. Setzt man anstelle von Antibiotika homöopathische Mittel ein, gilt es zu beachten, wie lange der Patient sie einnimmt. Werden sie zu früh abgesetzt, kann der Patient in die akute Phase zurückfallen. Eine zu lange Gabe begünstigt hingegen das Eindringen neuer Aggressoren in den bereits geschwächten Körper. Bei der Anwendung von Antibiotika kann auch ein Verschieben zwischen aktiven und passiven Phasen beobachtet werden, was zu einer chronischen Erkrankung führen kann.

Mit Blick auf all diese Phänomene ist auch die Jahreszeit von großer Bedeutung. Wird der Körper im Sommer demselben Aggressor ausgesetzt, kann dies ohne Auswirkungen bleiben, während dies im Winter durchaus Folgen haben kann. Jahr für Jahr hinterlässt der Winter von unterschiedlichen Aggressoren erzeugte Erkrankungen, zum Beispiel Grippe. Vor dem Beginn der Erkältungssaison muss ich mir immer Gedanken über eine neue Medikation machen, die ich dann bei den meisten Menschen anwenden kann. Es macht Sinn, diese Medikation auszuprobieren, bevor man nach einer neuen sucht. In den meisten Fällen ist bei der Homöopathie diese gemeinsame Medikation für die Mehrheit der Patienten nützlich. Mit Blick auf die Langzeitauswirkungen ist es gut, das Entstehen von Epidemien zu beobachten. Plötzlich entpuppten sich Cholera, Pocken, Diphterie, Tuberkulose und Pest als extrem pathologisch. So plötzlich wie sie auftauchten, verschwanden sie auch wieder. Dabei sind Impfungen keine wirkliche Erklärung für deren Abklingen.

Impfungen bedeuten für das biologische System oft eine erhebliche Belastung, da sie zu chronischen Ablagerungen führen. Manchmal haben sie jedoch ihre Berechtigung. Man sollte aber sicherstellen, dass die Impfungen nicht zu kurzfristig erfolgen, also noch genügend Zeit bleibt, bis der Körper mit demselben Erreger erneut in Berührung kommt. Denn in chronischer Form sind alle oben genannten Erkrankungen noch im unterschwelligen Bereich des Körpers vorhanden und belasten das biologische System, vor allem Tuberkulose, Diphtherie in der chronischen Form, Cholera und viele weitere. Könnte es unter Umständen möglich sein, dass AIDS genauso plötzlich verschwindet, wie es aufgetreten ist?

Eine neue Umgebung kann sehr hilfreich sein. Legt ein Mensch weite Distanzen zurück und überquert dabei viele Zeitzonen, ist es schon oft vorgekommen, dass hartnäckige Krankheiten spontan verschwinden. Es liegt auf der Hand, dass nicht nur der Jahreszeitenwechsel, sondern auch unterschiedliche Klimata mit unterschiedlichen Erdpotenzialen zu einem Heilungsprozess führen können. Oft kommt es jedoch vor, dass bei Menschen, die nach einem längeren Auslandaufenthalt nach Hause zurückkehren, dieselben Störungen wieder auftreten, mit denen sie vorher zu kämpfen hatten.

Nach dem Verpflanzen von fremdem Gewebe oder Organtransplantationen werden immununterdrückende Medikamente gegeben, um zu verhindern, dass das fremde Material degeneriert, weil der Körper versucht, es abzustoßen. In Norwegen wurde der Pilz Cyclosporin entdeckt, der dieses verpflanzte oder transplantierte Gewebe schützt, indem er die sonst aktiv werdenden Immunkräfte des Körpers unterdrückt. Dieser Pilz ist in der Lage, die dem eigentlichen Ziel zuwiderhandelnden Kräfte auch über eine lange Zeit in Schach zu halten. Wird er über eine lange Zeit verabreicht, kann er den Körper sogar befähigen, das fremde Material durch eigene, selbst produzierte Substanzen zu ersetzen und so den Impuls des

Abstoßens aufzuheben. Während dieser Zeit ist der Patient immer noch anfällig. Ich habe einen Patienten mit einer transplantierten Leber behandelt, der eine Grippeimpfung bekommen hat. Die transplantierte Leber war fast am Untergehen und das Gleichgewicht in seinem Körper gestört. Zum Glück konnte durch die Gabe homöopathischer Mittel eine sehr schwere, durch die Impfung verursachte Komplikation vermieden werden.

Die Verschiebung von aktivem zu passivem Körpervorgehen und umgekehrt ist für die Behandlung von chronischen Erkrankungen sehr wichtig. Ein typisches Beispiel dafür ist der Darm. Wenn sich eingenommene Nahrung als schwer verdaulich herausstellt, kommt dies einer chronischen Belastung gleich. Der Körper kann eine solche Situation überwinden, indem er aus dem schlafenden in den hellwachen Zustand wechselt. In der Übergangsphase treten charakteristischerweise Träume auf. Solche Verdauungsphasen könnten auch den gesamten Prozess chronischer Vorkommnisse beeinflussen.

Menstrationszyklus

Ein weiterer sehr wichtiger Mechanismus, um Menschen auf die chronischen Vorgänge im Körper aufmerksam zu machen, ist der Menstruationszyklus bei Frauen. Der enorme Vorteil liegt darin, dass sich Frauen chronischer Prozesse bewusster sind und sie im Unterschied zu Männern besser bekämpfen können, denn Männern fehlt diese Art der physiologischen Stimulierung. Das könnte auch ein Grund dafür sein, dass Frauen sehr viel häufiger einen Arzt aufsuchen als Männer.

Kurz zusammengefasst:

Dr. Schuldt beleuchtet in diesem Kapitel den Hintergrund der Entstehung von akuten und vor allem von chronischen Erkrankungen und die Rolle der Lebenskraft für die Erkrankung, Genesung und Regeneration. Durch eindeutige Messmethoden kann das Niveau der Lebenskraft und des Immunsystems sichtbar gemacht werden. Angesichts der zunehmenden Belastungen des Einzelnen durch chronischen Stress und Umweltgifte kommt der Wiederherstellung der Widerstandsfähigkeit des Organismus eine herausragende Rolle zu. Bioenergetische Medizin vermag die Reparaturmechanismen des Körpers auch noch im fortgeschrittenen Alter zu stärken. Dr. Schuldt erläutert, wie dieser alternative Ansatz in der Lage ist, die Metastasenbildung im Krebsgeschehen zu verhindern. Die meisten Menschen sterben nicht am Primärtumor, sondern an Metastasen. Bioenergetische Medizin entzieht dem Patienten keine Energie wie die Chemo- und Strahlentherapie, sondern energetisiert ihn, so dass seine Selbstheilungskräfte – Paracelsus würde vom „inneren Arzt“ sprechen – wieder voll zur Wirkung kommen können.

7. Mit bioenergetischen Methoden die Qualität von Nahrungsmitteln testen

Vereinbarkeit von Nahrungsbedürfnissen

Gesunde Nahrungsmittel bilden die Grundlage für unser Wohlbefinden und sind eine Voraussetzung für ein gesundes Leben. Viele zum Konsum angebotene Nahrungsmittel erfüllen diese Anforderungen jedoch in keinster Weise. Dieser Artikel befasst sich mit der Auswahl von Nahrungsmitteln und dem Umgang damit. Die dafür geltenden Werte und Regeln unterscheiden sich komplett von denen anderer, dem Gesetz von Angebot und Nachfrage unterworfener Waren. Die Auswahl von Nahrungsmitteln wird durch kommerzielle Werbung beeinflusst, die oft verwirrend und irreführend ist. Das Kapitel stellt eine zuverlässige Methode vor, mit der die Qualität von Nahrungsmitteln und ihre Vereinbarkeit mit den Bedürfnissen des Körpers getestet werden kann. Diese Bedürfnisse können von Person zu Person variieren. Es handelt sich um einen bioenergetischen Ansatz, der auch beim Testen eines Medikaments zum Einsatz kommt.

Organischer Nutzen

Vor dem Hintergrund des üppigen Nahrungsangebotes in westlichen Ländern wird es heute immer schwieriger, die Angemessenheit und Qualität von Lebensmitteln mit Blick auf ihre Verträglichkeit für die Verdauung festzustellen. Nahrungsmittel, die überlebenswichtig sind, sollten nicht an allgemeine Marktregeln wie Angebot und Nachfrage gebunden sein. Schrauben und Nägel folgen anderen Nachfrageprinzipien als das ständige Bedürfnis von Menschen nach Nahrungsmitteln. Da jedes Nahrungsmittel etwas kostet – mit Ausnahme der Spenden an Menschen in bedürftigen Regionen oder in Krisensituationen – muss der Konsument auf der Grundlage seines Einkommens eine Wahl treffen zwischen günstigen und teuren Nahrungsmitteln. Dabei sind günstige Nahrungsmittel nicht automatisch schlecht oder nutzlos und teure Nahrungsmittel haben nicht notwendigerweise einen hohen Nährstoffgehalt, da sie oft in ihrer Konsistenz und Qualität verändert worden sind. Je nach Versorgungskette, lokalen Gegebenheiten und Distanzen bei der Verteilung variieren die Preise für dieselben Nahrungsmittel.

In gut funktionierenden Wirtschaftsgebieten führt ein Zustand des fast Verhungerns nicht dazu, dass die Preise unaufhörlich steigen. Dies zeigt, wie schwierig es ist, angemessene Kriterien für die richtige Auswahl von Nahrungsmitteln festzulegen. Reine Äußerlichkeiten, wie etwa Größe und Glanz bei Früchten, sind als Kriterien ungenügend. Denn solche Früchte können zum Beispiel unter schlechten Bedingungen gewachsen sein. Kommerzielle Werbung für Nahrungsmittel kann verwirrend und irreführend sein. Das sieht man etwa bei der Bevorzugung von Margarine gegenüber Butter und der Annahme, dass das Cholesterin in der Butter schädlich sei. Dabei wird es normalerweise vom Verdauungsapparat vollständig zersetzt. Erst dann können metabolische (stoffwechselbedingte) Prozesse dazu führen, dass der Cholesterinspiegel steigt. Das hat mit dem Verzehr selbst jedoch nichts zu tun. Diese Ausführungen dürften zeigen, welche Daten für eine richtige Auswahl von Nahrungsmitteln untersucht werden sollten. Lebensmittel der besten Qualität können nur sehr schwer erkannt werden. Wir sollten daher nach zusätzlichen Qualitätsstandards suchen.

Auswahlkriterien

Bioenergetische Methoden bieten sehr gute und einfache Möglichkeiten, Kriterien für die Nahrungsmittelauswahl unter Berücksichtigung ihres organischen Nutzens festzulegen. Die dafür genutzte Vorgehensweise nennt sich Medikamententest oder Substanzentest. Bei der Suche nach einem Präparat, das den Heilungsprozess unterstützt, wird darauf geachtet, wie gut es in der Lage ist, den Körper bei der Überwindung des Leidens zu unterstützen. Das Präparat wird in den Messbereich des bioenergetischen Gerätes gelegt, um es in den Messstrom einzubringen. Ist die Substanz in Resonanz mit den Bedürfnissen des Körpers, verändert ihr individuelles Magnetfeld den Widerstand des Körpers. So kann jede Erkrankung getestet, eingeschätzt und entsprechend behandelt werden. Die Substanz, die mit dem Körper in Resonanz ist, ist gleichzeitig auch das benötigte therapeutische Mittel, das die Abwehrkräfte des Körpers stimuliert. Auf diese Weise können sowohl allopathische als auch homöopathische Präparate getestet werden, wobei homöopathische Mittel, verglichen mit schulmedizinischen Präparaten, in vielen Fällen eine stärkere heilende Wirkung haben. Bei homöopathischen Mitteln kann sogar getestet werden, wie stark ein Präparat verdünnt werden sollte, damit es die Heilung optimal unterstützt.

Genauso gut wie für das Testen medizinischer Präparate kann diese Methode für die Auswahl geeigneter Nahrungsmittel eingesetzt werden. Gute Nahrungsmittel, die in den Messstrom eingebracht werden, ergeben auf der Skala einen mittleren Wert. Das bedeutet, dass das Nahrungsmittel den körperlichen Bedürfnissen entspricht und darüber hinaus die Heilung unterstützt. Schädliche Nahrungsmittel zeigen auf dem Messgerät einen hohen Wert und der Zeiger sinkt. Das heißt, dass das getestete Nahrungsmittel den Bedürfnissen des Körpers zuwiderläuft, es kann sogar giftig, schädlich oder unverdaulich sein. Bei lediglich kleinen zu testenden Mengen kann mit dem folgenden Vorgehen dieselbe Wirkung erzielt werden: Wenn eine bestimmte Qualität erreicht werden muss, um durch Krankheit erzeugte Störungen zu beseitigen, hält man nach einem Sinken des Zeigers auf dem Messgerät Ausschau. Dieses Absinken kann vermieden werden, indem man dem Messbereich die erforderliche Qualität hinzufügt. Bei Nahrungsmitteln wird so auch der Aspekt der Quantität berücksichtigt, da sie für das Erreichen der Sättigung auf dem Messgerät eine grundlegende Rolle spielt.

Wird Nahrung eingenommen, kann man durch mehrere aufeinander folgende Messungen feststellen, wann die Sättigung eintritt. Dabei werden die Mengen nur leicht erhöht. Sättigung ist klar erkennbar, wenn das getestete Material zu einem umgekehrten Ergebnis führt. Um den Verdauungsprozess zu verfolgen, werden beim Testen die entsprechenden Organe und Systeme berücksichtigt, die unter dem Impuls der eingenommenen Nahrung aktiv werden.

Interaktionen

Nachdem das Nahrungsmittel eingenommen wurde, verliert es die zuvor vorhandene Resonanz. Der Verdauungsvorgang kann mitverfolgt werden, indem eingenommenes Material durch eine Sonde aus dem Darmtrakt entnommen wird. Ist dieses Material im ersten Schritt noch unverändert, hat der Verdauungsvorgang noch nicht begonnen. Müssen Kombinationen oder gemischte Nahrungsmittel getestet werden, kann ein zusammenfassender Test über die Verträglichkeit oder Unverträglichkeit der gewählten Kombination Aufschluss geben. Allerdings kann es schwierig sein, Interaktionen zwischen unterschiedlichen Komponenten festzustellen, die gleichzeitig oder aufeinanderfolgend geschehen. Auf der Körperoberfläche können für jedes Organ oder jeden organischen Prozess Messungen gemacht werden, indem man den Messpunkten auf der Haut folgt, die vor vielen Jahren entdeckt worden sind. Auf diese Weise kann der Nährwert eines Nahrungsmittels hinsichtlich seines Nutzens für die Organe mitverfolgt und festgelegt werden. Beim Messen kann es bei den verschiedenen Organen zu widersprüchlichen Ergebnissen kommen. Dies kann durch die Einnahme von etwas mehr Nahrung vermieden werden. Wird die Einnahme von Nahrung unterbrochen, kommt es in den Organen zu vielen mit dem Verdauungsvorgang verbundenen Reaktionen. So entsteht bei den Organfunktionen wieder ein Gleichgewicht, frühere Dominanz verschwindet. Der große Vorteil des Fastens besteht darin, dass es dem Körper die Chance gibt, sich von chronischen Störungen zu befreien, da es keiner weiteren Verdauungsprozesse bedarf. Diese können sich so von dem ständigen Verschleiß erholen.

Bei vorhandener Krankheit kann es zu einem Wettbewerb zwischen der Verdauung und anderen Immunprozessen kommen, die der Körper für seine Heilung benötigt. Daher kommt es so oft vor, dass kranke Menschen den Appetit verlieren und es vorziehen, für eine gewisse Zeit nichts mehr zu essen. So kann sich der Körper regenerieren. Dieser Prozess des Umgangs mit einer akuten Störung im Körper kann auf dem Messgerät hinsichtlich des Wiedererlangens des Appetits getestet werden, lange bevor sich die Person dessen bewusst ist. Bei der Erstellung eines Speiseplans werden die Nahrungsmittel auf die Bedürfnisse des Körpers abgestimmt. Diese Bedürfnisse können sich bei einer bestimmten Ernährung ändern. Eine monotone Ernährung oder Fehlernährung wird vom Körper anfangs noch geduldet, kann aber zu Fehlfunktionen oder Mängeln führen, denen durch andere Formen der Ernährung entgegengewirkt werden muss. In vielen Fällen werden Mängel in der Ernährung durch Nahrungsergänzungsmittel ausgeglichen, obwohl solche Mängel eigentlich durch eine ausgewogene Ernährung von vornherein verhindert werden könnten.

Verdauungstrakt und Immunkompetenz

Man könnte sich also die Frage stellen, welche Ernährung für den Körper denn ideal wäre. Vor dem Hintergrund der Vielzahl an metabolischen Funktionen, die bei der Verdauung eine Rolle spielen, ist es schwierig, dies langfristig festzulegen. Kurzfristige Bedürfnisse können in der Regel aber einfach gehandhabt werden. Der Körper hat eigene Möglichkeiten, mit schlechter Nahrung umzugehen. Das Immunsystem kann schlechte Komponenten ausgleichen, aber nur bis zu einem gewissen Grad. Der oft gehörte Ratschlag, einfach irgendetwas zu essen, das nicht einmal sauber sein muss, ist infrage zu stellen, vor allem wenn man bedenkt, mit wie vielen Herausforderungen das Immunsystem tagtäglich fertig werden muss. Wird es überfordert, führt das zu akuter und auch chronischer Krankheit. Allgemein erfüllt der Verdauungstrakt eine hohe Immunkompetenz und Pufferungsvorgänge für den gesamten Körper.

Bioenergetische Tests können gute Nahrungsmittel von schlechten Nahrungsmitteln unterscheiden helfen und sie erkennen auch Nahrung, der schädliche oder giftige Substanzen hinzugefügt wurden. Auch kann festgestellt werden, ob abgelaufene Nahrungsmittel schon schlecht geworden sind oder ob deren Qualität noch in Ordnung ist. Außerdem ist es möglich zu untersuchen, ob die Nahrung natürlich frisch geblieben ist oder ob ihr Konservierungsstoffe hinzugefügt worden sind. Und schließlich kann Nahrung auf Bakterien und Viren – entweder in aktiver Form oder unterschwellig als Anteile und Reste – getestet werden.

Diese Ausführungen sollten aufzeigen, wie bioenergetische Methoden für die Auswahl von Nahrungsmitteln und die Nahrungszufuhr eingesetzt werden können. Andere Methoden wie etwa Kinesiologie oder der Einsatz eines Pendels, die von geübten Experten angewandt werden, vermögen keine vergleichbaren Ergebnisse zu erzielen.

Kurz zusammengefasst:

In diesem Kapitel werden die Vorteile der bioenergetischen Medizin beschrieben, die Qualität von Nahrungsmitteln individuell auszutesten. Nahrungsmittelallergien und Nahrungsunverträglichkeiten nehmen zu. Durch die Lebensmittel, die wir zu uns nehmen, sollten wir mehr Lebensenergie bekommen. Sind sie aber für uns nicht geeignet, schwächen sie unseren Organismus und unser Immunsystem. Viele industriell hergestellte Nahrungsmittel erfüllen nicht die Kriterien eines gesunden Lebensmittels. Bioenergetisch lässt sich ermitteln, welche Nahrungsmittel oder auch Medikamente wir gut vertragen und welche nicht. An sich gesundes Essen kann den Darm überfordern und schlecht vertragen werden. Damit stellt es eine Belastung für den Organismus dar und kann langfristig zu Erkrankungen führen. Bioenergetische Medizin kann eindeutig herausfinden, was uns bekommt und was nicht, und stellt damit eine hervorragende Gesundheitsprophylaxe dar.

8. Haben Ernährung und Landwirtschaft eine Bedeutung für die Medizin?

Ernährung und Krankheit

Die Überlegungen in diesem Kapitel beziehen sich sowohl auf die Landwirtschaft als auch auf den Gartenbau als eigenständige Disziplin rund um die Aufzucht und Verwertung von Pflanzen. Das hier behandelte Thema könnte einen annehmen lassen, dass die aktuellen Vorgehensweisen ja unter Kontrolle seien und es keinen Bedarf dafür gebe, sie kritisch zu hinterfragen. Doch die Anwendung bioenergetischer Methoden eröffnet ganz neue Sichtweisen. In der Tat kann diese auch auf eine allgemeine Situation angewendet werden, in der man im standardisierten ärztlichen Betrieb ansonsten dazu tendiert, Unzulänglichkeiten oftmals schönzureden. Zweifelsohne ist die Ernährung für unser Überleben, unser Wohlergehen und unsere Gesundheit unverzichtbar und dazu gehören auch hohe Anforderungen, zum Beispiel an die Qualität aufgenommener Nahrungsmittel. Die ärztliche Betreuung sollte sich auf ein detailliertes Wissen über Nahrungsbestandteile und Nahrungszubereitung stützen. Ernährungswissenschaftler legen einen Schwerpunkt auf Ernährung und Umgang mit Nahrungsmitteln. Hierzu gibt es eine Unmenge an Vorschriften über die Aufnahme von Nahrungsmitteln, wie Zeitfolge, Menge, Ergänzungsstoffe, Trennfolgen von Eiweiß, Fetten und Kohlehydraten. Nicht erwähnt wird die elementare Notwendigkeit von der Aussonderung schädlicher, aber stark behandelter Nahrungsmittel, unter anderem mit Verunreinigungen.

Bedürfnisstruktur

Die Kampagne der Ernährungswissenschaftler rund um das Sicherstellen einer ausgewogenen Ernährung basiert oft auf einem puristischen und eher engen Verständnis der Materie. Für viele Menschen ist es schwer, sich bei der Ernährung an strikte Regeln in Sachen Zeit und Menge zu halten, wie etwa „jeden Morgen um 8.17 Uhr einen Teelöffel Getreide einnehmen". Dazu kommt, dass sich der praktische Nutzen solcher Verschreibungen, verglichen mit dem dafür notwendigen organisatorischen Aufwand, eher in Grenzen hält. Darüber hinaus kann ein über eine lange Zeit eingenommener Nährstoff den Bedürfnissen des Körpers plötzlich widersprechen und so zu Mangelerscheinungen führen. Wird die Ernährung dann nicht angepasst, müssten diese Mängel mit Nahrungsergänzungsmitteln behandelt werden, wodurch ein relatives Ungleichgewicht entsteht.

Dieses Kapitel betrachtet Verdauungsprozesse und beleuchtet diverse innere und äußere Faktoren, die deren Funktion und Effizienz beeinflussen. Es wird auch auf die Bedeutung der Nährstoffqualität pflanzlicher Nahrung und deren zentralen Rolle in der menschlichen Ernährung eingegangen. Ausführungen werden unterbreitet, um auf die wesentlichen Verluste des Nährwertes bei Nahrungsverarbeitung und -weiterverarbeitung hinzuweisen.

Pflanzenaufzucht und Bekömmlichkeit

Bei der Nahrungsaufnahme sind wir im ständigen Austausch mit unserer Umgebung, wie auch beim Atmen, der Anpassung an unterschiedliche Temperaturen und Feuchtigkeit, Veränderungen im Magnetfeld der Atmosphäre usw. Im Sommer hat der Mensch auf ganz andere Nahrungsmittel Lust als im Winter: Während im Sommer eher leichte Kohlenhydrate bevorzugt werden, sind es im Winter Nahrungsmittel, die reich an Protein und Fett sind. Im Sommer genügen kleinere Mengen an Nahrung, im Winter benötigt der Mensch reichhaltigeres Essen in größeren Mengen. Der Körper muss sich in vielerlei Hinsicht an all diese unterschiedlichen Anforderungen anpassen. Die Nahrungsaufnahme wird stark von den Vorlieben des Einzelnen und weniger von klaren Parametern beeinflusst. Die Verarbeitung der eingenommenen Nahrung hingegen hängt von zahlreichen regulierenden Prozessen ab, die übergeordneten Impulsen folgen. Dies wiederum beeinflusst den Geist und das Wohlbefinden, welche also von einer guten Nahrungsverarbeitung des Körpers abhängen. Unsere Fähigkeit, uns nach unserem genetischen Plan zu entwickeln, beruht auf einer ausgewogenen Ernährung. Das bedeutet wiederum, dass genetisch manipulierte Nahrungsmittel für die selektiven Prozesse im Verdauungstrakt problematisch sind. Bioenergetische Testmethoden können aufzeigen, dass Wohlbefinden auf einer ausgewogenen Ernährung beruht, die vom energetischen Netzwerk des Körpers durch angemessene Reaktionen angenommen werden kann. Unter Berücksichtigung der inneren und äußeren Parameter muss die körpereigene Energie ausreichend ausbalanciert werden. Die Verdauung ernährt im Zusammenspiel mit anderen Organen das Nervensystem des Körpers. Dieses wiederum initiiert die unterstützenden Impulse, damit sich die Verdauungsprozesse an die Gegebenheiten anpassen und dabei gut funktionieren können. Der Verdauungstrakt ist keinesfalls ein Schlauch, in den nach dem Prinzip „zuerst hinein, zuerst heraus" Material gepumpt werden kann. Beim Verdauungsvorgang kommt es zu vielen Vor- und Zurückbewegungen im Verdauungstrakt. So wird festgelegt, welche Partikel absorbiert oder resorbiert und welche zwecks Weiterverarbeitung weiter- oder zurückgeleitet werden.

Ein bioenergetischer Spezialtest kann die Schritte dieser subtilen Auswahl eingenommener Nahrung nachvollziehen. Oft zeichnet sich eine gut funktionierende Verdauung nicht durch die Regelmäßigkeit der Stuhlgänge aus, sondern durch eine angemessene Qualität des Stuhls. Die Annahme, Stuhlgänge „nach denen man seine Uhr richten kann“ seien ausschlaggebend, ist nicht korrekt. Unregelmäßige Stuhlgänge sind sogar eher ein Zeichen dafür, dass die Verdauung gut funktioniert, denn die Nahrungseinnahme ändert sich oft. Das Immunsystem des Körpers hängt eng mit der Regulierung der Verdauung zusammen. Leider wird der natürliche Instinkt, die richtigen Nahrungsmittel zu essen, oft durch zahlreiche falsche externe Impulse beeinträchtigt, die auf unsere Vorlieben einwirken. Daher gibt es für den Nährstoffgehalt dessen, was wir einnehmen, keine Garantie mehr und es fehlt ein unabhängiger Leitfaden, der uns hilft, zu unterscheiden. Daher ist es so wichtig, mit Hilfe bioenergetischer Methoden Werteskalen zu entwickeln und so qualitative Kriterien für die Ernährung aufzustellen. Unwohlsein nach dem Essen kann kein angemessenes Kriterium für die Nahrungsmittelauswahl sein. Unwohlsein kann von akutem Erbrechen bis hin zu einem undefinierbaren leichten Unbehagen reichen, das schwer festzulegen ist und sich durch psychische Probleme, Angst, Schlaflosigkeit oder auch ein allgemeines Ekelgefühl ausdrücken kann.

Die Medizin befasst sich mit kranken Menschen. Ein Kranker benötigt eine spezielle Diät, denn sein Körper ist geschwächt, da er mit der Abwehr anderer Störungen beschäftigt ist. Das scheint selbstverständlich zu sein. Unter Diät wird hier die kontrollierte Art der Nahrungsmitteleinnahme zwecks Wiederherstellung eines körperlichen Gleichgewichts verstanden. Erstaunlicherweise wird dies in den meisten staatlich kontrollierten Krankenhäusern nicht so praktiziert, und auch in vielen privaten Kliniken wird es nicht als

Notwendigkeit erachtet. Nahrungszufuhr wird als „notwendiges Übel“ betrachtet im standardisierten Klinikbetrieb in der überwiegenden Anwendung. Die hiesigen Ausführungen sollen dagegen aufzeigen, worauf es grundlegend ankommt. Hierbei werden die aufmerksamen Leserinnen und Leser detaillierte Anwendungen und Vorschriften vermissen. Das erklärt sich dadurch, dass Auswahlvorgängen bei der Nahrungsaufnahme eine viel wichtigere Rolle zukommt, als spezielle „Muss“-Regeln erbringen können. Das Fortlassen von unverträglichen Bestandteilen in der Ernährung ist wesentlich wichtiger als Einzelanweisungen, wenn sich Nachteile und Schadwirkungen ergeben haben.

Auf der Abteilung für innere Medizin in Krankenhäusern erhalten Patienten bei Verdauungsproblemen und metabolischen Störungen, wie zum Beispiel Durchfall oder Diabetes, eine spezielle Diät. Die meisten anderen Fälle erhalten keine spezielle Diät, der Ernährung wird keine besondere Bedeutung beigemessen. Essen auf der Basis „normaler“ Nahrungsmittel wird als ausreichend betrachtet. Als Maßstab gelten dafür meist die Kosten und das Budget des Krankenhauses. Auf der chirurgischen Abteilung wird das Essen nur als wichtig betrachtet, wenn an Organen operiert wurde, die mit dem Verdauungstrakt verbunden sind. In solchen Fällen erhalten die Patienten eine stärkende und regenerierende Diät. In anderen Fällen jedoch gibt es keine speziellen Diätvorschriften, die Patienten erhalten das normale Essen. Sogar für Patienten, die an der Blase operiert werden, gibt es keine Vorschriften für die Ernährung wie etwa für das Trinken und hier vor allem das strikte Weglassen von Kaffee wegen seiner Giftwirkung. Kaffee beschleunigt und stimuliert die Ausscheidung über die Blase, die man bei einem frisch operierten Organ unterlassen muss. Außerdem beeinträchtigt Kaffee die Funktion des Nervensystems. Darauf zu achten, dass das Essen abwechslungsreich ist, reicht jedoch bei weitem nicht aus. Diesem Mangel an angemessener Nahrung steht oft eine Überkompensation von Seiten der Ernährungswissenschaftler, Herbalisten und vielen anderen Spezialisten gegenüber, die aus verschiedenen Gründen an eine ganz spezielle Ernährung auch für Krankenhauspatienten glauben, beispielsweise laktosefreie Nahrungsmittel, vegetarisches oder veganes Essen, Rohkost-Diät usw. Einige sind sogar mit Vorschriften verbunden, zu welcher Tageszeit welche Qualität von Essen eingenommen werden soll. Sie alle glauben an bestimmte, strikt zu befolgende Prinzipien für eine adäquate und ausgewogene Ernährung und gehen dabei von der Annahme eines gut definierten Verdauungsprozesses und der Verträglichkeit mit den körperlichen Bedürfnissen aus. Dazu gehören auch die Ausscheidungen. In diesem Fällen ist der Geschmackssinn von großer Bedeutung, da er manipuliert werden kann.

Solche Vorgaben sind jedoch nicht auf die individuellen Bedürfnisse eines Menschen abgestimmt, sondern darauf ausgerichtet, dass die Person bestimmte antizipierbare Kriterien des Wohlbefindens erreicht. Bis zu einem gewissen Grad können diese Ziele auch erreicht werden. Es gibt aber auch eine große Gruppe Allergiker, die eine Spezialdiät benötigen. Wie sich diese zusammensetzt, können sie meistens nur selbst herausfinden, denn andere Nahrungsmittel führen zu sofortigem Unwohlsein. Und doch sind sie oft gezwungen, normale Nahrungsmittel zu konsumieren.

Natürlich gewachsene Nahrungsmittel basieren auf Wachstumsprinzipien, die es dem Verdauungstrakt ermöglichen, das eingenommene Material auch zu verdauen. Einige Pflanzenextrakte jedoch sind Konzentrate, die zwar essbar sind, den Verdauungsprozess jedoch belasten. Das gilt zum Beispiel für Zucker, Öl, Samenextrakte, Mehl usw. Der Körper muss diese Extrakte als unnatürlich kondensierte Komponenten einer ansonsten physiologisch gewachsener Pflanze verarbeiten.

Kristallzucker ist ein typisches Beispiel dafür: Ihm wurden seine normalen Inhaltsstoffe wie Säuren und Mineralien entzogen. Durch das Fehlen dieser physiologischen Pflanzenkomponenten führt seine Verarbeitung im Körper zu großen Mängeln. Kristallzucker verringert die körperlichen Kalziumvorräte in den Zähnen und Knochen. Dafür irgendwelche Nahrungsergänzungsmittel einzunehmen, ist unzureichend. Um diesen Mangel wieder auszugleichen, müssen dem Körper wieder spezielle Mengen Kalzium zugeführt werden. Nur so können Schäden an Zähnen und Knochen abgewendet werden. So kann Osteoporose, die vor allem im höheren Alter auftritt, überwunden und geheilt werden. Dies ist nur ein Beispiel, um zu zeigen, welche Auswirkungen die Einnahme von Konzentraten und Extrakten auf eine normale Ernährung haben können. Anstelle von Zucker können süße Früchte verwendet werden, die keine Mängel oder Nebenwirkungen erzeugen.

Im Gegensatz dazu sind Konzentrate aus tierischen Produkten – mit Ausnahme des Schweins – wie Gelatine oder Proteinverbindungen viel weniger schädlich für die menschliche Ernährung. Doch die Art und Weise, wie Tiere gehalten und gefüttert werden, ist von größter Bedeutung. Werden der Tiernahrung Hormone zugefügt, verschwinden diese Hormone im Tier nach ungefähr sechs Wochen. Dasselbe gilt für virale Infekte. Es ist also nicht notwendig, die Tiere in dramatischen Vorführungen zu schlachten bzw. zu keulen und den Marktwert von Fleisch zu erhöhen, wie in Nordrhein-Westphalen beim Auftreten der Schweinepest geschehen. Das war ein politischer Akt, kein biologischer.

Kommen wir zum Thema Pflanzenwachstum zurück. Wie oben erwähnt, ist die Qualität pflanzlicher Nahrung ein entscheidender Faktor in der menschlichen Ernährung. Beim Umgang mit Pflanzen und ihrem Anbau müssen jedoch zahlreiche Qualitätsfaktoren berücksichtigt werden. Ganz wichtig ist zum Beispiel die Qualität des Bodens. Mineralische Zusammensetzung, Bakterien, Rückstände früherer Pflanzen, Proteine und Nematoden-Aktivität gehören zu den wichtigsten Faktoren. Die Fruchtfolge wurde an vielen Orten wieder eingeführt und auch Brachflächen trifft man oft an.

Aus puristischen Gründen wurde die Bodendüngung mit künstlichen Mineraldüngern zur Anregung des Pflanzenwachstums zu einem Großteil unterbunden. Stattdessen werden nicht-mineralischer Dünger wie Mist, Fäkalien oder Pflanzenmaterial der Vorsaison verwendet.

Die Anwendung von ausgewogenem Mineraldünger, der zusätzliche sich selbst zersetzende Inhaltsstoffe enthält, die Pflanzen nicht nutzen, sollte als hilfreiches Mittel zur Anregung von Pflanzenwachsturn miteinbezogen werden. Hingegen hat die Anwendung von Schweinedung oder Konzentraten aus menschlichen Fäkalien bedeutende negative Auswirkungen auf die menschliche Ernährung. Aus diesem Grund ist in Deutschland die Verwendung menschlicher Fäkalien für Gartenbau und Landwirtschaft untersagt. Es gibt noch immer keine abschließende Erklärung oder einen Beweis dafür, weshalb Mineraldünger beim Umgang mit Pflanzen nicht eingesetzt werden darf.

Der Metabolismus des Schweins ist jenem des Menschen sehr ähnlich. Daher werden in der Humanmedizin Transplantate oder endokrine Substanzen des Schweins als Ersatz verwendet. Doch die Ähnlichkeit von Produkten des Schweins leitet die menschlichen Überwachungsfunktionen in die Irre. Daher können eine Verschlechterung von Krankheiten, Hautirritationen, Allergien und allgemeines Ungleichgewicht beobachtet werden, manchmal kommt es sogar zu einem gefährlichen Aufflammen oder Verschlimmern zuvor besiegt geglaubter Krankheiten. Dasselbe wie für die Nutzung von Produkten des Schweins gilt für den Einsatz von Pflanzen, die mit Schweinedung behandelt worden sind. Es liegt auf der Hand, dass menschliche Exkremente noch gefährlicher sind als Produkte des Schweins, da diese dem menschlichen Stoffwechsel zu nahe sind, der diese bei Verabreichung und innerer Verwertung auf Anhieb nicht als „fremd“ zu unterscheiden vermag und erst im Ablauf dies wahrnimmt nach größeren Schadeinwirkungen. Dies setzt Kenntnisse im selektiven Aussortieren der Nahrung durch die Tätigkeit des Darmes voraus. Die Tatsache, dass beide Produkte als Unterstützung des pflanzlichen Wachstums eingesetzt wurden, ist auf deren effiziente Wirkung zurückzuführen. Große Früchte, große Blätter, frühe Reife sind willkommene Ergebnisse. Daraus wird klar, dass diese Art des Düngens ernsthaft in Frage gestellt werden sollte, um aus biologischer Sicht unerwünschtes Pflanzenwachstum mit ernsthaften Folgen für den menschlichen Körper zu verhindern.

Die bioenergetische Medizin kann dies klar aufzeigen. Die Pflanze kann sich dem Material, dass ihr zugefügt wird, nicht entziehen. Daher ist die Person, die die Pflanze verspeist, komplett auf deren Nährstoffzusammensetzung angewiesen. Eingenommenes pflanzliches Material aus wertlosen Komponenten belastet die menschliche Verdauung sofort. Ebenfalls soll erwähnt werden, dass es möglich ist, die Proteine im Dünger aus schweinischen und menschlichen Exkrementen so zu behandeln, dass sie mit der menschlichen Ernährung vereinbar sind. Jedoch geht dabei ein Teil der verstärkenden Wirkung auf das Pflanzenwachstum verloren. Dazu kommt die für die Verarbeitung nötige Zeit. Wirtschaftlich gesehen, ist das also eine Verschlechterung.

Weitere Forschungsarbeit rund um physiologisches Pflanzenwachstum, das im Einklang ist mit menschlichen Ernährungsbedürfnissen, scheint unabdingbar zu sein.

Dieses Kapitel befasst sich nicht mit Pestiziden, Herbiziden und regulierenden Materialien für die Blatt- oder Stammkontrolle. Zu diesen Themen existiert bereits ein umfangreiches Literaturangebot. Die Kommerzialisierung landwirtschaftlicher Produkte wird nie zu einem Nahrungsangebot führen, das mit biologischen Anforderungen im Einklang ist und noch viel weniger mit den Bedürfnissen kranker Menschen, die ehrliche medizinische Hilfe benötigen.

Es ist wichtig darauf hinzuweisen, dass die Nahrung eine entscheidende Wirkung auf die Energiebilanz des Körpers hat. Zum Beispiel führt der Verzehr von Käse, der aus Milch hergestellt wurde, zu einer negativen Energiebilanz. Das gleiche trifft selbstverständlich auch für entsprechend verändertes Milcheiweiß zu wie bei Joghurt. Die Komponenten der Zellfäden von Pilzen oder der Bakterien und deren Restprodukte müssen vom Körper verarbeitet werden. Dazu kommt die Tatsache, dass Käse ein aus denaturierter Milch hergestelltes Produkt ist. Daher ist die Energiemenge, die benötigt wird, um die Proteinsubstanzen in Käse zu zersetzen, größer als dessen Nährwert.

Sauberkeitskriterien vor Vitaminbedarf

Ein weiteres grundlegendes Kriterium für den Verzehr von Nahrungsmitteln ist deren Sauberkeit. Mit anderen Worten: Nahrungsmittel sollten vor dem Verzehr gereinigt werden. Das gilt für rohe Früchte und Gemüse genauso wie für Brot. Durch die Handelskette wird Brot oft erheblichen Verunreinigungen ausgesetzt. Diese spielen sich zu einem großen Teil in bakterieller Belastung ab. Mittel der Wahl ist Hitzeeinwirkung durch kurzes Aufbacken oder Anwendung von Toastern. Für Früchte eignet sich im Rohzustand die Anwendung nicht parfümierter Seife zur Oberflächenbehandlung, auch Seifenlauge, deren Reste durch nachträgliches Abspülen und Warmwasser entfernt werden können. Zum Beispiel sind Äpfel von einer Wachsschicht umgeben, die bakterielles Wachstum fördert. Außerdem kann diese Schicht durch mineralische Komponenten oder Vogelkot verunreinigt sein. Daher sollte bei Äpfeln die Wachsschicht entfernt werden. Das gelingt am besten, wenn man den Apfel mit unparfümierter Seife wäscht. Dieses Vorgehen wird schon seit langer Zeit von Europäern angewendet, die in den Tropen leben. Ähnliches gilt für tierische Nahrungsmittel. Rohe Produkte sollten hier strikt vermieden werden, obwohl diese von Tierärzten als essbar bezeichnet werden, wie zum Beispiel rohes Hackfleisch auf Brot oder auch das immer populärer werdende Sushi mit rohem Fisch.

Ein weiterer wichtiger Aspekt ist der Einnahmezeitpunkt von Nahrung. Hier spielt auch die organische Uhr eine Rolle: Jedes Organ hat seinen individuellen Aktivitätshöhepunkt. So könnte man im Laufe des Tages und abhängig vom Nährwert bestimmte Nahrungsmittel für bestimmte Organe auswählen. Das ist besonders für den Genesungsprozess kranker Personen hilfreich. In manchen Fällen ist nicht der Aktivitätshöhepunkt wichtig, sondern die niedrigste Zeit der Organaktivität, die beide ungefähr eine halbe Stunde andauern. Einige Krankenhäuser halten sich bei der Verschreibung von Medikamenten, wie etwa der Anwendung von Steroiden, an dieses Verfahren.

Ich hoffe, dass das Dargelegte dazu beiträgt, dass Ärzte ihre Überlegungen rund um die Ernährung von Patienten auch im medizinischen Handeln berücksichtigen.

Kurz zusammengefasst:

Die Ernährung wird in der Schulmedizin immer noch stiefmütterlich behandelt, die Ausnahme sind engagierte Ärzte oder Ärzte für Ernährungsmedizin und Fastenärzte. Dr. Schuldt legt mit diesem Kapitel daher den Finger auf eine Wunde. Industriell erzeugte und genetisch manipulierte Nahrungsmittel belasten das Verdauungssystem, weil die Nahrungsverarbeitung erschwert wird. Bioenergetische Testmethoden können hier Abhilfe schaffen. Auch die oft mangelhafte Ernährung in Krankenhäusern, deren Qualität zu wünschen übrig lässt, nimmt Dr. Schuldt aufs Korn. Besonders die negative Wirkung des Essens von Schweinefleisch wird hervorgehoben, deren Fleisch dem unseren sehr ähnelt und daher die Überwachungsfunktionen des Organismus überlisten kann. Bei Tierprodukten ist darauf zu achten, wie das Tier gehalten und gefüttert wurde. Bei pflanzlicher Kost ist auf gute Qualität zu achten. Kristallzucker ist kein gesundes Lebensmittel, was erst in letzter Zeit die genügende Aufmerksamkeit durch die Medien erfährt, während Dr. Schuldt das schon vor Jahrzehnten erkannt hat.

9. Was ist zu halten von Homöopathie?

Unverständnis über die Wirksamkeit und Darstellung

Für die meisten Praktizierenden des ärztlichen Berufes ist der Begriff „Homöopathie“ ein bedeutungsloses Wort. Es lohnt sich nicht, es zu erwähnen oder sich darüber Gedanken zu machen. Jene, die es nutzen, werden oft als unprofessionell abgestempelt und gelten als weit entfernt davon, vernünftig mit medizinischen Problemen umzugehen. Solche die Homöopathie abwertende Personen unterziehen sich nicht der Mühe, dieses Gebiet durch Erarbeitung kennenzulernen, sondern halten sich an die Metapher, dass materielle Bestandteile im homöopathischen Präparat ganz erwiesenermaßen fehlen. Sich darüber auszulassen, beweist Unkenntnis bezüglich der Wirkungszusammenhänge, die physikalischer, nicht chemischer Natur sind. Physikalisch im Sinne von Mikroformationen im Molekularverband der homöopathischen Trägersubstanz.

Die Methode der Homöopathie hat seit ihrer Wiedereinführung durch Hahnemann mehr als zwei Jahrhunderte überlebt. Und doch wurde sie ausrangiert – nicht, weil sie unwirksam wäre, sondern weil das Konzept der Dilution oder Verdünnung den aktuellen wissenschaftlichen Konzepten widerspricht. Das ist höchst widersprüchlich: Als die Homöopathie allgemein bekannt wurde, war sie so überzeugend für all jene, die wussten, wie sie sie anzuwenden hatten, dass ihre Prinzipien und Lehren über jegliche Zweifel erhaben waren. Vergleiche brauchte man nicht zu scheuen.

Die Homöopathie wurde in den USA als Behandlungsmethode übernommen, wo sie weite Verbreitung und Akzeptanz erfuhr. Um ihre Verdienste zu würdigen und ihre Grundlage für zukünftige Generationen festzuhalten, wurde auf dem Capitol Hill in Washington DC die Inschrift „The mild power is strong“ (die milde Kraft ist stark) hinterlegt. Die Wahl dieser wenigen Worte als Definition von Homöopathie ist einmalig. Man könnte es kaum besser ausdrücken. Als jedoch die Methode, Probleme in der Natur auf systematische Art zu besiegen, in den wissenschaftlichen Ansatz integriert werden sollte, wurden Phänomene, die aktuellen wissenschaftlichen Dogmen widersprachen, ignoriert oder gar als falsch bezeichnet.

Die Wissenschaft wurde intolerant gegenüber unerklärlichen Phänomenen, die mit ihren Paradigmen unvereinbar waren. Die Homöopathie fiel diesem nicht-wissenschaftlichen Denken zum Opfer, was dazu führte, dass all ihre Verdienste niedergemacht wurden. Da die Wissenschaft triumphale Ergebnisse langfristiger Bedeutung erzielte, nahm sie auch in Gebieten und bei Themen Überhand, die schwer erklärbar oder nicht greifbar waren. Die in diesem Artikel besprochenen wissenschaftlichen Aspekte beziehen sich auf die Physik und Chemie.

Die Homöopathie basiert auf der schrittweisen Verdünnung kleinster Mengen, bis ein Zustand erreicht wird, in dem die ursprüngliche materielle Komponente in der Flüssigkeit oder im verriebenen Material nicht mehr existiert. Wird die so genannte Loschmidt-Zahl überschritten, ist der Ausgangsstoff nicht mehr in der Flüssigkeit vorhanden. Die Wissenschaft geht davon aus, dass eine in einer Verdünnung nicht mehr vorhandene materielle Komponente auch nicht mehr mit anderen chemischen Substanzen reagieren oder Reaktionen hervorrufen kann. Das bedeutet, dass die Komponente im Körper nicht mehr reagieren kann, denn der Körper wird als eine Art chemischer Reaktor verstanden. Methoden, die dem widersprechen, müssen daher komplett falsch liegen oder entbehren jeglicher Logik. Daher erübrige sich auch eine Diskussion dazu. Aufgrund dieser Einstellung war die Homöopathie dem Untergang geweiht und wurde beharrlich gemieden. Es handelt sich in meinen Augen um einen bewussten Akt zur Unterdrückung der Methode aus Nichtwissen. Sollte man sich damit nicht besser eingehend auseinandersetzen, statt dieses Konzept abzukanzeln und abzulehnen?

Dieser rein theoretische Ansatz überlagert alle Fakten, die durch ihn nicht erklärbar sind und ignoriert wichtige Hinweise, die für den unvoreingenommenen Beobachter auf der Hand liegen. Doch es sind die Fakten, die zählen sollten, nicht theoretische Ansätze, die scheitern, wenn die darunterliegenden Prinzipien anderer Natur sind und nicht beachtet werden. Ein realistischer Problemlösungsansatz wäre, die durch die Homöopathie vorhandenen Informationen als gegeben anzunehmen und dann zu versuchen, ihre Prinzipien zu testen.

Es zeigt sich, dass die Homöopathie in der Tat nachgeprüft werden kann, und zwar durch die Bildung von Cluster-Mustern bei der Kristallbildung. Wenn sich Kristalle in einer Lösung bilden, bestimmen kleinste energetische Einflüsse deren Muster. Wie lässt sich das erklären? Fügt man einem Lösungsmittel eine flüssige oder feste, lösliche Komponente hinzu, so löst sich diese Komponente in ihrer Trägerflüssigkeit auf und erreicht dabei einen homogenen Zustand. Durch mehrmaliges Wiederholen wird die lösliche Komponente in das Lösungsmittel imprägniert und bildet darin ein bestimmtes, dauerhaftes Muster atomarer Struktur. Wird dieser Prozess viele Male wiederholt, nimmt die Imprägnierung zu. Aus diesem Grund führen hohe Potenzen im Vergleich zu niedrigen Potenzen mit weniger Imprägnierung zu einer stärkeren Reaktion im biologischen Gewebe. Sogar wenn ein Stoff physisch aus dem lebenden Gewebe entfernt wurde, antworten seine energetischen Rückstände noch und reagieren mit einem verabreichten homöopathischen Mittel. Die Imprägnierung kann durch einen speziellen elektrischen Strom zerstört werden.

Praktische Problemlösungen

Als Homöopathie-Neuling wurde mir die energetische Natur dieser Kunst bald bewusst. Wird dem Körper ein homöopathisches Mittel zugeführt, lässt sich das mit einem energetischen Impuls vergleichen, und es kommt zum Phänomen der Resonanz mit der körperlichen Abweichung vom Normalzustand. Das Wort Homöopathie meint, dass ähnliche Stoffe genügen, um diese Art der Resonanz zu erzeugen. Mittlerweile hat man erkannt, dass nicht nur ähnliche Impulse dieses Ergebnis zu erzielen vermögen, sondern dass dafür auch die gleichen Stoffe genutzt werden können, die eine Normalisierung erzeugen. Der erstgenannte Prozess beruht auf Mineralien, Pflanzen und Substanzen jeglicher Art, auch jene von Tieren – eine Praxis, die in China weit verbreitet ist. Der zweite Prozess, auch Isopathie genannt, nutzt dafür Proben aus dem menschlichen Körper, und zwar sowohl gesundes Gewebe als auch krankhaftes Material. Daher führt die Isophatie zu spezifischeren Reaktionen. Wird pathologisches Material verwendet, spricht man von einer Nosode. Die sofortige Reaktion des Gewebes auf die Gabe eines homöopathischen oder isopathischen Mittels führt zu keinerlei Nebenwirkungen oder Folgeerscheinungen, da das gegebene Mittel nicht erst chemisch umgewandelt werden muss, wie das beispielsweise bei der Gabe von Medikamenten der Fall ist. Die Isopathie wirkt nicht nur spezifischer, sie folgt auch den homöopathischen Prinzipien, zum Beispiel dem der Ähnlichkeit. Daher ist es möglich, dass die Gabe einer Nosode auch andere Störungen beseitigt.

Als ich meine Überlegungen Dr. Franz Morell, einem bekannten Forscher, mitteilte, war er von der Idee fasziniert. Die energetische Natur von Homöopathie war offensichtlich, da ein dem Körper zugeführtes Mittel vor allem aufgrund des umliegenden magnetischen Feldes oder der Wellenformen reagiert. Daher sollte es auch machbar sein, diese Information alleine, ohne

Trägermaterial, zu nutzen. Dies stellte sich in der Tat als machbar heraus.

Wird die energetische homöopathische Information von einem Überträgergerät aufgegriffen und über eine weite Distanz – so wie bei der Radioübertragung – zu einem Empfänger gesendet, kann die empfangene Information so genutzt werden, als wäre das ursprüngliche Mittel selbst vor Ort vorhanden. Das ist ein äußerst wichtiger Test, der die Wirksamkeit der Homöopathie belegt. Er ist eng mit der Annahme verbunden, dass die Homöopathie aufgrund ihrer energetischen Natur wirkt. Auf vergleichbare Weise kann die energetische Information einer homöopathischen Substanz, einem Code ähnlich, auf eine Diskette oder ein Stück Pappe graviert werden. Dieser Code hat dieselbe Wirkung, als wenn das ursprüngliche Mittel zum Einsatz kommen würde.

Ebenfalls auf der Grundlage der energetischen Natur der Homöopathie konnte ich die Prinzipien der Methode von Dr. Voll erklären, die Mikroampere nutzt, um die energetischen Funktionen des Körpers zu testen. Wird das zu testende Material in den Teststrom gebracht, führt dies zu einer Veränderung der so genannten Impedanzwerte auf dem Messgerät. Die Impedanz ist ein elektrischer Widerstand in der Wechselstromtechnik. Diese Wirkung ist vergleichbar mit den Oberschwingungen in Studien über die Klangentwicklung.

Zusammengefasst funktioniert das wie folgt: Wird die Messing-Sonde auf einen bestimmten Punkt der Haut gelegt und der Patient hält den Messing-Griff, geht ein Mikroelektrizitäts Strom im Mikroampere-Bereich durch den Körper, und der Strom kann auf dem Messgerät gemessen werden. Die Ergebnisse beruhen auf so genannten Impedanzwerten auf der Basis hohen Widerstands. Vor dem Messen muss das Messgerät kalibriert werden, um normale Abweichungen festzuhalten. Je nachdem, wo die Sonde aufgelegt wird, erzeugt der Strom Testergebnisse von Körperteilen, Organen, Organteilen, des

Gewebes oder von Flüssigkeiten. Von der Norm abweichende Ergebnisse können normalisiert werden, indem ein geeignetes homöopathisches Präparat in den Stromfluss gegeben wird, um Abweichungen auszubalancieren. Das ist die Grundlage der bioenergetischen Analyse, die eine Vielzahl von Diagnosen ermöglicht.

In der Natur gibt es viele Beispiele für Prozesse, die die in der Homöopathie angewendeten Prinzipien der energetischen Beeinflussung nutzen. So bildet sich zum Beispiel der Regentropfen weit oben in der Luft. Er fällt durch tiefere Schichten der Atmosphäre und sammelt dabei viele Informationen aus den umliegenden Luftschichten. Diese Informationen sind anders als jene aus den Bodenschichten, die das Wasser auf dem Weg zur Erdoberfläche aufnimmt. Regenwasser wird als eine Art destilliertes Wasser verstanden, jenes aus dem Boden enthält mineralische Informationen. Aus diesem Grund reagieren Pflanzen anders auf Regenwasser als auf Wasser vom Boden. Das heißt, dass bei der künstlichen Bewässerung von Pflanzen ein Großteil der gewünschten Wirkung verloren geht, vom Verlust durch Verdunstung ganz abgesehen. Grundwasser auf dem Weg durch die oberen Bodenschichten bis zur Erdoberfläche wird von der gleichen Art Sammeleffekt beeinflusst, wie er in der Homöopathie gilt. Unter günstigen Bedingungen hat Bodenwasser eine heilende Wirkung. Das war bereits den alten Römern als „Heilbrunnen" bekannt.

Wenn zwei Flüssigkeiten miteinander vermischt werden sollen, macht es einen Unterschied, ob die Lösung A der Lösung B hinzugefügt wird oder umgekehrt. Chemisch gesehen, sind die beiden Lösungen identisch, was ihre Reaktion mit anderen Substanzen betrifft, sie unterscheiden sich jedoch in ihrer physischen Natur. Ein kleiner Test genügt, um das zu bezeugen.

Homöopathie als energetischer Wirkrahmen

Mit dem heute verfügbaren Wissen wird es immer schwieriger, den Empfehlungen der alten Lehrer der Homöopathie zu folgen. Obwohl sie die spirituelle Natur der Homöopathie kannten, also deren energetische Natur, so hatten sie nicht das technische Wissen, das uns heute zur Verfügung steht, um diese Konzepte zu überprüfen. Der alleinigen Tatsache, dass sie dies vermuteten, gebührt hohe Anerkennung. In der täglichen medizinischen Praxis ist die Anwendung klassischer homöopathischer Diagnoseverfahren kompliziert und zu zeitaufwändig, wenn man versucht, das typisch homöopathische Bild eines Patienten zu erstellen. Der Neo-Homöopath empfindet die Kommunikation mit dem klassischen Homöopathen als schwierig. Die Neo-Homöopathie, die unser heutiges Wissen einsetzt, ermöglicht es, eine Klinik effizient zu führen und dabei höhere Erfolgschancen zu haben. Ich nutze die modernen Ansätze der Homöopathie nun schon seit vielen Jahren. Des Öfteren habe ich Ärzte angetroffen, die alternative Methoden quasi als zweites Standbein anboten. Das ist ungenügend. Um sich fest im Bereich der Neo-Homöopathie zu etablieren, muss man exklusiv damit arbeiten und dabei die anderen in der medizinischen Ausbildung kennengelernten Fächer im Hinterkopf behalten.

Ich komme nicht umhin, einen Grundsatz der klassischen Homöopathie zu erwähnen, dem ich nicht zustimme. Wurde dem Körper ein homöopathisches Mittel zugeführt, sagte man, dass es eine Krankheit „bewirkt“, auch wenn diese Krankheit vorher nie dagewesen sei. Das stimmt nicht und konnte auch nicht bestätigt werden. Wird beispielsweise einer Person das homöopathische Präparat Trichomonas verabreicht und diese Person hatte diese Krankheit nie zuvor, so läuft das Präparat als vollkommen neutrales Mittel durch den Körper, ohne etwas zu bewirken. Es läuft wie Wasser durch. Das gilt für jegliches

Präparat, das nicht korrekt ausgewählt wurde; es kommt zu keiner Reaktion. Nur wenn das Präparat korrekt ausgewählt wurde, führt es zu einer körperlichen Antwort, indem es die Abwehrmechanismen des Körpers auslöst. Nebenwirkungen können zufälligerweise vorkommen, zum Beispiel, indem die zugeführte Substanz mit anderen homöopathischen Mitteln reagiert. Oder sie reagiert gemäß des Prinzips der Ähnlichkeit mit dem Körper in einer abgeschwächten Form. Doch das stellt die Prinzipien des Dargelegten nicht infrage. Resonanz kann theoretisch nur erfolgen, wenn das Präparat den körperlichen Bedürfnissen entspricht. Dabei wird der Körper zu seiner normalen Verfassung zurückfinden. Ob dies durch eine unmittelbare Verbesserung, über eine vorübergehende Verschlechterung des Zustandes oder durch scheinbar keine fühlbare Reaktion geschieht (die Reaktion erfolgt im unterschwelligen Bereich), ist nicht genau vorhersehbar, da es im Körper viele Abhängigkeiten gibt, auf die eingegangen werden muss, um eine Homöostase oder inneres Gleichgewicht zu erreichen. Die Reaktion kann als Wohlgefühl, Müdigkeit oder als leichtes Unwohlsein erfolgen, aber es wird nie zu einer exzessiven Reaktion kommen. Es ist nicht möglich, den Körper zu Meisterleistungen zu bringen, wie dies von einigen Athleten versucht worden ist.

Niedrig- und Hochpotenzen

Geht es um sehr schwache Patienten oder um solche mit schweren Allergien, sollte man Homöopathie vorsichtig einsetzen. In solchen Fällen muss die Menge des verabreichten Mittels sehr gering gehalten werden – einige Tropfen genügen. Dasselbe gilt für die Potenzierung. Werden sofort hohe Potenzierungen gegeben, kann das zu schwerwiegenden Störungen führen, da der Körper bei dem Versuch, zu einem Normalzustand zurückzufinden, mit dieser hohen Potenzierung überfordert ist. Dies könnte zu langfristigen Störungen der Reaktionsfähigkeit führen. Um einen solchen Zustand zu überwinden, müssen schwache Potenzen gegeben werden, um die Überlastung auszugleichen.

Vor vielen Jahren habe ich den Begriff „bioenergetisch" für diese Art der Behandlung eingeführt. Der Begriff wurde früher in Verbindung mit einem psychischen Prozess verwendet, ist aber so nicht mehr gebräuchlich. Der Begriff „bioenergetisch" ist auch auf die klassische Akupunktur anwendbar, die jedoch ein vollkommen anderes Thema ist.

Neo-Homöopathie überwindet traditionelles Vorgehen

Wenn Patienten mit Problemen zu mir kommen, die nicht selber heilen oder mit Störungen, die auf die modernen medizinischen Therapien nicht reagieren, liegt es auf der Hand, dass es anderer Impulse bedarf, um wieder ein Gleichgewicht herzustellen. Die Neo-Homöopathie hat sich bei vielen dieser Patienten als der entscheidende Motor erwiesen, der nötig ist, um einen trägen Abwehrmechanismus wieder in Schwung zu bringen. Fehlt der nötige Impuls, ignoriert der Körper viele andere Ungleichgewichte, und das führt zu einer Verlängerung des Krankheitszustandes oder des Gefühls, krank zu sein.

Einige sind der Meinung, dass Bewegung, wie zum Beispiel Joggen, Trägheit zu überwinden vermag. Das hat sich aber als unzureichend herausgestellt. Erfolgt zuvor keine angemessene Diagnose und Behandlung, kann sich der Zustand der Person durch die Bewegung noch verschlechtern. Es darf nicht zu einer Überanstrengung kommen. Die Homöopathie wirkt am besten, wenn der Patient seinen normalen Lebensstil beibehält. In akuten Fällen ist zusätzliche Anstrengung nötig, um mit der Situation fertig zu werden. Während der Diagnose findet der Neo-Homöopath Rückstände früherer Ungleichgewichte, von denen sich der Körper anscheinend erholt hat. Solche Restwirkungen können aufgespürt und beseitigt werden.

Ein weiteres Beispiel ist die Reaktivierung eines sonst trägen Abwehrmechanismus durch Homöopathie, wie es bei einer Blockade-Situation zu beobachten ist. Das ist typisch für Raucher, Drogenabhängige und Menschen, die viel minderwertige Nahrung essen oder anderes toxisches Material einnehmen. Der Körper befindet sich durch die externen Störungen in einer Art Lähmung. Nachdem die Beeinträchtigungen beseitigt wurden, kann Homöopathie die Abwehrmechanismen sehr viel effizienter revitalisieren oder wiederbeleben als jegliche andere Methode, da sie spezifisch auf die Störungen angewendet werden kann. Andere Formen der energetischen Anwendung, wie etwa Wellenschaukel oder magnetische Felder, brauchen üblicherweise länger. Für zahlreiche Störungen ist die Neo-Homöopathie vielen anderen Behandlungsformen überlegen. Sie verdient es, als Standardanwendung in modernen Arztpraxen anerkannt zu werden.

Kurz zusammengefasst:

Dr. Schuldt bricht in diesem Kapitel eine Lanze für die Homöopathie, die von großen Teilen der Schulmedizin noch immer abgelehnt wird, und das, obwohl es zahlreiche wissenschaftliche Studien von Kindern und Tieren gibt, in denen die Wirksamkeit außer Frage steht. Gerade hohe und besonders wirksame Potenzen sind nur noch Informationsträger, keine Materie mehr, dies wird aber von der materiell orientierten Schulmedizin als Konzept abgelehnt. Homöopathie ist als energetischer Impuls zu verstehen. Der große Vorteil von homöopathischen Mitteln ist nach Dr. Schuldt, dass sie keine Nebenwirkungen und Folgeerscheinungen nach sich ziehen, weil das Mittel nicht chemisch umgewandelt werden muss, wie dies bei normalen Medikamenten der Fall ist. Ein homöopathisches Mittel kann nicht nur ein Symptom ursächlich beseitigen, sondern auch andere Störungen. Im Weiteren erklärt Dr. Schuldt den Messprozess mittels Messing-Griff und Strom im Mikroampere-Bereich. Die Ergebnisse sind für den Patienten unmittelbar sichtbar und damit nachvollziehbar. Seine Richtung bezeichnet Dr. Schuldt als „Neo-Homöopathie", auch von der klassischen Homöopathie erfährt er wenig Anerkennung, was ihn aber nicht anficht. Bioenergetische Medizin kann Impulse setzen, ein Gleichgewicht und einen trägen Abwehrmechanismus wieder herzustellen. Krankheiten können damit zügig ausgeheilt werden. Rückstände früherer Ungleichgewichte, die Dr. Schuldt als „Bodensatz" bezeichnet, werden mit dieser Methode aufgespürt und ausgeschieden. Auch Menschen in einer Blockade-Situation, oft Raucher, Drogenabhängige und Menschen, die sich minderwertig ernähren, kann mit bioenergetischer Medizin geholfen werden, indem die Blockade oder Lähmung bzw. Starre aufgelöst wird. Wenn die Beeinträchtigung beseitigt ist, kann Homöopathie die Abwehrmechanismen sehr viel effektiver aktivieren als jede andere Methode.

10. Bioenergetische Medizin gleicht Unzulänglichkeiten der Schulmedizin aus

Gegenüberstellung

Um zu verstehen, braucht es Aufmerksamkeit. Reicht die Aufmerksamkeit nicht aus, um die vorgestellten Informationen zu speichern, braucht es Wiederholung. Haben sich neue Erkenntnisse über eine lange Zeitspanne entwickelt, ist eine Einführung nötig, um Neugier zu entfachen, damit diese Erkenntnisse auch genutzt werden. Das gilt für eine Einzelperson genauso wie für eine Gruppe. Und ebenso gilt es für innere Reaktionen des Körpers wie Immunität, Abwehrreaktionen und stabilisierende Reaktionen.

Aus diesem Grund möchte ich im Folgenden auf eine medizinische Methode aufmerksam machen, die jeder verstehen kann. Sie heißt bioenergetische Medizin. Wie der Name schon sagt, geht es um die Energie in biologischen Systemen. Das biologische System ist äußerst intelligent. Alle Aktionen sind miteinander verbunden, wodurch ein übergeordnetes Gleichgewicht entsteht. Kommt es in einem Teil zu einem Ungleichgewicht, bedarf es einer Reparatur oder Regenerierung, um das unabdingbare Gleichgewicht wiederherzustellen. Wird der Körper mit physischen Mängeln oder Defekten konfrontiert, die er selbst nicht auszugleichen oder zu überwinden vermag, bedarf es zusätzlicher externer Unterstützung.

Diese kann gegeben werden durch

a) mechanische Vorgehen wie etwa Schütteln, Drücken, Ziehen, Schneiden, Klänge oder Lärm

b) Temperaturveränderungen wie ein heißes Bad oder Kühlung

c) chemische Mittel wie Medikamente oder Lösungen

d) subtile Applikationen wie Homöopathie oder Akupunktur

e) elektronische Mittel und rein energetische Mittel, um Reaktionen im Mikro- oder unterschwelligen Bereich zu erzeugen.

Eine Reaktion basiert also auf einer vorherrschenden Situation, die sich aufgrund eines zentralen oder peripheren Gleichgewichts ergeben hat und das durch innere oder äußere Einflüsse beeinflusst wurde.

Jede Reaktion verlangt dem biologischen System zusätzliche Kraft ab, um das Ungleichgewicht zu überwinden. Dies kann in einem sonst ungenutzten Zustand der Empfindlichkeit erreicht werden, indem man das System zusätzlich stört. Erfolgt dadurch ein weiterer Stimulus, kann es zu Reaktionen kommen, die das Gleichgewicht wiederherstellen und somit zu Heilung führen. Denn es gibt in Wirklichkeit keine voneinander unabhängigen Daten. Alle Zustände sind miteinander verbunden und bedingen sich gegenseitig.

Daher ist es schwierig, ein solches System mit statischen Daten zu beschreiben. Denn diese vermögen immer nur Momentaufnahmen und vorübergehende Informationen zu liefern. Ihnen fehlt die Wechselwirkung organischer Erscheinungsformen. In der Tat sind Phänomene, die sich in ständiger Bewegung befinden, für die Betrachtung biologischer Prozesse sehr viel aussagekräftiger als einzelne Proben.

Es ist wichtiger, die Tendenz zu beobachten, als den Status quo.

Da es unendlich viele Daten gibt, unterliegen alle von außen getroffenen Maßnahmen Unsicherheiten. Daher ist es nötig, Abstände, Dauer und Ausrichtung einer Therapie ständig Anzupassen, um dem Körper die bestmögliche Unterstützung zu bieten. Dabei gilt es, immer die Auswirkungen im Blick zu behalten.

Für die körperliche Untersuchung mit dem Ziel, klare Hinweise auf den Ursprung von Störungen zu erhalten, die zu einer Krankheit führen, gibt es Methoden, die vor allem darauf beruhen, Mängel sichtbar zu machen. Dazu zählen zum Beispiel Röntgen, Kernspintomographie, Ultraschall oder elektronische Verfahren. Keine dieser Methoden ist frei von Fehlern und führt dadurch zu ungenügenden Interpretationen. Es gibt hingegen unterschiedliche Unsicherheitsgrade, die durch den Einsatz alternierender Vorgehensweisen überwunden werden können.

Diese Vorgehensweisen wurden über eine lange Zeit entwickelt und werden heute noch angewendet. Fortschritt ist nur durch Verbreiterung und Erweiterung möglich.

Neuheitserrungenschaften

Es gibt ein neues Verfahren, das einfach anzuwenden ist. Es führt zu Ergebnissen, die mit solchen vergleichbar sind, bei denen der Körper durchgängig erforscht wird: die bioenergetische Medizin.

Die Lebenskraft nimmt im Laufe des Lebens ab. Sie kann jedoch unterstützt werden, so dass sie länger erhalten bleibt und nicht vorzeitig aufgebraucht wird.

Durch Anwendung eines kleinen Gerätes, das auf Mikroampere-Basis funktioniert, kann man jedes Köperteil untersuchen. Diese Intervention mit Mikrostrom ist sicher und führt zu keinen Nebenwirkungen oder Folgeerscheinungen. Vor allem aber ist sie präzise. Ob Organ, Organteil, körperlicher Prozess oder Reaktion des Stoffwechsels – alles kann mit Blick auf normale Prozesse, abnormale Prozesse, hyper- oder hypoaktive Prozesse, degenerative Prozesse oder ausgelöschte Prozesse untersucht werden.

Diese Untersuchung ermöglicht es, eine ganz genaue Diagnose zu erstellen. Mit der nötigen Erfahrung kann man das Ergebnis voraussagen und dieses innerhalb weniger Minuten bestätigen. Darüber hinaus ist es möglich, den Ursprung einer

Krankheit zu erkennen. Eine Ursache kann zu einer hauptsächlichen Störung führen. Sie kann aber auch mehrere Störungen bewirken, die mit der hauptsächlichen Störung verbunden sind. Mehrere Störungen können sich auf ein Organ oder auf eine Stoffwechsel-Funktion auswirken. Genauso gut können sie jedoch auch mehrere Organe oder Stoffwechsel-Funktionen beeinträchtigen. Störungen können außerdem zu Folgestörungen führen, die mit der eigentlichen Ursache nichts zu tun haben, sondern ein Ergebnis sukzessiver oder miteinander verbundener Organreaktionen sind.

Durch bioenergetische Interventionen können auch Ausmaß – akut oder chronisch – und Dauer – nachfolgend oder in Intervallen – einer Störung erkannt werden. Der Übergang von Physiologie zu Pathophysiologie kann ebenfalls kategorisiert werden und dies auf der Grundlage ganz unterschiedlicher Störungen, z.B. bakteriell, viral, chemisch, thermal, elektrisch, traumatisch oder nicht-traumatisch.

Ausmaß und Dauer von Störungen

Bakterielle und virale schädliche Einwirkungen können zu langwierigen oder chronischen Störungen führen, die oft Jahrzehnte überdauern. Werden sie angemessen behandelt, können sie abklingen. Dies gilt auch für leichtere chemische Belastungen oder Vergiftungen. Sie sind schwer nachzuweisen, denn nicht immer zeigt sich die akute Form solcher Aggressionen in der vermuteten und in Büchern beschriebenen Art. Manchmal ist sie von ähnlichen Anzeichen nur schwer zu unterscheiden. In solchen Fällen kann die bioenergetische Medizin die Ursache klären. Impfungen können zu Nebenwirkungen oder Folgeerscheinungen führen, die von normalen Kriterien abweichende Reaktionen bewirken. Auch in diesen Fällen kann die bioenergetische Medizin die Zusammenhänge aufzeigen. Die richtige Beurteilung und angemessene Therapie hängen vom biologischen Prozess ab und können mit bioenergetischen Verfahren erreicht werden.

Ergebnisse und Grundbedürfnisse

Aus dem Dargelegten ist ersichtlich, dass die bioenergetische Medizin in der Präventivmedizin äußerst hilfreich ist. Bei der Prävention geht es hauptsächlich um chronische Beschwerden. Solch langwierige Störungen können meist nur durch einen veränderten Lebensstil behoben werden – sowohl auf das Essverhalten als Gewohnheit, als auch auf die Ernährungsauswahl bezogen. Die tatsächlichen Bedürfnisse eines Menschen können definiert werden. Die vorliegende, hier beschriebene Methode ermöglicht bei deren konsequentem Einsatz die Herausarbeitung von Grundbedürfnissen, die dem Körper in jeder Weise zugutekommen.

Da sich die bioenergetische Medizin mit unterschwelligen oder niedrigschwelligen Zuständen des Körpers befasst, liegt es auf der Hand, dass sie vor allem in der Schwangerschaft sehr hilfreich ist. Dieser Bereich ist für alles zugänglich, was die bioenergetische Medizin zu bieten hat, insbesondere jedoch den holistischen bzw. ganzheitlichen Ansatz.

Holistische Aspekte werden in der Medizin immer wichtiger und sollten die derzeitige Trennung der Disziplinen in der Schulmedizin überbrücken helfen.

Die bioenergetische Medizin bietet bei schwer lösbaren Problemen eine begleitende Herangehensweise. Computergestützte Therapie kann nicht die Antwort auf solche Bedürfnisse sein. Hypothesen sollten nicht über therapeutische Anforderungen hinausgehen.

Konkurrierende Vorgehen können getestet werden. Wenn es um Probleme rund um Energiemangel geht, sind bioenergetische Verfahren unabdingbar, um die Ursache herauszufinden. Dies gilt für Herz-, Nieren-, Gehirn- und Gelenkprobleme, um nur die wichtigsten Beispiele zu nennen.

Bioenergetische Methoden geben auch Aufschluss über die Pharmakokinetik, also wie ein Arzneistoff im Körper wirkt. Zusätzlich zu den oben erwähnten Beispielen können die Hauptbereiche der Schulmedizin unterstützt und transparenter gemacht werden, so etwa die Psychologie, Psychiatrie, Urologie, Neurologie, Gynäkologie, Orthopädie und Onkologie. Dies gilt auch für Stoffwechsel-Probleme der Leber, des Pankreas und der Milz, wobei die Therapie den gesamten Körper miteinbezieht und so auch unterschwellige Störungen abdeckt.

Dies Verfahren der bioenergetischen Medizin bietet sich als hauptsächliche medizinische Herangehensweise an, im Zusammenspiel mit etablierten Disziplinen der Schulmedizin. Die computergestützte Medizin kann den Lebensprozess nicht gut genug erfassen, um als ausreichend zuverlässige und effektive medizinische Methode zu gelten. Sie kann für dokumentarische Zwecke in Verlaufsstudien eingesetzt werden, nicht jedoch für vorausschauendes Vorgehen.

Kurz zusammengefasst:

Dieses Kapitel ist grundlegend. Für Laien verständlich beschreibt Dr. Schuldt das Wesentliche seiner bioenergetischen Medizin. Sie besetzt eine Lücke, welche die Schulmedizin nicht füllen kann. Jeder Körperteil kann in kurzer Zeit untersucht und so festgestellt werden, wo ein Energiemangel oder Störungen vorliegen. Die Diagnose ist ganz genau. Eine Ursache kann zu mehreren Störun-

gen führen und mehrere Organe betreffen. Diese Sichtweise ist der Schulmedizin fremd. Auch die Dauer und die Schwere von Störungen kann festgestellt werden, genau wie langjährige virale, toxische oder bakterielle Belastungen. Bioenergetische Medizin kann den Heilungsprozess wesentlich verkürzen, Störungen abmildern und eine effektive Nachsorge für schulmedizinische Behandlungsmethoden darstellen. Auch zur Prävention ist diese Methode sehr hilfreich. Computergestützte Diagnose und Therapie kann in den Augen von Dr. Schuldt Lebensprozesse nicht gut genug erfassen, um spätere Störungen zu vermeiden. Bioenergetische Medizin kann Störungen und Krankheiten in der Zukunft vorbeugen.

11. Die Rolle des Immunsystems bei der Stabilisierung von Lebensprozessen in Organismen

Immunsystem als bioenergetische fließende Lebenskraft

Dieses Kapitel erläutert das Wesen und die Funktionsweise des biologischen Immunsystems. Er zeigt auf, wie wichtig ein gut funktionierendes Immunsystems für ein gesundes Leben ist. Es wird dargelegt, welchen Einfluss das Immunsystem als bioenergetisch fließende Lebenskraft hat, die jedem Organismus Lebendigkeit verleiht. Das Kapitel thematisiert die Antikörperbildung und diskutiert Untersuchungsmethoden. Es wird aufgezeigt, wie wichtig eine Erweiterung ist. Diesbezüglich wird eine Analogie zwischen biologischen und sozialen Systemen herangezogen, um das Verständnis beider Organismen gleichermaßen zu fördern.

Immunantwort

Immunität wird definiert als die Fähigkeit des Körpers, Infektionen oder Vergiftungen abzuwehren. Der Zustand vollkommener Immunität ohne die Notwendigkeit, auf äußere Angriffe zu reagieren, ist hypothetisch. Die Umwelt enthält unzählige Organismen und Substanzen, die auf den Lebensprozess eines höheren Lebewesens einwirken. Schon ein leichtes Ungleichgewicht in der internen Regulation dieses Lebewesens kann das Eindringen von Antigenen und daraufhin deren Vervielfachung im Körper zur Folge haben. Der Immunitätsgrad ist von Lebewesen zu Lebewesen unterschiedlich. Dasselbe gilt für die Immunantwort. Die Immunkraft ist endlich oder begrenzt. Ist das Immunsystem einmal überlastet – und somit geschwächt –

nimmt auch seine Fähigkeit ab, Angriffe abzuwehren. Oder diese Fähigkeit geht sogar ganz verloren.

Das Immunsystem ist ein übergreifendes Netzwerk fließender Verbindungen zwischen den Organen eines Organismus und verhilft ihnen zu einer gesunden Interaktion, das wechselseitige aufeinander Einwirken. Es ist demnach eine Art Lebensversicherungssystem, dessen gesundes Funktionieren von höchster Bedeutung für das Überleben des gesamten Lebewesens ist.

Das Immunsystem basiert grundsätzlich auf weißen Blutkörperchen, die sich, nachdem sie durch eine Infektion oder Vergiftung sensibilisiert worden sind, gegen den Angriff wehren, indem sie Antikörper bilden. Dies nennt man Immunantwort. Eine künstliche Zufuhr von Erregern in den Körper erfolgt durch Impfung. Dabei wird der Erreger bis zu einem gewissen Grad abgeschwächt, um eine akute Reaktion, die mit Schmerzen, Rötungen oder erhöhter Temperatur einhergehen würde, zu vermeiden.

Die Bildung von Antikörpern wirkt demnach dem vorangegangenen Eindringen von abgeschwächten Antigenen auf eine mildere Art entgegen. Der Prozess einer solchen Antikörperbildung wird dann in einem Immunprotokoll festgehalten, um aufzuzeigen, dass tatsächlich eine Infektion oder Vergiftung stattgefunden hat. Darüber hinaus können die Ergebnisse mit Blick auf die Eigenschaften solcher Antikörper detailliert ausgewertet werden.

Da eine Impfung auch durch Zufuhr von weniger aggressiven Substanzen erfolgen kann, ist die Antidotzufuhr (z. B. abgeschwächte Reizstoffe) auch anwendbar, um einem solchen Angriff entgegenzuwirken, ohne dass Antikörper als Neutralisierungsvorgang gebildet werden müssen. Das ist bei chemischer Vergiftung der Fall.

Der Prozess der Immunantwort ist sehr sensibel. Er hängt vom allgemeinen Gesundheitszustand einer Person ab. Darüber hinaus müssen eine Vielzahl weiterer Faktoren berücksichtigt werden. Das gilt vor allem für die Dauer und das Ausmaß der Immunantwort. Es gibt eine direkte Beziehung zwischen bestehenden Abwehrprozessen, die auf frühere Erreger zurückzuführen sind und der Wahrscheinlichkeit, weiteren Erregern ausgesetzt zu sein. Für das Eindringen solcher Erreger gibt es viele Voraussetzungen. Das Immunsystem kommt mit einer Vielzahl von Erregern gleichzeitig zurecht. Ist es vollständig aktiv, bekämpft es mehrere Erreger auf einmal und konzentriert sich dabei auf den wichtigsten. Sind beispielsweise Masern-Erreger vorhanden, können Pocken-Erreger nicht in den Körper eindringen, auch wenn sie in der Umgebung vertreten sind. Die Immunabwehr ist voll im Gange und verhindert dies. Das trifft jedoch nicht zu, wenn es sich um ganz andersartige Erreger handelt. Sie können in den Körper gelangen und auch schlafende, vom Immunsystem bereits bekämpfte Stoffe reaktiveren.

Die Idee, das Immunsystem konstant mit Erregern zu konfrontieren, damit die Regulationsmechanismen des Systems im Gleichgewicht bleiben, ist nicht praktikabel, da dieses Vorgehen das Immunsystem überlasten würde. Der Körper würde dadurch ständig seiner Abwehrkräfte beraubt. Nehmen zerstörerische Faktoren im Vergleich zu den stabilisierenden Faktoren im Körper überhand, führt dies unweigerlich zur Degeneration.

"Bodensatz" als Restzustand unterschwelliger Verläufe

Interessant ist die Beobachtung, dass das Immunsystem mit akuten Prozessen anders umgeht als mit chronischen. Akute Prozesse werden in kurzer Zeit angegangen. Dabei konzentriert sich das Immunsystem auf die am schädlichsten wirkenden Antigene. Ein Antigen ist ein spezifischer Schadstoff, der im Körper eine Immunantwort auslöst. Ist dies erledigt, befasst sich das Immunsystem nicht länger mit diesem Antigen und setzt weniger Abwehrkräfte dagegen ein. Die „Aufmerksamkeit“

der Abwehrkräfte wird dann auf akutere oder neue Erreger hingeleitet. Der vorhergehende Erreger wird somit weitgehend vernachlässigt, auch wenn dieser seine Wirkung nicht vollständig verloren hat. Mit der Zeit führt dies zu „Bodensatz“: Eine Menge früherer Erreger lagern sich im Körper ab, wo sie die Abwehrkräfte weniger provozieren. Dies können bakterielle oder virale Erreger, Fungizide oder auch entomologische und chemische Erreger sein. Der Bodensatz äußert sich im Verlauf in Allergien.

Allergien sind auf eine fehlende spezifische Abwehr zurückzuführen, was zu Reaktionen wie Hautreizungen, Asthma, intermittierende Rötung usw. führt. Allergien können sowohl monokausal als auch multikausal sein, also eine oder mehrere Ursachen haben. Sind mehrere schädliche Substanzen vorhanden, kann es zu Kreuz- oder Nebenreaktionen kommen. Damit Allergien entstehen können, muss der Angriff lange genug andauern. Das kann zum Beispiel der Fall sein, wenn eine Person über Jahre chemische Substanzen einnimmt. Dadurch werden die Abwehrkräfte vom Immunsystem an ihrer natürlichen Wirkweise gehindert. Dasselbe gilt für andere schädliche Substanzen, die zu Allergien führen können. Auch die Verdauung kann davon betroffen sein, wenn der Prozess des selektiven Verarbeitens der Nahrung nicht mehr richtig funktioniert.

Fehlende Antikörperproduktion bei geringerer Einwirkung

Bei der Anwendung homöopathischer Medikation, wie zum Beispiel bei bioenergetischen Verfahren, erfolgt keine Antikörperbildung. Die Interaktion zwischen den homöopathischen Präparaten und den Schadstoffen im Körper erfolgt zu schnell, als dass sich eine größere Anzahl Antikörper mit adäquater Wirkung bilden könnte. Homöopathie ersetzt demnach die Antikörperbildung im Körper, nachdem dieser mit einem Erreger in Kontakt gekommen ist.

Bei langfristigen chronischen Prozessen mit einer Neigung zu Allergien kann es sogar sein, dass keine Antikörper vorhanden sind, die einen Hinweis auf frühere Eindringlinge geben könnten. Das heißt, dass durch die Auswertung von Antikörpern weder der Einsatz von Homöopathie noch das Vorhandensein chronischer Prozesse nachgewiesen werden können. Bioenergetische Messungen hingegen vermögen einen Hinweis darauf zu geben.

Schulmedizinische pathologische Erkenntnisse oft ungenau

Durch normale Allergietests nach schulmedizinischer Vorgehensweise kann oft nicht aufgezeigt werden, um welche Allergieerreger es sich handelt. Ein typisches Beispiel ist Heufieber, bei dem Auslöser als Verursacher der Beschwerden angesehen werden und nicht die eigentlichen dafür verantwortlichen Stoffe. Selbst wenn die Stoffe in ganz geringen Mengen vorhanden sind, können Allergien auftreten, weil das Immunsystem überreizt worden ist. Dies erfolgt nicht nur bei direktem Kontakt, sondern auch auf eine Distanz von vielen Metern.

Von vielen chemischen Substanzen wird vermutet, dass sie Allergien auslösen. Sieht man jedoch genauer hin, erkennt man, dass es sich um Kreuzreaktionen handelt. All diese abweichenden Ergebnisse früherer Untersuchungen sollten beim Einsatz bioenergetischer Messungen ernsthaft hinterfragt werden.

Falschinterpretationen krebserregender Substanzen führen zu viel Verwirrung. Der reine Verdacht, eine Substanz könnte Krebs erzeugen, genügt, um diese Substanz entsprechend zu klassifizieren. Es gibt eigentlich keine solchen Substanzen außer in Tierversuchen, bei denen das Immunsystem des Tieres und dessen Reaktion überlastet werden. Das Dilemma besteht in der mangelnden Fähigkeit des Technikers, klare Aussagen zu machen, ob es sich um Krebs handelt und wie sich dieser auswirkt. Zelldeformationen genügen nicht für eine eindeutige Definition und klare Befunde.

Energieentzugsverfahren wie die sogenannte Chemotherapie sind vollkommen ungenügend und ungeeignet, um den Lebensprozess zu unterstützen.

Die pathologische Diagnostik ist noch immer nicht in der Lage, verlässliche Aussagen zu spezieller Zellgenese bei Neubildung hinsichtlich des Zeitablaufs sowie zur Fähigkeit der Metastasierung (Bildung von Tochtergeschwülsten) und zum Umfang spezieller Zellneubildung zu machen, geschweige denn zum Ausmaß einer vernichtenden Vergiftung. Bei Krebs gibt es keinen spezifischen Beweis für Antikörperbildung. Dies zeigt, dass weitere Forschungsarbeit dringend nötig ist und dass bewährte Verfahren genutzt werden sollten, die durch bioenergetische Diagnostik weiter belegt und genutzt werden können. Wird Tieren Krebsgewebe eingepflanzt, kommt es nur zu progressiver Gewebeformation, wenn entsprechende, dies unterstützende Faktoren gegeben sind. Diese Tatsache wird normalerweise nicht berücksichtigt. Die psychischen oder mentalen Vorgänge im lebenden Körper können das Immunsystem beeinflussen. Ständiger Stress ist vergleichbar mit der übermäßigen Beanspruchung des Immunsystems durch Schadstoffe, denn Stress schwächt die Abwehrmechanismen des Körpers bei mentaler zerstörerischer Belastung. Umgekehrt wirken sich positive mentale Impulse stärkend auf die Abwehrkräfte aus.

Orthodoxe schulmedizinische materiell-chemische Betrachtungen zeigen ein ganz anderes Immunreaktionsmuster auf als solche energetischen und nicht materiellen Erscheinungen. Bioenergetische Prozesse können dies nachweisen. Sie zeigen auch chronische Restzustände lange nach der akuten Phase, wenn es schwierig wird, Antikörper zu bestimmen.

Alle körpereigenen Reaktionen sind abhängig von kausalen Faktoren, basierend auf ihren Möglichkeiten, Gegebenheiten zu produzieren, und folgen internen, zum großen Teil voraussagbaren Mustern. Das Immunsystem eines weiter entwickelten Lebewesens kann Aufschluss über die interne Regulation eines sozialen Systems geben. Dies kann hilfreich sein, um Lösungen zu finden, die rein auf der Basis externer Kriterien ohne vollständige Einwirkung in den Organismus selbst schwer zu finden wären.

Ausscheidungsprozesse aktivieren

Für die Stabilisierung eines lebenden Körpers ist es notwendig, über die Leber und die Niere Antigen-Antikörper-Stoffwechselprodukte auszuscheiden. Dies kann durch bioenergetische Vorgehensweisen aktiviert werden, sogar, wenn keine Antiköper vorhanden sind. Antikörper sind, wie beschrieben, nicht in jedem Fall hinweisend auf körperlich durchgemachte Störungen, was hier noch einmal hervorgehoben werden soll.

Kurz zusammengefasst:

In diesem Kapitel geht es um Immunität, Lebenskraft, die Beziehung der Lebenskraft zu Gesundheitsstörungen und Krankheiten, den Mechanismus der Antikörperbildung und die Bioenergetik in Diagnose und Prävention. Die Immunität des Körpers spielt eine zentrale Rolle für unsere Gesundheit. Ständig sind wir schädlichen Organismen und Fremdstoffen ausgesetzt. Die Immunkraft ist begrenzt. Ist das Immunsystem geschwächt, kann es Angriffe von außen schlecht abwehren. Mit der Methode der Bioenergetischen Medizin wird die Antikörperbildung ersetzt, welche auf Dauer das Immunsystem schwächt. Dr. Schuldt gibt zu bedenken, dass Energieentzugsverfahren wie Chemotherapie ungeeignet sind, den Lebensprozess zu unterstützen.

12. Computertechnologie und intelligente Medizin

Vergleichsbetrachtungen

Dieser Abschnitt fasst theoretische und praktische Aspekte der Computertechnologie und ihrer Anwendung im Bereich der intelligenten Medizin zusammen. Es werden die Einschränkungen hinsichtlich des Versuchs besprochen, bei qualitativen Entscheidungen, medizinischer Beurteilung und Auswahl geeigneter Behandlungen den Menschenverstand durch Computer zu ersetzen. Die kybernetischen Technologien werden insgesamt als hilfreiche Unterstützung für die intelligente Medizin gesehen.

Im heutigen Technologiezeitalter werden Menschen mehr und mehr durch Maschinen ersetzt. Dies reicht von Webmaschinen in Kleidungsfabriken bis hin zu hochmodernen Robotern, die Komponenten für die Autoindustrie herstellen. Es hat sich herausgestellt, dass Maschinen die ursprünglich von Menschen erledigte Arbeit sehr viel präziser und schneller durchführen können.

Maschinen dieser Art funktionieren exakt nach dem vom Menschen entwickelten Konzept. Sie sind die Produkte des präzisen Denkens und Planens sowie intelligenter Logik. Das Wort „Intelligenz" in seiner ursprünglichen Bedeutung stammt vom Lateinischen ab und bezieht sich auf die Fähigkeit, zwischen den Zeilen eines schriftlichen Textes zu lesen, d. h. einen Text jenseits seiner Worte und Sätze zu interpretieren. Doch zu den menschlichen Fähigkeiten zählt nicht nur mechanische Arbeit. Das Steuern solcher Fähigkeiten und deren Interpretation, Analyse, Synthese, Kritik und Lob führen zu Denken, Versuch und Irrtum, verbunden mit Gefühlen und Sensibilität. Diese höheren Fähigkeiten eines Menschen sind ein Anreiz dafür, menschliche Arbeit wie mechanische Aktivitäten zu ersetzen. Hat man sich einmal darauf geeinigt, dass es eine Hierarchie menschlicher Fähigkeiten gibt, sind es die niederrangigen Fähigkeiten, die als erstes beherrscht werden. Je weiter nach oben man in der Hierarchie geht, desto schwieriger wird es, auch diese Fähigkeiten zu beherrschen.

Autonomes Vorgehen ist allein dem menschlichen Geist eigen

Bestimmt der Geist über den menschlichen Körper oder umgekehrt? Bei den grundlegenden Regelkräften können wir Gegensätze und linearen Perfektionszuwachs nicht komplett außer Acht lassen. Jüngste, von Krieg und Zerstörung geprägte Jahrzehnte gehen einher mit einem enormen Verlust menschlicher Entwicklung und der Förderung von Humanität als mentaler Haltung. Erleidet der menschliche Geist einen Rückfall in primitivere Seinsformen, könnte ein zuvor entwickelter Computer Steuerungsfunktionen übernehmen, für die er kalibriert wurde, und somit menschliche Funktionen ersetzen, die ansonsten autonom und für Maschinen unzugänglich waren.

Wie lange würde eine Maschine als dafür geeignet wahrgenommen werden? Würde es gemischte Entwicklungen geben, teils Maschine, teils Mensch? Was oder wer würde die Oberhand gewinnen? Körperteile können ersetzt werden, nicht jedoch neue Ideen und innovatives Denken. Das Schachspiel kann simuliert und von der Maschine gewonnen werden, nicht jedoch die Gehirnfunktionen. Das bedingt aber, dass es auf den konventionellen Wegen Regeln und Wahl-Wiederholung gibt. Ohne Regeln scheitert die Computersimulation. Der Computer ist eine Maschine, die mit Informationen gefüttert wird, um diese zu speichern und zu verarbeiten. Die Daten können ganz unterschiedlicher Natur sein, und die Maschine kann diese vergleichen, addieren, subtrahieren, und alle Arten konventioneller mathematischer Berechnungen durchführen. Daher der Name „Computer" von Zählwerk. Je mehr der Computer perfektioniert wird, je mehr raffinierte und vorher unerreichte Speicherkapazitäten er aufweist und je weniger Zeit für das Suchen und Verarbeiten von Daten aufgewendet werden muss, desto größer ist die Versuchung, ihn als autonom funktionierende Einheit anzunehmen.

Der Computer hängt von der Information ab, mit der er gefüttert wird. Hierin besteht seine Grenze. Durch Weiterentwicklung der Maschine könnte sich die Anzahl gespeicherter Informationen der Unendlichkeit nähern. Das heißt, die Zahl könnte so groß werden, dass man sie als Modul oder Begriff definierten Ausmaßes behandeln muss. Das wiederum ist mit einer Mutmaßung und daher mit Unsicherheitsbeziehung verbunden, was zu weiterer Grenzwertigkeit führt. Falls mentale oder sogar spirituelle Fähigkeiten Produkte computerisierter Daten werden, gilt Folgendes: Wenn Unendlichkeit und Annäherung menschengemachte Vorstellungen sind und somit innerhalb Menschen zugänglicher mentaler Begrifflichkeit verbleiben, wäre das Festhalten solcher Daten gleichzeitig eine Begrenzung für ihre computerisierte Verarbeitung. Der Zustand der mentalen Entwicklung des Menschen könnte also vom Computer nicht übertroffen werden – gegebenenfalls wäre das hinsichtlich des Ausmaßes und der Komplexität möglich, nicht jedoch hinsichtlich spontaner Reaktionen. Das Prinzip der Induktion könnte erfolgreich sein, nicht aber das Prinzip der Deduktion. Das setzt natürlich voraus, dass mentale und vernunftbegründete Fähigkeiten überhaupt als für die computerisierte Verarbeitung geeignete Daten verwendet werden können.

Das Hauptanwendungsgebiet für Computer sind zweifellos mathematische Berechnungen und rationale Überlegungen. In der Tat werden viele mathematische Schritte oder mathematische Grundelemente und Definitionen in der Schule gar nicht mehr vermittelt, denn die Ergebnisse können mittels Computer viel schneller und einfacher erzielt werden. Daher verliert die Notwendigkeit der Kenntnis mathematischer Grundsätze zunehmend an Bedeutung. An ihre Stelle tritt die Fähigkeit, die Maschine zu bedienen. Das ist viel einfacher, als sich grundlegende Mathematikkenntnisse anzueignen – ein Wechsel von zunächst komplizierten hin zu unkomplizierteren Schritten.

Aus dieser grundlegenden Erfahrung stammt die Überzeugung, dass der Computer früher oder später menschliches Denken und Entscheiden ersetzen wird. Wenn mathematische Gleichungen so unverständlich werden, dass keine Lösungen möglich sind, tendiert man dazu, sogenannte Hilfsfaktoren einzusetzen. Dadurch wird eine Gleichung lösbar, sie bleibt aber unausgeglichen. Eine Abfolge von Begriffen muss quantifiziert werden, um verständliche Standards zu erreichen. Die mit der Definition und Gewichtung von Daten verbundene Verzerrung löst zum Teil noch Unbehagen aus. Daten können gleich und doch unterschiedlich gewichtet sein. Die Genauigkeit bei der Suche nach der geeigneten Zuordnung, um bestimmte Qualitäten zu erreichen, hängt mit der ihnen angefügten Vereinbarkeit zusammen. Definitionen verlangen nach Vereinbarkeit, die wiederum Mutmaßungen unterliegen. Um dies auszuschließen, bräuchte es disziplinäre Maßnahmen und Kontrollen. Disziplin ist Grundlage der Mathematik in ihrer ureigensten Form. Die angewandte Mathematik erlaubt zwar einen gewissen Freiheitsgrad, sie ist jedoch immer weit entfernt von natürlichen Prozessen, für die es recht schwierig ist, Definitionen aufzustellen. Man kann sich beispielsweise mit der Gravitation beschäftigen, ihre Qualität oder Natur lässt sich jedoch nicht definieren. Mit Blick auf Probleme und Definitionen gibt es in der Biologie eine unglaubliche Menge an Daten, die voneinander abhängig sind und sich gegenseitig bedingen.

Biologische Abläufe mit Eigengesetzlichkeit

Berücksichtigt man die oben gemachten Ausführungen, ist es leicht zu verstehen, dass die Mechanismen von Gleichungen aus der Mathematik für biologische Prozesse ungenügend sind. Die Biologie folgt zuallererst dem Kausalitätsprinzip und Interferenzen. Daraus ergeben sich Widersprüche, die zu Paradoxa und Schwankungen führen, bei denen reine Logik zu keinen akzeptablen Ergebnissen führt. Es mag sein, dass in der Biologie der Computer die Mathematik durch neue, meist vorbildartige Konzepte ersetzen wird. Als Maschinenbauingenieur und Arzt habe ich Probleme dieser Art schon oft angetroffen. Gibt man der Biologie und ihren sichtbaren Phänomenen den Vorrang, ist es schwierig, die richtigen Kriterien für Daten festzulegen, um entsprechende Untersuchungen durchzuführen. Liegen hinter sichtbaren Phänomenen weitere, schwer erkennbare Phänomene, gibt es dafür oft gar keine Definitionen, an die man sich halten könnte.

Bei der eingeübten Erforschung ungelöster Phänomene greift man auf Umschreibungen von Reaktionen und Beobachtungen zurück, die deren Eigentümlichkeit jedoch nicht offenlegen. In früheren Publikationen habe ich auf die Notwendigkeit solcher Umschreibungen hingewiesen. Diese schwierige Situation führt oft zu dem Wunsch, eine Maschine zur Verfügung zu haben, die die notwendigen Schritte übernimmt. Die Vorstellung eines „deus ex machina", wie die alten Lateiner es nannten, würde das Problem jedoch nicht lösen. Wer versucht, biologische Phänomene zu erfassen, muss zugeben, dass der mechanische Ansatz dafür ungeeignet ist. Das breite Feld der Biologie umfasst zweifellos große Bestandteile miteinander verbundener energetischer Phänomene, die für die Erklärung zahlreicher Prozesse herangezogen werden können. Die Menschheit hat gerade erst begonnen, diese zu nutzen.

Versuche, die Mathematik in der Biologie anzuwenden, müssten sich auf den Bereich der Bewegung und dabei auf Intrapolation und Extrapolation beschränken. Ein Teil davon könnte durch Vektoranalyse abgedeckt werden, zum Beispiel mit Skalarprodukten für den Impuls. Die Biologie deckt viele Ebenen und Dimensionen ab. Zweidimensional, dreidimensional, mehrdimensional, wenn ein angemessenes Äquivalent erreicht werden soll. Ein weiterer Aspekt sind konkurrierende Gleichläufe: Parallelen auf unterschiedlichen Ebenen, auch Kreuzprodukte mit gewissen Funktionen und Entwicklungen. Es müssen kontinuierliche und diskontinuierliche Vektoren genutzt werden. Durch mangelnde Kohärenz wird die Vielfalt schließlich schwer kontrollierbar. Es kommt zu Disharmonien und Inkongruenzen mit gewissen biologischen Daten. Auf der einen Seite scheint die Biologie einfach zu sein, auf der anderen Seite ist sie sehr komplex und sogar verwirrend. Sie ist multidimensional und nicht selbsterklärend. Wagt man sich Schritt für Schritt in die Tiefen der Phänomene vor, findet man die Erklärung hinter der Erklärung und den Terminus hinter dem Terminus.

Medizinische Daten mit und ohne Bedeutung

Berücksichtigt man, dass der Körper ein offenes System ist, das von vielen externen Faktoren abhängt und mit ihnen verbunden ist, können geschlossene Systeme keine zufriedenstellenden Ergebnisse liefern. Sie können jedoch eine Art unvollkommenes Modell sein, mit dem man arbeitet. Der Körper kann sowohl als Makrokosmos als auch als Mikrokosmos definiert werden.

Betrachtet man bei Tieren mit komplexen Funktionen die anatomischen Einheiten wie Mund, Ohren, Magen, Herz usw., so ist deren „Vorlage“ sehr ähnlich. Bei deren Ausgestaltung jedoch gibt es eine große Vielfalt. Jedes Detail kennt unzählige Variationen, die mit festgelegten Funktionen und allen notwendigen Voraussetzungen ausgestattet sind, wie zum Beispiel bei staatenbildenden Insekten.

Betrachtet man das Genom, das den genetischen Code eines Organismus enthält, stellt man fest, dass es nur einen kleinen

Ausschnitt der darunterliegenden Faktoren ausmacht. Um eine Erklärung für ein kleines Insekt oder eine Pflanze zu finden, müssen Millionen von Komponenten analysiert werden. Funktionen und Phänomene sowie anatomische Formationen müssen miteinander in Verbindung gebracht und mit winzigen Einheiten abgeglichen werden.

Selbst wenn irgendwann in der Zukunft alle relevanten Daten computerisiert werden könnten, bliebe die Vielfalt der darunter liegenden Ausprägungen ein schwer zu lösendes Problem. Mutationen und Veränderungen im Erbgut müssten ausgewertet und mit Blick auf deren Entwicklung kalibriert werden.

Die Biologie unterliegt einem konstanten Evolutionsprozess, auch wenn über die Entwicklung in früheren Jahrtausenden wenig bekannt ist. Kompetenz und der mentale Prozess mögen unterschiedlich sein, doch die Verhaltensmuster bleiben sehr ähnlich. Verhaltensmuster sind aus der Antike bekannt in reichlich belegtem Schrifttum. Was Philosophen damals niederschrieben, hat erstaunlich aktuellen Wert. Entwickelt sich der Geist weiter, wenn gleichzeitig kein Aufwand gescheut wird, die mentale Entwicklung künstlich gering zu halten? Mit Blick auf die heutigen, äußerst komplexen Phänomene wäre es auf der Grundlage unseres heutigen Verständnisses sehr schwer, wenn nicht gar unmöglich, sich eine intelligente Medizin vorzustellen, die komplett unabhängig und mit eigenen Impulsen die nötigen Ergebnisse liefern könnte.

Es wurden Versuche unternommen, so viele Daten wie möglich über Anamnesen zu allen möglichen pathologischen Vorgängen zu sammeln. Solche Daten sollen als Basis für zukünftige Auswertungen auftretender Krankheiten dienen. Dies ist grundsätzlich der falsche Ansatz, denn zukünftig auftretende medizinische Probleme bei einer Person folgen unzusammenhängenden Wegen und lassen sich nicht von früheren Entwicklungen ableiten. Gewisse Personen mit derselben persönlichen Entwicklung könnten darauf ansprechen, andere nicht. Wahrscheinlichkeitsannahmen sind das Höchste, was man erreichen kann. Impfungen sind dafür gedacht, zukünftige Gesundheitsprobleme zu verhindern, doch sie haben sich nicht als vollständig wirksam herausgestellt. Die Statistiken mögen solche Interventionen unterstützen, in anderen Gesichtspunkten erfüllen sie die Erwartungen nur ungenügend.

Wahrnehmungs- und Verarbeitungsmuster

Erstens ist es schwierig, alle Informationen zu sammeln und zweitens ist es schwer, zwischen dominanter und weniger dominanter Pathologie zu unterscheiden. Das Blutbild kann in Ordnung sein, und doch hat der Patient Schmerzen und umgekehrt. Das Sammeln solcher Daten deckt zum Beispiel auch den gesamten „Bodensatz" nicht ab. Der Versuch, zukünftige Entwicklungen vorauszusagen, hat sich als nutzlos herausgestellt, da das verfügbare Material nicht ausreichte. Es ist nicht einmal sicher, mögliche zukünftige Krankheiten vorauszusagen, da der Einfluss früherer Störungen variieren kann.

Trotz dieser Überlegungen mag computerisierte Medizin in eingeschränktem Maße Hinweise liefern – die Frage ist, ob sich der Aufwand lohnt. Wenn man sich präzise genug mit dieser Art der Herangehensweise an Gesundheitsprobleme vertraut macht, um die Bedeutung der Erkenntnisse interpretieren zu können, mag man dadurch einige Unterstützung und Hinweise erhalten. Mit der Zeit mag man schließlich auf angenäherte Details stoßen. Die Vorstellung jedoch, dass der Computer den menschlichen Verstand darin ablösen könnte, das Gros der medizinischen Probleme zu lösen, dürfte eher theoretischer Natur sein.

Intelligente Medizin im engeren Sinne wird den konventionellen medizinischen Entscheidungsprozess aller Wahrscheinlichkeit nach nicht ablösen. Alle Versuche in diese Richtungen wurden als unzureichend, da nicht präzise genug, befunden. Es gibt Befürworter der Auffassung, dass mentale Konzentration auf eine Maschine diese dazu bringen kann, gemäß der entsprechenden Impulse zu arbeiten. Nach dem Grundsatz der Gegenseitigkeit würde das bedeuten, dass die Maschine den Menschen beeinflussen kann. Die sogenannte „Copen-Maschine" – ein in England entwickeltes Gerät zur Ferneinstimmung auf das heute in der Quantenmedizin bezeichnete Vorgehen – ist genau darauf ausgelegt. Auch radionische Prozesse gehören zu dieser Kategorie. Dies sind jedoch Dimensionen, die sich von den ursprünglichen computerisierten Leistungen unterscheiden. Tatsächlich wird von der Medizin keine reine Information erwartet, sondern Reziprozität bzw. Wechselseitigkeit. Es gibt keine autonome oder losgelöste Größenordnung, die andere Einheiten in eine Richtung beeinflusst. Alle Prozesse sind miteinander verbunden. Wird ein Prozess auf eine Richtung beschränkt, wird das System, dessen Teil er ist, zusammenbrechen. Dominanz tritt nur zeitlich beschränkt und partiell auf. Sie kann zum Beispiel aufgrund von Mängeln entstehen.

Die Vorstellung einer intelligenten Medizin mag als Anreiz dienen, sich einem Ideal anzunähern. Dadurch können wiederum andere unerwartete Ergebnisse hinsichtlich des Umgangs mit diesem Ideal aufgedeckt werden. Jenen, die Heilungsprozesse durchlaufen, mag dies insofern helfen, als aufgehört wird, immer mehr Wahrheit aus der Realität herauspressen zu wollen. Denn Information und Wissen genügen hier nicht, auch wenn sie hilfreich sein können. Die Hauptzutaten sind menschlicher Verstand und das Denkvermögen, also Weisheit und die rein geistigen Fähigkeiten. Im Umgang mit solchen Themen sind jedoch eine gesunde Portion Vorsicht und Verantwortung geboten.

Die Notwendigkeit, greifbare, handfeste Diagnosetools zu ignorieren, würde bedeuten, dem Diagnostiker wichtige Instrumente zu entziehen. Der menschliche Tastsinn konnte bisher nicht durch Computertechnologie abgelöst werden. Und auch wenn dies möglich wäre: Von Diagnostikern erzielte Ergebnisse könnten dadurch nicht ersetzt werden. Sie bleiben notwendig, zum Beispiel um unsichere Befunde zu bestätigen oder zu verwerfen. In der bioenergetischen Medizin vermag die Sonde den Finger des Diagnostikers zu ersetzen, um über Schmerzen des Patienten auf unterschwellige Prozesse oder Probleme zu schließen. Daher können Sonde und Finger als Synonyme betrachtet werden. Die bioenergetische Medizin ist frei von Spekulationen über Verantwortung, denn sie ist sicher und einfach. Sie bedarf keines zweifelhaften Vorgehens. Bei der Vermeidung von Missbrauch und Störungen unterliegt sie der Selbstregulierung.

Sollte computerisierte, intelligente Medizin zum Einsatz kommen, wird es schwierig sein, sie leicht einsetzbar zu machen und vor Missbrauch zu schützen. Ferneinflüsse auf den Geist sind Fähigkeiten aus dem Tierreich. Sie funktionieren auf naive und unaufdringliche Weise, da sie auf einfachen Wahrnehmungs- und Verarbeitungsmustern beruhen. Tiere kommunizieren ohne Lautsprache und auf Distanz ausschließlich „mental", was ich aus vielen Beobachtungen und Vergleichen herleiten konnte. Das Tier, der Hund, versteht die menschliche Sprache nicht als semantisches Gebilde, vermag aber die geistige Impulsqualität zu deuten in Anwendung auf Zielvorstellungen.
Bliebe die intelligente Medizin selbstgenügsam, ohne sich über die Menschen und den menschlichen Geist stellen zu wollen, könnte sie eine sichere Hilfe sein. Würde die Definition eines Computers auf die Datenverarbeitung beschränkt, wären Befürchtungen hinsichtlich Dominanz und Machtübernahme hinfällig.

In der Biologie ist es von grundlegender Bedeutung, zwischen primären und sekundären, akuten und ruhenden sowie dominanten und regressiven Faktoren zu unterscheiden. Da alles dem Grundsatz des Wandels unterliegt, mag es notwendig sein, die Zueignung auf der Grundlage unterschiedlicher Bedeutungskriterien anzupassen. Gegenseitige Bedingungen und Rückschlag-Effekte im Verlauf übergreifender Abläufe können die richtungsgebende Größe bestimmen.

Dieses Thema bedarf weiterer Betrachtungen. Das vorliegende Kapitel bietet einen Überblick für die Leserinnen und Leser, die sich mit dem Thema befassen möchten. Es gibt bisher nur wenige Artikel zu diesem Thema, da es als spekulativ gilt. Es lohnt sich jedoch, sich damit auseinanderzusetzen. Unser aktuelles Wissen aus der bioenergetischen Medizin ermöglicht es, uns auf zahlreiche Fakten zu berufen. Den Lesern wird empfohlen, frühere Veröffentlichungen zur bioenergetischen Medizin zu konsultieren. Diese ermöglicht eine einfache, schnelle und umfängliche Diagnoseerstellung und liefert präzise Hinweise auf die geeignete Behandlung. Computer sollten nicht als Instrumente gesehen werden, die den menschlichen Verstand und menschliches Denken ersetzen können. Gleichermaßen darf computergestützte Medizin nicht als Synonym für intelligente Medizin verstanden werden, sondern als unterstützendes, effizienzverbesserndes System.

Kurz zusammengefasst:

In diesem anspruchsvollen Kapitel geht es um Datenverarbeitung, intelligente Medizin, komplexe Unsicherheitsrelationen und fehlerhafte Entwicklung. Für Dr. Schuldt können Ideenreichtum und innovatives Denken niemals durch künstliche Intelligenz ersetzt werden. Der Computer hängt von der Information ab, mit der er gefüttert wird, und damit auch von einer damit verbundenen Zielrichtung als Absicht. Dr. Schuldt ist sich sicher, dass der Zustand der mentalen Entwicklung des Menschen nicht vom Computer übertroffen werden kann. Um biologische

Phänomene zu erfassen, ist der mechanische Ansatz ungeeignet. Dies sagt ein Arzt und Maschinenbauingenieur. Überzeugend legt Dr. Schuldt dar, warum computerbasierte Medizin an Grenzen stößt und Lebensprozesse und ihre Beziehungen nur unzureichend darstellen kann. Der menschliche Tastsinn kann nicht durch Computertechnologie ersetzt werden. In der bioenergetischen Medizin spielen Sonde und Finger eine große Rolle in der Diagnostik. Dr. Schuldt macht klar: Computergestützte Medizin kann nicht als Synonym für intelligente Medizin verstanden werden, sondern nur zur Unterstützung, um deren Effizienz zu verbessern.

13. Bioenergetische Untersuchungen zur Erderwärmung

Klimatische Wirkungen

In den frühen 1970er Jahren habe ich darauf hingewiesen, dass die elektrischen Eigenschaften des menschlichen Körpers von außen direkt beeinflusst werden. Der Körper ist diesbezüglich also ein offenes System. Im Folgenden beziehe ich mich auf den zu diesem Thema in englischer Sprache veröffentlichten Artikel (Vgl. „Conductance Measurements as an Indication of Environmental Effects“ im American Journal of Acupuncture, Felton, Kalifornien vom Dezember 1977).

Im Folgenden wird dargelegt, dass die individuellen Kurvenverläufe des Leitwertes von Testpersonen alle ab dem gleichen Zeitpunkt in eine Richtung verlaufen, da dies durch externe Veränderungen der elektrischen Eigenschaften geschieht. Das traf auf alle untersuchten Testpersonen zu. Bei den Messungen kam ein bioenergetisches Messgerät im Mikroampere-Bereich zum Einsatz und der Eichung von Impedanz-Werten mit Bezug auf elektrische Spannungen in der Erdatmosphäre im Bereich von etwa 100 Volt bis 3.000 Volt pro Meter. In der Vergangenheit wurden in der Meteorologie keine elektrischen Messungen und Auswertungen durchgeführt. Es wurden lediglich Parameter wie Feuchtigkeit, Druck und Temperatur gemessen. Ähnlich wie die elektrischen Einflüsse hat auch die Temperatur eine große Wirkung auf den menschlichen Körper. Es besteht eine Wechselbeziehung zwischen beiden.

Bei Warmblütern ist die Temperaturerzeugung im Körper nach außen gerichtet. Kann dieser Temperaturfluss nicht die den Körper umgebenden äußeren Luftschichten erreichen, kommt es zu einem Temperaturstau und somit zu Unwohlsein und Unbehagen. Durch verstärktes Schwitzen kann die Überhitzung ausgeglichen werden.

Witterungseinflüsse auf den Menschen nachweisbar

Zu hohe Temperaturen erzeugen ein Trauma im Körper. Dies gilt sowohl für die Lufterwärmung durch Strahlung als auch – und vor allem – für heiße Bäder. Sogar die Immunabwehr wird dadurch beeinträchtigt und führt zu Hyper- und anschließend zu Hypo-Aktivität.

Für ein Individuum ist Erwärmung von außen nicht zu verhindern. Mit Kühlung kann ein Individuum viel leichter umgehen. Die vom Menschen geschaffene Erderwärmung schreitet schneller und schneller voran, ohne dass angemessene Gegenmaßnahmen getroffen werden. Es gibt keine wissenschaftlichen Untersuchungen dazu. Beobachtungen lassen vermuten, dass dünne Gasschichten in der äußeren, die Erde umgebenden Atmosphäre für die Erwärmung verantwortlich sind.

Ein Beispiel dazu: Die Strahlung von der Sonne zur Erde und die dadurch erzeugte Erwärmung wird immer stärker, wenn es nicht genug Feuchtigkeit in der Luft gibt, die das Licht blockiert. Mit der Erwärmung der Luft steigt auch die Feuchtigkeit. In der Nacht ist dieser Prozess unterbrochen.

Strahlungs- und Brechungskriterien

Mit der Feuchtigkeit bildet sich elektrische Spannung, die zu Gewittern führt. In den Tropen geschieht dies regelmäßig. Nach dem Gewitter ist die Luft kühler. Gewitter führen in der Atmosphäre zu einem Reinigungsprozess, das heißt, die Atmosphäre befreit sich von überschüssiger Feuchtigkeit und elektrischer Spannung. Dabei kommt es zu einer Interaktion zwischen materiellen und energetischen Komponenten. Im Folgenden beschreibe ich Beobachtungen, die ich wiederholt gemacht habe: Wenn sich im Sommer in Nordeuropa eine Wolke in einem ansonsten blauen Himmel vor die Sonne schiebt und ihre Strahlen für einen Moment zurückhält, ist eine leichte Kühlwirkung zu spüren. In dem Moment, in dem die Wolke vorbeizieht, ist ein leichter Wind zu spüren, der bis auf die Erdoberfläche reicht. Dies lässt sich auf Veränderungen der Strahlungseigenschaften vor und nach der Verdunkelung durch die Wolke zurückführen.

Noch auffallender ist, dass die äußeren Schichten der Wolke zu einer Erwärmung der Sonnenstrahlen führen – und zwar bevor und nachdem die Wolke das Sonnenlicht blockiert und es davon abhält, die Erdoberfläche zu erreichen. Dieses Phänomen kann durch bioenergetische Messungen nachgewiesen werden. Bevor die Wolke einen Schatten auf die Erdoberfläche wirft, nimmt die Temperatur der Sonnenstrahlen um mehrere Grade zu. Dasselbe geschieht, wenn die Sonnenstrahlen die Erdoberfläche wieder erreichen, nachdem die Wolke weitergezogen ist.

An den Rändern der Wolke ist das Dunstvolumen geringer, da die Kondensationspartikel kein abruptes Ende einer Masse darstellen. Die Sonnenstrahlen, die ansonsten durch die Masse der Wolke daran gehindert werden, die Erdoberfläche zu erreichen, können daher die äußeren Dunstschichten der Wolke immer mehr durchdringen. Der Bereich rund um die Wolkenränder wird „Korona“ oder „Halo“ genannt. Was in diesem Bereich passiert, ist für die kurze Erwärmung der Sonnenstrahlen vor und nach der Verdunkelung durch die Masse der Wolke verantwortlich.

Dieses Phänomen wurde bisher wenig – wenn überhaupt – erforscht. Warum es zu dieser Erwärmung kommt, lässt sich mit den üblichen physikalischen Grundsätzen nur schwer erklären. Dies kann nicht einem speziellen Abschirmeffekt zugeschrieben werden, der einen Teil des Sonnenspektrums ausfiltert, um mehr Wärmestrahlen durchzulassen. Die Tatsache, dass es zu der Erwärmung kommt, wenn Licht durch die Randbereiche der Wolke scheint, kann, wie oben erwähnt, auf die geringe Konzentration von Gasresten am Rand der Wolke zurückzuführen sein. Das partielle Absorptions-Phänomen – nicht totale Abschirmung – kann einen Teil zur Erklärung beitragen. Ein weiteres Argument könnte die Beeinflussung des Lichts durch die dünnen, äußeren Gasschichten liefern, welche die Wolke umgeben. Doch es wäre schwer zu erklären, wie es zu dieser Beeinflussung (Interferenz) kommt.

Flugzeugverkehr als Hauptverursacher

Eine Veränderung der Lichtqualitäten in dem roten Bereich der Spektralfarben – dem Temperaturbereich – muss dabei in Betracht gezogen werden. Dafür sind die Moleküle in der dünnen, die Wolke umgebenden Gasschicht verantwortlich. Das ist teilweise vergleichbar mit dem Prozess der Lichtbrechung, wie wir ihn aus der Physik kennen: Die Spektralfarben des Lichtes reichen weit in den Infrarotbereich hinein, der für Temperatur steht. Das oben erwähnte Phänomen der Erwärmung von Sonnenlicht, das durch die Ränder einer Wolke fällt, könnte mit dem Allgemeinwissen vereinbar sein. Der Korona-Effekt einer Wolke könnte zu Überlegungen führen, die mit dem Phänomen der Erderwärmung verbunden sind. Auf Basis des oben Dargelegten muss ernsthaft erwogen werden, dass der Flugverkehr in sehr großen Höhen, der keine Kondensationsspuren hinterlässt, der Hauptgrund für die Erderwärmung ist.

Solange in Übergangsschichten von feuchtigkeitshaltigen Bereichen Kondensationsspuren auftreten, gelangt das verschmutzte Material aus den Verbrennungsmotoren von Düsenflugzeugen nach und nach mit den Niederschlägen auf die Erdoberfläche. Niederschläge erfolgen nach einer Clusterbildung, sie enthalten also eine Mischung aus verschmutztem Material und wässriger Feuchtigkeit.

Flüge in kritischen Höhen

Düsenflugzeuge sollen allerdings in großer Höhe fliegen, um möglichst wenig Treibstoff zu verbrauchen. In diesen Höhen kommt es aufgrund zu geringer Feuchtigkeit nicht zur Bildung von Kondensationsspuren. Denn für die Clusterbildung – und somit für die Bildung von Kondensationsspuren – braucht es Feuchtigkeit. Die mangelnde Feuchtigkeit ist auf die sehr niedrigen Temperaturen in diesen großen Höhen zurückzuführen, wo der Wassergehalt in der Luft immer geringer wird. Die Abgase der Düsenflugzeuge werden also in Höhen verteilt, wo es zu keinen Niederschlägen kommen kann. Das bedeutet, dass sich durch das fremde gasförmige Material aus den Düsenflugzeugen eine zusätzliche Gasschicht um die Erde bildet. Millionen von Tonnen davon werden somit in großen Höhen abgelagert und es besteht keine Chance, dass sie durch natürliche Reinigungsprozesse mittels Niederschlägen entfernt werden. Diese Schichten sind so dünn, dass das Sonnenlicht sie durchdringen und auf die Erdoberfläche gelangen kann. Die Schichten werden immer größer und es wird zum selben Korona-Effekt wie an den Wolkenrändern kommen – jedoch in viel schlimmerem Ausmaß.

Auf Satellitenbildern ist diese fremde, neblige Gasschicht um die Erde in der oberen Atmosphäre erkennbar. Sie ist vergleichbar mit wasserhaltigem Dunst, der ebenfalls sichtbar ist. Gas als Dunst ist eine Übergangsform und dient als Brechungsmedium. Kohlenstoffhaltiges Gas in der höheren Erdatmosphäre verändert offenbar bei sehr tiefen Temperaturen seine Form und tritt als Nebel auf.

Betrachtet man das Spinnennetz an Flugzeugverkehr, das sich täglich über den Himmel spannt, bekommt man eine Ahnung von dem Ausmaß der Verschmutzung. Offensichtlich entsteht Erwärmung durch Brechung unabhängig davon, ob wässrige Gase oder andere Komponenten, wie zum Beispiel kohlenstoffhaltige Gase, in der Luft enthalten sind. Verschmutztes Material im Niederschlagsbereich der Erdatmosphäre scheint nicht so eine schädliche Wirkung zu haben, da es durch den Regen zu einer natürlichen Reinigung kommt. Dies bezieht sich auf Verschmutzung durch Motorfahrzeuge, die Industrie und die Verbrennung in Haushalten. Eine Überforderung des natürlichen Lebensraums ist aber auch hier, wo es noch genügend gasförmige Feuchtigkeit gibt, absehbar. Dann wird der Luftverkehr auch in diesem Bereich problematisch.

Mit Blick auf diese Mechanismen ist es enorm wichtig, dafür zu sorgen, dass sich der Zustand unserer Umwelt nicht verschlechtert. Es bedarf dringend neuer Modelle für die Energieherstellung und neue Technologien für den Antrieb und die Fortbewegung. Keiner darf den derzeitigen Erderwärmungsprozess als unumgängliche Nebenwirkung hinnehmen, ohne sich ernsthaft Sorgen zu machen. Wir können nicht warten, bis uns sogenannte wissenschaftliche Nachweise vorliegen. Diese Nachweise zu erbringen würde viel zu lange dauern, selbst wenn wir sofort damit beginnen würden. Der bereits entstandene Schaden ist riesig.

Treibhauseffekt nicht stichhaltig

Eine Theorie besagt, dass gashaltige Schichten in sehr großen Höhen verhindern, dass Wärmestrahlen die Erde nach deren Erwärmung verlassen. Dies sei auf einen Oszillationsprozess, einen Schwingungsprozess, zwischen sehr stark gashaltigen Schichten und der Erdoberfläche zurückzuführen. Doch dieser Theorie kann nicht ernsthaft Glauben geschenkt werden.

Die Vorstellung, die Erde sei einer Art Treibhauseffekt ausgesetzt, der vergleichbar ist mit der Wirkung eines mit Glas gedeckten Gewächshauses, vernachlässigt die Tatsache, dass die Moleküle in der oberen Gasschicht der Erde nicht stark genug komprimiert sind, um einen solchen Treibhauseffekt zu ermöglichen.

Glas als feste Substanz verfügt über eine viel stärker komprimierte Struktur. Diese Struktur fehlt in gashaltigen Verbindungen. Bei der Wärmestrahlung ermöglicht Glas nur die Durchdringung der Wärme in eine Richtung, es gibt keinen Weg zurück. Nachdem die Sonnenstrahlen in ein Gewächshaus fallen, kühlen sie sich durch die Wärmekonvektion von außen ab.

Die Erde erwärmt sich hingegen immer mehr und dauerhaft, was im Widerspruch zum Treibhauseffekt steht. In einem „sich erneuernden" Gewächshaus wie der Erde mit ihrem Tag- und Nachtzyklus müssten die Abkühlung und Erwärmung getrennt voneinander betrachtet werden, um ein Gleichgewicht herzustellen. Die Zunahme der Erderwärmung ist ganz offensichtlich auf die steigende Menge fremder Gasschichten um die Erde zurückzuführen, was auf zwei gleiche, parallel stattfindende Entwicklungen hinweist.

Die Frage, wie sich die äußere Schicht aus kohlenstoffhaltigen Gasen um die Erde schließlich entwickeln wird und ob sie irgendwann einen geringeren Einfluss auf die Wärmestrahlung der Sonne haben wird, kann unterschiedlich beantwortet werden. Es könnte zu einer gewissen Streuung und zu Turbulenzen innerhalb dieser Schicht kommen. Die Schicht könnte tiefere Schichten durchdringen, ionisierende Einflüsse könnten die Zusammensetzung der Schicht verändern und ihren ursprünglichen Aufbau zerstören. Größere elektrische, energetische Erscheinungsformen konnten bisher nicht nachgewiesen werden, was zum Beispiel bei Beobachtungen von Wolken möglich ist. Das vermehrte Vorkommen von Nordlichtern könnte ein Hinweis auf Entladungen in der oberen Atmosphäre sein, die aufgrund der zunehmenden Menge kohlenstoffhaltiger Gase bei mangelnder wässriger Feuchtigkeit auftreten. Der vermutete Zusammenhang zwischen dem Auftreten von Nordlichtern und intensiveren Sonnenflecken wird hier nicht berücksichtigt. Der Nutzen künstlicher Interventionen ist höchst fraglich, da jegliche Grundlage für ein solches Vorgehen höchstwahrscheinlich fehlerhaft wäre.

Das Wichtigste ist nun, zu verhindern, dass diese Schicht fremden Gases durch noch mehr Material ständig weiter gefüllt wird. Das eigentliche Problem ist das Wiederauffüllen. Daher können wir die drohende Gefahr nur durch sofortiges Handeln abwenden. Beobachtungen zeigen, dass sich die Situation weiter verschlechtert. Dramatische Veränderungen des Klimas und des Wetters sind die Folge. Obwohl dies schon oft vorausgesagt worden ist, fehlt es an überzeugenden Reaktionen. Der Luftverkehr, wie er heute zum Einsatz kommt, hat keine Priorität vor der Bewohnbarkeit dieses Planeten.

Es zeigte sich, dass der Korona-Effekt am besten über die Mittagszeit beobachtet werden kann, wenn die Sonne am höchsten steht. Sinkt die Sonne, ist das Phänomen kaum mehr wahrnehmbar. Mit anderen Worten: Die Wirkung ist am stärksten, wenn die Sonnenstrahlen in einem rechten Winkel auf die Wolke treffen.

Auch die Beschaffenheit der Wolke ist von Bedeutung. Eine Wolke, die sich nicht weiter ausdehnt, ist für den Korona-Effekt am besten geeignet. Wolken, die sich weiter ausdehnen, können zu einem anderen, aus der Physik bekannten Phänomen führen. Eine Wolke, die in ihrer Ausdehnung gleich bleibt, hat klare Ränder. Dehnt sie sich aus, heben sich die Ränder weiterhin klar von den Gasen anderer, die Wolke umgebender Stoffe ab. Klare Ränder eines Mittels sind der Grund dafür, dass Strahlen gebrochen werden. Eine ähnliche Wirkung kann auftreten, wenn Licht durch kleine Löcher fällt und es zu einem Vergrößerungseffekt kommt. Die Lichtbrechung an den Wolkenrändern fällt jedoch, verglichen mit dem Korona-Effekt, viel geringer aus.

Interessanterweise wies ein Artikel in einer Tageszeitung („Frankfurter Allgemeine Zeitung", Nr. 113 vom 16. April 2007) auf „dünne Wolkenringe" hin. In einem Artikel erwähnte ich den Korona-Effekt als konkreteren Begriff, wies aber auch auf das englische Wort „halo" (ringförmiger Schein) hin. Diesen Begriff hat das „Weizmann Institute" in Rehovot, Israel, übernommen. In dem vorliegenden Artikel, den ich am 23. November 2007 veröffentlicht habe, beklagte ich, dass der Korona-Effekt meines Wissens nicht genügend – wenn überhaupt – erforscht worden sei. Israelische Wissenschaftler haben daraufhin die Herausforderung angenommen und dabei herausgefunden, dass die dünnen Dunstschichten, die eine Wolke umgeben, eine wichtige Rolle bei der Lichtbrechung spielen. Durch die Auswertung von Satellitenbildern kamen sie zu dem Schluss, dass der Wolkenring – entsprechend dem Bericht in der Frankfurter Allgemeinen Zeitung – für die Computerisierung von Klimamodellen wichtig ist, bisher aber vollkommen vernachlässigt wurde. Diese Forschung wurde in Zusammenarbeit mit dem „Goddard Space Centre" der NASA in der Nähe von Washington D.C., USA, betrieben. Meine Untersuchungen auf Basis bioenergetischer Methoden, die sehr viel einfacher und weniger kostenintensiv sind, wurden also durch hochtechnologische Forschungsarbeit bestätigt. Dies könnte der Beginn einer Forschungsarbeit sein, die den Wolken und dem Dunst mehr Aufmerksamkeit schenkt, vor allem hinsichtlich ihres Zusammenhangs mit der Brechung und Interferenz von Licht und dem Sonnenspektrum. Damit verbunden sollte auch den Gasen, ihren Eigenschaften, ihrer gegenseitigen Abhängigkeit, den gashaltigen Gemischen und ihren unterschiedlichen physikalischen und chemischen Zuständen mehr Aufmerksamkeit gewidmet werden. Auch ihre Fähigkeit, Feuchtigkeit aufzunehmen und wieder abzugeben und das damit verbundene Phänomen von Ladung und Entladung ist von großer Bedeutung. Darauf weise ich seit vielen Jahren immer wieder hin. Glücklicherweise scheinen meine Konzepte nun Früchte zu tragen.

Die Tatsache, dass jetzt hinsichtlich Wetter und Klima die Alarmglocken klingen, bedeutet nicht, dass es früher, im Laufe vieler Jahre, keine Veränderungen gegeben hat. In früheren Jahrzehnten kam es in der Tat zu Veränderungen, doch sie waren sehr viel geringer als heutzutage. Das Ausmaß der Verschmutzung war schon vor 100 Jahren sehr groß, führte aber nicht zu so ausgeprägten Phänomenen wie der Erderwärmung, wie wir sie heute kennen. Wie erwähnt, kann diese nicht dem Treibhauseffekt zugeschrieben werden, denn dabei handelt es sich um eine falsche Erklärung der grundlegenden Wirkmechanismen. ln der Tat basiert der damals geschaffene Begriff „Treibhauseffekt" auf Vermutungen und nicht auf wissenschaftlichen Analysen. Trotzdem wurde er beibehalten.

Untersuchungen zeigen, dass die frühere Entwicklung industrieller Emissionen und damit verbundener Verschmutzungen eine lineare Kurve bilden. Jüngste Entwicklungen zeigen jedoch einen fast exponentiell ansteigenden Verlauf. Die Industrie hat sich hingegen Schritt für Schritt erweitert, was bedeutet, dass sie für die enorme Zunahme der Erwärmung nicht verantwortlich ist, auch wenn man dabei die jüngste Industrialisierung in weiteren Regionen berücksichtigt. Motorfahrzeuge sind ebenfalls von geringerer Bedeutung, auch wenn deren Anzahl zunimmt. Der Luftverkehr hingegen hat in den letzten Jahren extrem stark zugenommen. 2018 wurden 4,4 Milliarden Passagiere in Flugzeugen transportiert – hinzu kommen noch Fracht- und Militärflugzeuge. In der Tat handelt es sich dabei um eine exponentiell ansteigende Entwicklung. verglichen mit früheren Zahlen, und es ist zu erwarten, dass es zu einem weiteren Wachstum kommt.

Es ist enorm wichtig, sich auf den Luftverkehr zu konzentrieren, um an beweiskräftiges Zahlenmaterial heranzukommen und eine Lösung für das derzeitige Dilemma zu finden. Auch die schmelzenden Gletscher und Eisschichten an den Polen entsprechen diesen Überlegungen. Die Gletscher haben vor ungefähr 100 Jahren angefangen zu schmelzen, doch in den letzten Jahren sind sie sehr viel schneller geschmolzen. Die Zerstörung der polaren Eisschichten ist so extrem wie nie zuvor.

Die übermäßige Erwärmung durch rechtwinklig auf Wolken und Dunst fallende Sonnenstrahlen führt zu einem disproportionalen Temperaturanstieg. Dadurch kommt es zu Luftbewegungen, die wiederum starke Winde, Regenfälle und Stürme zur Folge haben. Diese Mechanismen basieren auf normalen Austauschphänomenen, die ein Gleichgewicht in der Atmosphäre erzeugen sollen. Im letzten Winter gab es in Nordeuropa stürmisches, warmes Wetter, während diese Jahreszeit normalerweise von Schnee, Eis und Temperaturen unter dem Nullpunkt geprägt ist. Früher oder später wird sich die Frage stellen, was wichtiger ist: die Temperaturentwicklung zu bekämpfen, indem wir die Temperaturen herunterkühlen, oder wie bisher für zusätzliche Wärme zu sorgen.

Völlig falsche Theorien wollen uns glauben lassen, dass es in 20, 30 oder 50 Jahren möglich sein wird, das Problem final zu lösen. Denjenigen, die solche Zahlen verbreiten, scheint es an gesundem Menschenverstand oder rationalem Denken zu mangeln. Wir müssen sofort Maßnahmen ergreifen, statt uns auf Ergebnisse zu stützen, die von mit falschen Daten gefütterten Computern ausgespuckt werden und daher keineswegs verlässlich sind. In den Bergen können die Wetteränderungen recht gut beobachtet werden. Mir fiel vor ca. 25 Jahren auf, dass sich die Lichtverhältnisse in diesen Regionen wandeln. Während ein Fels im Sonnenlicht früher groß und mächtig erschien und ihm seine klaren Ränder und Schatten Glanz verliehen, erscheint der Fels nun eher als eine Mischung unklar voneinander abgegrenzter Formationen, die niedriger gelegenen Gebirgsketten ähnelt.

Bergregionen zur Erforschung von Wirkungen

Genauso ist das Erklimmen von Bergen in der Skisaison heute keine Erfahrung mehr, die Hochgefühl und Wohlbefinden auslöst. Die Anstrengung überwiegt. Auch habe ich beobachtet, dass man heutzutage bei Bergtouren nicht mehr so dunkelbraun wird wie früher. Das hat mit den heute verwendeten Sonnencremes mit höheren Lichtschutzfaktoren nichts zu tun.

Eine weitere Beobachtung von mir: In Bergregionen haben die vertikalen Winde, die sich, dem Tag- und Nachtrhythmus folgend, die Berghänge hoch und runter bewegen, ihre typische Wirkung verloren. Früher wehten die Winde in der Nacht den Berghang hinunter und hatten eine sehr angenehme, kühlende Wirkung. Während des Tages wehten wärmere Winde hangaufwärts. Das war jahrhundertelang der Fall. Heutzutage jedoch kann dieses Phänomen so nicht mehr beobachtet werden.

Schon vor langer Zeit mussten im Winter Skilifte aufgrund mangelnden Schnees geschlossen werden. Ich habe diese Beobachtungen geschildert, um auf zukünftige Entwicklungen hinzuweisen. Meine Schlussfolgerung: Die Lichtqualität in diesen Regionen hat sich stark gewandelt, was ein klarer Hinweis auf sich verändernde Bedingungen und eine Verschlechterung der Situation ist. Aufgrund ihrer kompakten Struktur können Felsen Hitze besser absorbieren als Erde und Sand in flacheren Regionen. Daher könnten sie sich für die Erforschung solcher Phänomene besser eignen. Hinzu kommen die schnell wechselnden Wetterbedingungen in Bergregionen und die damit verbundene Wolken- und Nebelbildung, die Windbewegungen und Niederschläge.

Es scheint, als wären Beobachtungen in der Natur die einzige Forschungsmöglichkeit, um weitere Informationen über die Atmosphäre und ihre zahlreichen Erscheinungsformen zu sammeln. Sie sind sehr viel besser geeignet als Computerstudien, denen sich viele forschende Institutionen verschrieben haben. Bei der Veränderung des Lichts scheint ein Mangel an ultravioletten Komponenten eine Rolle zu spielen. Hinzu kommt eine Zunahme infraroter Strahlen im Bereich zwischen ungefähr 300 und 600 nm und darüber hinaus. Die Strahlung der Sonne hat eine weitere Wirkung, die es zu erforschen gilt: Scheinen Sonnenstrahlen auf ein Schneefeld, wird ein Teil dieses Lichts als kurze Wellen reflektiert, während ein anderer Teil durch die Schneeschichten hindurchgeht und den Boden erreicht, wo das Licht als lange Wellen absorbiert wird. Das ist ein weiterer Grund, warum Schnee, wenn sich darunter Wasser bildet, den Kontakt mit der Bodenoberfläche verliert. Das führt oft zu Lawinenbildung. Eine weitere Erklärung, warum Wasser von der Oberfläche der Schneeschicht zum Boden gelangt, ist nur eine Teilerklärung: Aufgrund der Veränderungen bei ultravioletten und infraroten Ausprägungen des Lichts kommt es in Gegenden zu Lawinen, in denen sie vorher noch nie aufgetreten sind – sogar in schattigen Bereichen. Ultraviolettes Licht tritt auch in polarisierter Form auf. Wenn ich die aktuelle Diskussion über das Wetter und das Klima verfolge, beobachte ich Unzulänglichkeit und unzureichendes Engagement. Die behandelten Themen werden nicht genug vorbereitet und sind unzureichend begründet. Trotz üppiger Forschungsgelder scheint bisher kein Durchbruch in Sicht und es gibt noch keine verlässlichen Argumente, die sich auf solides Wissen und Forschung stützen. Rhetorische Fertigkeiten vermögen Ergebnisse auf der Grundlage solider Forschung und Wissenschaft nicht zu ersetzen. Sich Sorgen zu machen reicht nicht – wir brauchen objektive Beobachtungen.

Die veränderte Lichtqualität könnte zum Beispiel durch einen Vergleich von Fotografien untersucht werden. Die Unterschiede im Verlauf der Jahrzehnte sollten dadurch erkennbar werden. Zusätzlich könnte die Veränderung bei mehrjährigen Pflanzen untersucht werden. Die Verdunkelung von Holz, das dem Sonnenlicht ausgesetzt ist, ist ein weiterer Parameter. Genauso die Unterschiede bei der Alterung von Papier.

Gashaltige Komponenten in der Luft, die vom Sonnenlicht durchdrungen werden können, führen zur Brechung von Licht in der Wärmezone des Spektrums. Das trifft auf wässrige Gase genauso zu wie auf andere Formationen, wie etwa kohlenstoffhaltiges Gas. Wässrige Gase können durch Clusterbildung und Regen entfernt werden. Bei anderen Gasen in großen Höhen ist dies nicht möglich. Der sogenannte „Treibhauseffekt" ist keine zufriedenstellende Erklärung für die Erderwärmung.

Verhinderung von Folgen des Klimawandels

Als erster Schritt wäre es auf der Grundlage dieser Überlegungen notwendig, den Luftverkehr in großen Höhen zu verbieten. Die Erderwärmung wird vom Menschen verursacht, sogar durch Aktivisten, die sich der Lösung dieses Problems verschrieben haben und trotzdem am Flugverkehr teilnehmen, obwohl sie das Problem und seine Ursachen erkannt haben. Die Konsequenzen sind enorm und unvorhersehbar. Die Erforschung von Wolken und Dunst ist in diesem Zusammenhang äußerst wichtig. Veränderungen beim ultravioletten und infraroten Licht können am besten in Bergregionen beobachtet werden. Ein chronologischer Vergleich zeigt eine exponentielle Zunahme von Luftverkehr, im Gegensatz zu Industrie- und Motorfahrzeugemissionen.

Kurz zusammengefasst:

Beim Lesen dieses Kapitels bin ich beeindruckt über das naturwissenschaftliche Wissen von Dr. Schuldt. Wer ist schon Arzt und gleichzeitig Ingenieur! Ihm sind die gesundheitlichen Gefahren der immer schneller fortschreitenden Erderwärmung sehr bewusst. Im Mai 2018 hatten wir in Hamburg eine um 3,9 Grad über dem Durchschnitt liegende Durchschnittstemperatur und in Deutschland den heißesten Mai seit Beginn der Temperaturaufzeichnung Ende des 19. Jahrhunderts. Wo liegen die Ursachen? Dr. Schuldt bringt Düsenflugzeuge als Hauptursache ins Gespräch. Die von ihnen verursachten Gasschichten in großer Höhe würden verhindern, dass das Sonnenlicht gebrochen wird. Dieser Wolkenring wurde laut einem Artikel aus der FAZ für die Klimaentwicklung bisher vollkommen vernachlässigt. Der natürliche Lebensraum stehe insgesamt vor einer Überforderung. Als notwendiger erster Schritt müsse man den Luftverkehr in großen Höhen als Hauptursache der Klimaerwärmung verbieten.

14. Übersicht über die Errungenschaften und Fortschritte der bioenergetischen Medizin

Zweifaches Netzwerk zwischen Außen- und Inneneinflüssen

Stellen Sie sich vor: Eine Person kommt für eine Diagnose in Ihre Praxis und Sie sind in der Lage, Störungen und ihr Ausmaß innerhalb von Minutenbruchteilen festzustellen, während andere Methoden dafür Stunden oder gar Tage brauchen. Auch die Behandlung können Sie sehr schnell festlegen.

Bei einem Standardvorgehen nimmt der Arzt Blut ab, macht ein Röntgenbild und wendet weitere bildgebende Verfahren an. Manchmal liefert bereits das Erscheinungsbild einer Person Hinweise auf ihre Verfassung. So kann zum Beispiel ein Knochenbruch oft durch eine rein äußere Untersuchung diagnostiziert werden. Doch all diese Methoden sind mit einer gewissen zeitlichen Verzögerung verbunden.

Ein Durchbruch bei der körperlichen Untersuchung wurde erreicht, der ein sehr detailliertes Vorgehen ermöglichte. In der Tat können alle Körperteile eingehend untersucht werden, ganz gleich, ob es sich um Organe, Muskeln, Knochen, Gefäße, das Lymphsystem oder das Nervensystem mit seinen zentralen und peripheren Bestandteilen handelt. Auch Funktionen und Störungen, Aktivitätszustände, Flüssigkeiten und Stoffwechsel-Funktionen können untersucht werden. All dies wurde durch den Einsatz von Mikrostrom in sehr feiner Kalibrierung möglich – eine Errungenschaft, verglichen mit der Nutzung höherer Stromstärken, die nicht zu solchen Ergebnissen führte.

Homöopathie und Akupunktur als Hilfen

Durch Ausprobieren konnte eine Methode entwickelt werden, welche nicht nur die oben erwähnten Ergebnisse ermöglichte, sondern auch Auswertungen, Bestätigungen und Verlaufsstudien unterstützte sowie Verbesserungen oder Verschlechterungen erkennbar machte. Der Einsatz von Mikrostrom ist nichtinvasiv, führt zu keinen Nebenwirkungen oder Folgeerscheinungen und bedeutet keinen Stress für die Zellen, wie das beispielsweise beim Röntgen der Fall ist.

Bei der Weiterentwicklung der Methode wurde Folgendes entdeckt: Durch Nachverfolgung eines Erregers kann festgestellt werden, ob dieser Auswirkungen auf ein einzelnes Organ, mehrere Organe oder auf ganze Organsysteme hat. Weiter können mehrere Erreger nachgewiesen werden, indem sie ein einziges größeres Organ oder einen Körperbereich beeinflussen. Diese Auflösung gegenüber mehreren Kriterien ist für die Diagnose bedeutend und kann als „zweifaches Netzwerk " bezeichnet werden. Dies zeigt, dass das Vorgehen rein holistischen Aspekten bei der Klärung körperlicher Probleme entspricht. Jede Substanz kann sofort auf ihre somatischen Auswirkungen und Folgen untersucht und ausgeweitet werden.

Es stellte sich heraus, dass die Homöopathie und ihre Erkenntnisse Leistung und Erfolg der Methode äußerst positiv zu beeinflussen vermögen.

Die Methode wurde dann durch die systematische Nutzung des gesamten Wissens im Bereich der Akupunktur weiter perfektioniert: Die Kenntnis über Anwendung und Bedeutung besonders wichtiger Punkte und das Energiesystem der Meridiane konnte so gewinnbringend integriert werden.

Detaillierte Untersuchung

In der praktischen Anwendung wird eine zugespitzte Sonde mit einem Anfangsdruck auf die Haut gesetzt, wodurch der Mikrostrom zu fließen beginnt. Es wurden spezifische, neue Punkte gefunden, die sich von den klassischen Akupunkturpunkten unterscheiden und die sich auf typische körperliche Eigenschaften beziehen. Durch das Drücken auf einen Punkt kann der Patient einen leichten Schmerz empfinden, der vollständig verschwindet, wenn das richtige Mittel angewendet wird, das mit der darunterliegenden Organstörung in Resonanz ist. Diesen weiteren Durchbruch in der Methode habe ich in den 1980er Jahren entdeckt.

Durch ihren täglichen Einsatz ist die Methode in stetem Fluss und Wandel, immer wieder werden neue Zusammenhänge und Abhängigkeiten entdeckt, während die Grundelemente bestätigt werden. Für jene, die daran Interesse haben: Die in der klassischen Medizin bekannten Gesundheitsstörungen können buchstäblich in homöopathische Entsprechungen übertragen werden. Dafür steht ein ganzes Arsenal an Präparationen – über 16.000 – zur Verfügung, die alle kategorisiert sind.

Angepasste Behandlung

Arbeitet man sich durch die homöopathischen Potenzen, sind Verlaufsstudien besonders aufschlussreich. Sie sind ein klares Zeichen für Fortschritt beim Heilen und beim Wiederherstellen einer körperlichen, physiologischen Normalität.

Schwache Potenzen passen zu einer vor kurzem aufgetretenen Störung genauso wie zu einer akuten Krankheitsform. Das gilt sowohl für starke Belastungen als auch für schwächere Formen mikrobischer, chemischer oder anders gearteter Störungen. Das Ausmaß der Störung hat keinen Einfluss auf die anzuwendende Potenz. Auch geringe Störungen benötigen dieselbe Potenz. Ausschlaggebend ist der Zeitpunkt. Bei akuten Formen muss das Mittel öfter verabreicht werden. Das ist bei chronischen, geringen oder abgeschwächten Formen nicht nötig. Die Erfahrung zeigt, dass es angebracht ist, mit niedrigen Potenzen zu beginnen – einige wenige Ausnahmen bestätigen hier die Regel.

Was besonders erfreulich ist: Die bioenergetische Medizin ist der stärkste Unterstützer der Homöopathie. Sie hat zu einer enormen Aufwertung der Homöopathie geführt und macht sie absolut unangreifbar gegenüber jeglicher Art von Verunglimpfung, ob diese uninformiert oder absichtlich erfolgt. Dank dieses großen Fortschrittes unterscheidet sich die Homöopathie, angewendet in der bioenergetischen Medizin, heute von der klassischen Homöopathie. Die klassische Homöopathie wird oft kritisiert, da sie unvereinbar sei mit der modernen Auffassung eines zeitsparenden Verfahrens. Das Erstellen eines homöopathischen Patientenbildes benötigt viel Zeit und ist manchmal nicht effektiv. In der bioenergetischen Medizin konnte die energetische Wirkung der Homöopathie klar aufgezeigt werden. Ihr Wert und ihr Nutzen wurden bestätigt und es bleibt kein Raum für ungerechtfertigte Kritik. Die Homöopathie aus der Medizin zu verbannen, wäre ein großer Fehler und Trugschluss. Ignoranz oder politische Machenschaften sind hier nicht angebracht. Trotz fehlender Unterstützung durch die Behörden hat die Methode an Bedeutung gewonnen.

Seit der Integration der Akupunkturprinzipien in die bioenergetische Medizin sind die Akupunktur und die Homöopathie – diese in veränderter Form – zu einem wichtigen Bestandteil der Methode geworden. Sowohl die Akupunktur als auch die Homöopathie wurden durch die neuen Konzepte und den Einsatz des Mikrostroms in ihrer Wirkung bestätigt, führen zu hoher Präzision, Verlässlichkeit, Wiederholbarkeit und sind insgesamt sehr erfolgreich.

In den Händen eines Experten erreicht die Methode hohe Standards – ein zwingendes Erfordernis, um sich gegenüber anderen Vorgehensweisen zu behaupten. Die Ergebnisse liegen auf der Hand und entsprechen einer patientenfreundlichen Behandlung. Heute können Symptome an ihrer Ursprungsstelle genau geprüft und entsprechend behandelt werden. So zum Beispiel bei Kopfschmerzen, die im Nacken, auf der Stirn oder an den Schläfen fühlbar sind. Oder bei Gefäßerkrankungen, die sich am Unter- oder Oberschenkel, am Unter- oder 0berarm, am Kopf oder im Unterkörper bemerkbar machen können, usw. Der Körper ist für die bioenergetische Medizin buchstäblich ein gläsernes Gebilde.

Diese Ausführungen zeigen deutlich, dass die früheren Formen der Akupunktur und der Homöopathie nicht mehr zu den Anwendungen der bioenergetischen Medizin passen. Ihre Nachteile wurden stark kritisiert. Diese Kritik, wie etwa zu zeitaufwändig, nicht exakt genug und teilweise nur dem Zufall überlassen, trifft in keiner Weise auf die neuen Vorgehensweisen und Aufgaben der bioenergetischen Medizin zu. Es ist gerechtfertigt zu sagen, dass die Akupunktur und Homöopathie die konzeptionelle Grundlage der bioenergetischen Medizin bilden.

Die bioenergetische Medizin ist auch insofern gerechtfertigt, als dass sie sich auf eine sehr detaillierte Untersuchung der Aussagen des Patienten stützt. Diese lässt keinen Raum für Spekulationen. Die Bedenken des Patienten werden ernst genommen und der Körper selbst – teilweise aufgrund früherer Störungen – erschließt zahlreiche Symptome. Diese zu untersuchen, bietet sich an. Auf diese Weise kann ein umfassendes diagnostisches Vorgehen, verbunden mit Messungen und Angaben auf einem Gerät, zu einer passenden Behandlung und einem Abklingen der Beschwerden führen. Das lohnt sich auf jeden Fall.

Kurz zusammengefasst:

In diesem Kapitel erläutert Dr. Schuldt die Methode, wie in der bioenergetischen Medizin diagnostiziert und therapiert wird. Die Vorteile dieser Methode liegen auf der Hand. Sie ist zeitsparend, präzise, ganzheitlich und ursächlich sowie patientenzentriert. Das heißt, der Patient, die Patientin ist von Anfang an mit einbezogen. Er oder sie kann selbst nachvollziehen, ob die Ärztin das richtige Präparat ausgesucht hat. Akupunktur und Homöopathie, beides verändert, sind neben Gerätemedizin mit Niedrigstrom zur Diagnose- und Therapie-Unterstützung die Basis der Bioenergetik. Natürlich spielt die Erfahrung des Therapeuten eine ausschlaggebende Rolle. Er muss ja den Überblick haben von Tausenden von möglichen Präparaten. Dr. Schuldt hat in seiner Praxis mehr als 16 000 (!) verschiedene Mittel. Die Patienten sind natürlich zur Mitarbeit aufgefordert, indem sie das ausgetestete Mittel regelmäßig nehmen und sich an die Ernährungshinweise halten, die ihnen der Therapeut aufgibt, um ihren Heilungsprozess zu unterstützen.

15. Widerstandskraft und Wohlbefinden

Körperliche Leistung und Energieausgleich als Beispiel

Dieses Kapitel weist auf eine Grundregel hin, die für alle Lebewesen gilt, jedoch oft vernachlässigt wird, wenn es um Lebensprozesse geht: In der Tat kommen energetische Überlegungen oft zu kurz, während anatomische Gegebenheiten überbewertet und biologische Reaktionen und Abhängigkeiten als Automatismen missverstanden werden. Beispielsweise wird bei Operationen die Herz- und Lungenfunktion sorgfältig überwacht, dem energetischen Hintergrund eines Patienten wird jedoch in vielen Fällen nicht die nötige Aufmerksamkeit gewidmet. So bleiben wichtige Kriterien unbeachtet.

In einer Welt, in der sich die Werte ständig ändern, sollte man sich nicht zu weit von den natürlichen Grundsätzen entfernen. Sie sollten vor allem dann beachtet werden, wenn es um biologische Funktionen und Prozesse geht, sofern diese ermittelt und ausgewertet werden können.

Unter Widerstandskraft oder Resilienz verstehen wir die Fähigkeit, Ausdauer, Spannkraft und Standhaftigkeit in Stresssituationen jeder Art zu zeigen. Doch woher hat diese Fähigkeit die Stärke, Kräften standzuhalten, die sich gegen sie selbst richten? Die Fähigkeit, mit Stressfaktoren erfolgreich umzugehen, setzt sich aus vielen kleinen Anteilen zusammen, die alle ihren Beitrag leisten. Nur so entsteht eine große Kraft, die Bestand hat. Die Widerstandskraft und das Durchhaltevermögen fielen in sich zusammen, würden sie nicht ständig von kleinen Einheiten unterstützt. Zusätzlich zu der Fähigkeit, externen Kräften zu widerstehen, was Stärke und Kraft braucht, kann Widerstandskraft auch darin geschult werden, sich an alle möglichen Störfaktoren oder Stressoren anzupassen – vorausgesetzt, sie erfährt strukturelle Unterstützung.

Fällt eine der kleinen unterstützenden Einheiten aus, kann sich die Widerstandkraft erheblich verändern. Es bedarf der Zusammenarbeit zwischen Organen, Nerven, Flüssigkeiten und festen Bestandteilen des Körpers, damit dieser seine Abwehr- und Präventionsmechanismen nutzen und sich gegen externe Gefahren schützen kann.

Dieser Schutz kann sowohl kurz- als auch langfristig oder periodisch nötig sein. Solange die biologische Einheit in der Lage ist, sich zu wehren, geht der Lebensvorgang weiter. Wenn sie benötigt wird, muss die Widerstandskraft vorhanden sein.

Ein Meister im Gewichtheben wurde vor dem Wettkampf mit homöopathischen Mitteln behandelt. Der Patient erhielt unterschiedliche Präparationen, um verschiedene somatische Probleme zu beheben. An aufeinanderfolgenden Tagen vor dem Wettkampf wurden die Präparationen wiederholt verabreicht. Als Folge davon erzielte er hervorragende Ergebnisse und gewann den internationalen Wettkampf. Daraufhin wurde diese Behandlung beibehalten und kam auch vor weiteren Wettkämpfen zum Einsatz. Jedes Mal gewann der Gewichtheber den Wettkampf. Nur einmal unterschätzte er einen Virusinfekt, der kaum spürbar war und verlor den Wettkampf. Abgesehen von diesem einen Mal genügte die Gabe homöopathischer Präparationen, um eine Widerstandskraft aufzubauen, die für eine so große Belastung wie Gewichtheben in der Schwergewichtsklasse nötig ist und die besonders gefordert ist, wenn der Sportler den Wettkampf gewinnen will.

Dieses Beispiel zeigt, dass winzig kleine Dosen homöopathischer Präparationen genügen, um den Körper auf Hochleistungen vorzubereiten.

Es soll noch darauf hingewiesen werden, dass die Problembeseitigung volle Kraftentfaltung erlaubt und nicht das Geringste mit einer „Putschwirkung“ zu tun hat, die einem völlig anderen Vorgang unterliegt durch eine Art „Aufpeitschung“.

Im Gegensatz zur Verabreichung chemischer Substanzen wie beim Doping, bei der die körperlichen Reserven aufge-

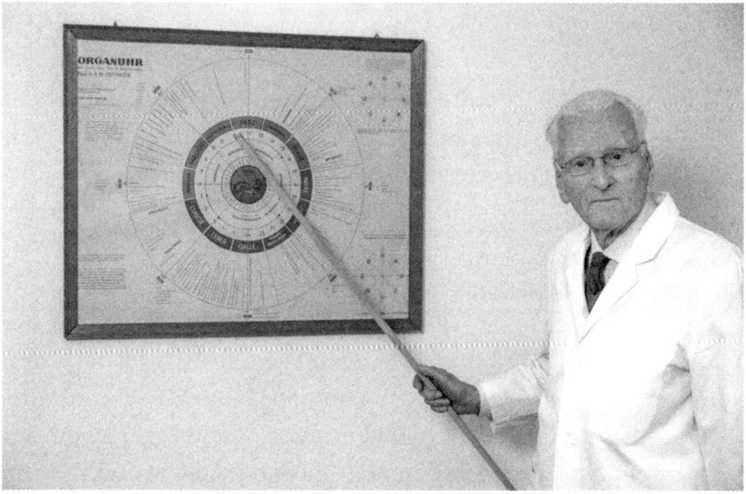

Abb. 3: Dr. Hartwig Schuldt erklärt die Organuhr

peitscht werden und die alle möglichen negativen Nebenwirkungen und Folgeerscheinungen mit sich bringt, kann die Homöopathie als milde Anwendungsform derartige Exzesse niemals erreichen. Jene, die die Homöopathie ständig kritisieren und damit beweisen, dass sie über keinerlei Erfahrung und Hintergrundwissen verfügen, sollten das berücksichtigen. Die Homöopathie kann nie als Dopingmittel eingesetzt werden. Sie kann jedoch Körperfunktionen und -prozesse normalisieren und optimieren und das System durch Ausscheidung von schädlichen Stoffen befreien, die sonst seine Fähigkeiten beeinträchtigen können.

Als ich vor einigen Jahren einen Vortrag hielt, fragte mich jemand aus dem Publikum, ob ich durch die Gabe von Homöopathika erreichen könnte, dass sein Rennpferd erste Preise gewinnt. Auch wenn dies möglich sein könnte, gilt es zu beachten, dass die Untersuchung eines Tieres sehr zeitaufwendig ist und wiederholt werden muss, ohne dabei garantieren zu können, dass alle nötigen Daten erhoben werden können. Die Frage des Zuhörers war sehr pragmatisch und auch gerechtfertigt, da die Gabe von Homöopathika nicht gegen das Dopinggesetz verstößt.

Doping und Homöopathie zu vermischen ist ein Zeichen totaler Fehleinschätzung bezüglich der heilenden Wirkung der Homöopathie, die allein und ausschließlich auf Normalisierung im Körper gerichtet ist. Die Grenze der Normalität kann sie nicht überschreiten, lediglich Heilungsimpulse vermitteln, die der Körper in dieser Richtung aufgreift und umsetzen muss.

Die Homöopathie ist schon seit vielen Jahren als Quelle der Widerstandskraft bekannt. Ihr Hauptziel ist es, jegliche Arten von Krankheiten zu bekämpfen – und das ohne Einschränkung, da es dabei zu keinerlei Nebenwirkungen oder Folgeerscheinungen kommt, wie sie bei anderen Methoden möglich sind.

Die Homöopathie und ihre Entstehungsprinzipien kommen auch in der Natur vor. In der Tat lassen sich homöopathische Prozesse in der Natur an vielen Stellen beobachten.

Nachdem sich ein Regentropfen in der Atmosphäre gebildet hat, indem er sich mit einem Staubpartikel verbindet, kommt er auf seinem Weg zur Erdoberfläche ständig mit der ihn umgebenden Luft in Kontakt. Er wird immer wieder hin- und hergeworfen, zusammengedrückt, geschüttelt und umgedreht. Dies ähnelt dem Vorgehen bei der Homöopathisierung einer Flüssigkeit. Der Regentropfen nimmt dadurch die in der Atmosphäre enthaltenen Informationen auf. Diese sind vor allem kosmischen Ursprungs, wie etwa Strahlung und Interaktionen elektrischer Spannung. Wir wissen von früher, dass Regenwasser, das auf der Erdoberfläche gesammelt wird, ein sehr wertvolles Gut ist. Es galt als höherwertiger als Leitungswasser oder Wasser aus einem Fluss. Regenwasser kann das Wachstum von Pflanzen positiver beeinflussen, als es eine künstliche Bewässerung vermag.

In den letzten Jahren hat die Qualität von Regenwasser jedoch so stark abgenommen, dass sie nicht mehr als erstklassig gilt. Der Unterschied ist so enorm, dass Regenwasser in einigen Gebieten als verschmutzte Flüssigkeit gilt. Wenn wir unsere Atmosphäre weiterhin so verunreinigen, wie wir es in den letzten Jahren getan haben, wird das Wasser aus der Atmosphäre, dass die Erdoberfläche erreicht, ein hoher Risikofaktor sein. Die größte Quelle der Belastung der Atmosphäre sind die stetig steigenden Flugzeugemissionen, die mit Blick auf die Vorteile des Flugverkehrs in Kauf genommen werden. Um einen Ausweg aus dieser heiklen Situation zu finden, bedarf es neuer Lösungen für die Luftfahrt.

Verunreinigungen und Verschmutzungen als Belastungsfaktoren

Durch zahlreiche Substanzen verunreinigtes Wasser hat negative Auswirkungen auf alle Lebewesen, auch wenn die Substanzen nur in kleinen Mengen vorhanden sind. Denn der Homöopathisierungsprozess macht sie bedeutender, als uns dies bisher bewusst war. Die ständige Präsenz dieser Verschmutzung führt im Körper langfristig zu Störungen. Homöopathische Informationen, die im Körper auf keine Resonanz stoßen, haben keine signifikante Wirkung. Da sie ständig präsent sind, können sie aber mit anderen homöopathischen Substanzen interagieren und das angestrebte Gleichgewicht beeinträchtigen, was sich manchmal darin äußert, dass sich der Zustand des Patienten nach der Gabe eines Präparates zunächst verschlechtert – die sogenannte Erstverschlimmerung.

Wird der Körper mit chemischen Substanzen überlastet, was bei der ständigen Anwendung pharmakologischer Substanzen unnatürlichen Ursprungs der Fall ist, führt dies zu einem gestörten Immunsystem und schließlich zu unausweichlichen Allergien und zu einer vollkommenen Unfähigkeit, auf externe Störungen zu reagieren.

Der Verzehr industriell verarbeiteter Nahrungsmittel hat eine ähnliche Wirkung. Als Folge davon dringen Viren und Pilze in den Körper ein und führen zu zusätzlichen Störungen. Das

System beginnt zu degenerieren, denn die Widerstandskraft nimmt immer mehr ab, die körpereigenen Kräfte schwinden.

Diese somatische Entkräftung kann zu mentalen Störungen bis hin zum Selbstmord führen. In der Tat sind die Körper vieler Selbstmordopfer voll von chemischen Substanzen. Ein gutes Beispiel dafür ist die Tatsache, dass in unserer Konsumgesellschaft Brot kaum noch ohne Zusatzstoffe, Emulgatoren, Zitronensäure, Zucker und Hefe sowie Geschmacksverstärker hergestellt wird. Nahrungsmittel werden mit künstlichen Vitaminen „angereichert", wie etwa Milch mit Vitamin D, Babynahrung mit Vitamin A, Säfte und andere Getränke mit Vitamin C oder Softgetränke mit Gärstoffen.

Gegen diese Ablagerungen chemischer Substanzen im Körper, die dort nicht hingehören, kann man homöopathische Gegenmaßnahmen ergreifen, die zur Ausscheidung der Substanzen führen. Das setzt jedoch voraus, dass das körpereigene System noch über Steuerkapazitäten und Kraft verfügt. Genauso wie industriell verarbeitete Nahrungsmittel bedeuten auch Pflanzen und Gemüse, für die das falsche Düngemittel oder Exkremente verwendet wurden, eine starke Belastung für den Körper.

Chronische Vorgänge und Abwehrkraft

Das Eindringen von Pilzen in den Körper kann durch elektromagnetische, kurzfrequente Wellen, wie sie etwa von Sendeantennen ausgehen, verstärkt werden. Überlandleitungen und langfrequente Wellen haben diese Wirkung nicht. Kurzfrequente Wellen können auch schlafende chronische Infekte im Körper verstärken, sofern sie das Immunsystem nicht anregen. In der Tat hat das Immunsystem die Tendenz zu vergessen, chronische Überreste früherer Störungen aktiv zu bekämpfen. Ist dies der Fall, ist der Körper aufgrund seiner eigenen Abwehrmechanismen außerstande, Substanzreste aufzuspüren.

Die wiederholte Einnahme derselben Substanz, die nicht stark genug ist, um eine akute Störung zu verursachen, fördert das Auftreten chronischer Vorgänge. Dieser Vorgang spielt beim Krankheitszustand in einer Bevölkerung eine bedeutende Rolle.

Ähnlich verhält es sich beim Menstruationszyklus. In diesem Fall wird eine chronische schlafende Situation instabil, was sich zum Beispiel in Schmerzen äußert. Der Menstruationszyklus dauert nicht lange genug, um den chronischen Zustand zu überwinden. Das bedeutet, dass er im nächsten Zyklus wieder auftritt. Solche Menstruationsstörungen verschwinden durch homöopathische Anwendungen, wenn die Abwehrkräfte genügend gestärkt werden. Das gilt für praktisch alle niederschwelligen Reststörungen im Körper. Man könnte sagen, dass die Homöopathie zu schwache Abwehrkräfte reaktiviert. In der klassischen Homöopathie wurde eine einzige Präparation verabreicht, um mehrere Störungen gleichzeitig zu behandeln. Da dieses Vorgehen nicht spezifisch genug war, wurde eine vorübergehende Verschlechterung des Zustandes des Patienten in Kauf genommen, ohne dies als Fehlbehandlung zu verstehen. Vor allem bei der Anwendung hoher und sehr hoher Potenzen gleich zu Behandlungsbeginn besteht ein hohes Risiko, dass es zu unangenehmen Reaktionen kommt.

Heute erfolgt die Anwendung von Präparationen schrittweise und man beginnt mit niedrigen Potenzen. Das ist für den Behandlungserfolg und die Heilung einer Krankheit weit zuträglicher. Bei der Anwendung homöopathischer Präparationen verwende ich einen Trägerstoff. Dadurch bleibt die Substanz länger im Körper und kann ihre Wirkung besser entfalten.

Die energetische Bedeutung der Homöopathie

Die homöopathische Information kann als Wellenform aufgegriffen und als solche genutzt werden. Dies kommt in der sogenannten Resonanztherapie zum Einsatz. Bevor man vor einigen Jahrzehnten diese Entdeckung gemacht hat, hatte ich vorgeschlagen, die Wellenform einer homöopathischen Präparation durch einen Sender aufzufangen und die Information an einen weit entfernten Empfänger zu übermitteln, was sich als machbar herausstellte. So wurde die energetische Natur der Homöopathie festgestellt und konnte überprüft werden. Das heißt, die homöopathische Information kann auch in abgelegenen Gegenden, wie etwa in der Wüste, auf See oder im Urwald, empfangen und angewendet werden.

Definition des Schmerzes

Ebenso entstand eine neue Definition von Schmerz. Wurde für eine Störung im Körper die richtige Präparation gefunden, empfand der Patient im Messverlauf bei einem spezifischen Akupunkturpunkt keinen Schmerz. Es gibt hinreichend Nachweise dafür, dass die Homöopathie in der Lage ist, als ausgleichendes Mittel zu fungieren.

Bioenergetische Verfahren

All diese Erkenntnisse konnten durch die Anwendung der Bioenergie im Mikroampere-Bereich, wie ich sie seit über 30 Jahren praktiziere, gewonnen werden. Die Ausführungen zeigen, wie die Widerstandskraft genutzt werden kann und dass es hierbei auch neue Herangehensweisen gibt. Wenn wir das volle Potenzial der Homöopathie und unterstützender Faktoren nutzen, können wir bisher unbekannte Fakten aufdecken. Gleichzeitig sollte unser Verständnis von Wohlbefinden korrigiert werden. Man könnte meinen, Wohlbefinden sei eine Voraussetzung für Widerstandskraft: Fühlen wir uns wohl, empfinden wir Stärke und Standhaftigkeit. Wie oben erwähnt, stimmt das nur bedingt. Während die Widerstandskraft nach außen gerichtet ist, beeinflusst das Wohlbefinden als vorübergehender Zustand das Innere. Gelassenheit, Ausgeglichenheit und Homöostase können unter Wohlbefinden subsummiert werden.

Wohlbefinden kann anfällig und von kurzweiliger Bedeutung sein. Eine Person, die sich gut fühlt, kann im nächsten Moment bereits leiden, nachdem sich kleine Veränderungen ergeben haben. Sowohl die Widerstandskraft als auch das Wohlbefinden hängen von kleinen Faktoren ab. In unserer heutigen Gesellschaft wird Wohlbefinden für wichtiger erachtet als Widerstandskraft. Unterschiedliche Arten von Wohlbefinden lassen sich auf unterschiedliche Weise erreichen. Dabei können wir uns unnützer oder effektiver Mittel bedienen. Das Verlangen nach Wohlbefinden kann jedoch auch zum Gegenteil führen. Es gibt besonders viele künstliche Mittel, um den Zustand des Wohlbefindens zu erreichen, beispielsweise Parfüm, Kaffee, Zigaretten, Alkohol und leider auch Marihuana und andere Drogen. Vor diesem Hintergrund sind die oft genannte Wechselbeziehung zwischen der Widerstandskraft und dem Wohlbefinden sowie die Auffassung, dass Wohlbefinden zu Widerstandskraft führt, eher irreführend.

In der Ernährung ist Zucker ein sehr mächtiges Mittel, um Wohlbefinden zu erzeugen. Vor allem Jugendliche konsumieren Zucker in großen Mengen. Feiertage wie Weihnachten und Ostern tragen ihren Teil dazu bei. Während Zucker in jungen Jahren gut vertragen wird, kann er im Alter jedoch schädlich sein, denn er entzieht den Zähnen und Knochen Kalzium. Eine Hauptursache für Osteoporose ist Zuckerkonsum im Alter. Die Zahnsubstanz zersetzt sich allmählich und Osteoporose beginnt. Heute gibt es fast keine industriell verarbeiteten Nahrungsmittel mehr ohne Zucker, so zum Beispiel bei Gemüse in Dosen, Wurstwaren und Süßigkeiten. Praktisch alle Lebensmittel, die es an der Tankstelle zu kaufen gibt, sind aus Zucker hergestellt. Zucker ist eine süße Versuchung für Menschen auf der Suche nach Wohlbefinden.

Zucker schwächt den Körper und hat ernsthafte Auswirkungen auf den Stoffwechsel der Leber. Eine geschwächte Leber produziert nicht genug Zucker. Wird Zucker von außen zugeführt, nimmt die Zuckerproduktion der Leber ab. Dauert dieser Prozess länger an, wird die Leber geschwächt und reduziert die eigene Zuckerproduktion immer mehr.

Viele andere Prozesse können zu einer Abnahme der Leberfunktion und anderer Organe führen. Der Mechanismus ist jedoch immer derselbe: Werden von Organen produzierte Produkte künstlich ersetzt, nimmt die Organfunktion weiter ab. So entstehen viele der heutigen Zivilisationskrankheiten, begünstigt vor allem durch unnatürliche Lebensmittel. Die Einführung dieser Nahrungsmittel sollte von ausgewählten Behörden sorgfältig überprüft werden, was leider – soweit ich das beurteilen kann – nicht geschieht.

Ich hoffe, dass diese Ausführungen zu einem neuen Verständnis bisher eher vernachlässigter Perspektiven beitragen können. Mögen sie Antworten geben auf ungelöste Fragen zu Konzepten, die unseren heutigen Alltag und Lebensstil bestimmen. Es hat sich herausgestellt, dass die Homöopathie mit ihren Grundsätzen viele grundlegende Prinzipien erläutern kann, für die es bisher nur bruchstückhafte Erklärungen gab. Die Widerstandkraft und das Wohlbefinden wurden hierfür als Beispiel ausgewählt.

Mechanistische gegen energetische Herangehensweise

Beschäftigt man sich im Rahmen der Anwendung der Nanotechnologie mit kleinsten Körperprozessen, steigt man in ein komplett anderes Arbeitsfeld mit anderen Herangehensweisen ein. Kleinste Reaktionen auf der Ebene der Atome und Moleküle unterscheiden sich stark von holistischen biologischen Konzepten. Bisher ist noch nicht klar, welche Auswirkungen Interventionen haben, die sich auf kleinste Prozesse und Gebiete beschränken. Bei Konzepten dieser Art geht es um materielle Aspekte der Biologie. Arbeitet man hingegen mit energetischen Prozessen und Homöopathie, eröffnet sich einem eine Welt voller aufschlussreicher Entdeckungen, die unseren Horizont und unser Verständnis bereichern.

Verglichen mit chemischen Anwendungen hat die Homöopathie Zugang zu tiefer liegenden und weiter entfernten Prozessen im Körper. Das ist ein höchst spannendes Phänomen und es lohnt sich, sich damit zu befassen.

Kurz zusammengefasst:

Dieses Kapitel ist sehr komplex und beleuchtet verschiedene Aspekte. Dr. Schuldt legt dar, wie die Bioenergetische Medizin BEM eine große Hilfe sein kann, die Widerstandsfähigkeit oder Resilienz angesichts der vielfältigen Herausforderungen unseres modernen Lebens stabilisiert und sogar gesteigert werden kann. Besonders sind hier die Umweltverschmutzung und industriell produzierte Nahrungsmittel mit all ihren Zusatzstoffen zu nennen. Auch die schädlichen Wirkungen von Industriezucker nimmt Dr. Schuldt aufs Korn. BEM ist in der Lage, zu schwache Abwehrkräfte zu mobilisieren. Diese Methode hat im Gegensatz zu chemischen Mitteln Zugang zu tiefer liegenden Prozessen im Körper. Es geht bei BEM nicht um Wohlbefinden um jeden Preis, was kurzfristig auch durch den Konsum von koffeinhaltigen Getränken und Drogen erreicht werden kann, sondern um die langfristige Stärkung der Widerstandsfähigkeit negativen Einflüssen jeder Art gegenüber.

16. Herkunft und Entwicklung der Elektroakupunktur nach Voll (EAV) und der bioenergetischen Medizin

Weiterentwicklung einer bekannten Methode

Die EAV in Deutschland geht auf die 1950er Jahre zurück und war das Ergebnis konsequenter Forschung und stetiger Weiterentwicklung. Schwachstrom im Mikroampere-Bereich ermöglichte es, Energiedefizite, Energiegleichgewichte und Energieüberschüsse im Körper genau zu lokalisieren – ein Meilenstein in der Medizin. Als die Methode bekannter wurde, bezeichnete man die Messungen fälschlicherweise als Hautmessungen. Es handelt sich jedoch um Messungen, die den ganzen Körper mit einbeziehen.

Zur Lokalisierung der relevanten Punkte wurde das Konzept der traditionellen Akupunktur genutzt. Diese Punkte machten es möglich, den Zustand von Organen, Organsystemen, Organteilen, Gewebesystemen und Flüssigkeitsformationen im Körper genau zu messen. Das war eine Weltneuheit. Neben Dr. Voll, Gründer der EAV, entdeckte Dr. Schmidt aus München (ehemaliges Mitglied der EAV-Gesellschaft), dass ein instabiler Zeiger auf dem Messgerät Aufschluss über Störungen in einem Meridian, einem Organ oder einer Gewebeformation gab.

Als enger Mitarbeiter von Dr. Voll konnte ich diese Kunst über 30 Jahre lang exklusiv anwenden. Die Vielzahl der Messpunkte konnte bei gleichbleibend guten diagnostischen Ergebnissen auf eine überschaubare Anzahl relevanter Punkte reduziert werden, was zudem Zeit sparte. Darüber hinaus konnten Patienten durch einen Hinweis bei nachlassendem Schmerz selbst mithelfen, Schwachstellen in ihrem Körper aufzudecken.

Im Zuge der Optimierung der EAV als diagnostisches Verfahren legte ich den Fokus auf eine einfache Handhabung, damit das Verfahren leicht erlernt werden konnte. Ich verbesserte das Verfahren entsprechend und nannte es „bioenergetische Medizin“, ein Name, der verdeutlicht, worum es im Kern geht. Bioenergetische Medizin ist eine Art von Energiemedizin.

Das Vorgehen macht sich die Prinzipien der Homöopathie zu Nutze, wo neue grundlegende Aspekte etabliert werden konnten. Mittlerweile kommen im Laufe der Zeit immer neue Probesubstanzen zur Anwendung, um Schwachstellen im Körper zu entdecken und zu definieren. Zu den jüngsten Entwicklungen gehort eine codeähnliche Imprägnierung einer Diskette oder eines Kartonstücks als Messgegenpol, mit deren Hilfe eine detaillierte Diagnose erstellt werden kann.

Dieses ganzheitliche Verfahren befasst sich mit dem unterschwelligen Bereich körperlicher Funktionen und Zustände und deckt auch die stetig steigende Anzahl chronischer Erkrankungen jeglicher Art ab.

Dieses Kapitel diskutiert außerdem, welche Stellung die bioenergetischen Medizin (BEM) im Vergleich mit anderen Verfahren hat und berücksichtigt dabei die jüngsten Errungenschaften anderer Verfahren, zum Beispiel spiritueller Verfahren wie der Matrix, der Trance, der Fernheilung, der Quantenmedizin, usw.

Viele Nachahmer, die die bioenergetische Medizin für sich beanspruchten, den Ursprung ihres Vorgehens jedoch nicht offenlegen wollten, waren größtenteils nicht in der Lage, den Perfektionsgrad der ursprünglichen bioenergetischen Medizin zu erreichen.

Braucht eine Methode länger, um sich zu etablieren und wird von ihr verlangt, ihren grundlegenden Nutzen nachzuweisen, bietet es sich an, auch einen Blick auf jene zu werfen, die diese Forderungen stellen. Wenn diese Personen dabei nur ihre eigenen Kriterien berücksichtigen, ohne sich bewusst zu sein, dass das Thema anderer Kriterien bedarf, steht es ihnen gar nicht zu, solche Forderungen zu stellen. Bei der bioenergetischen Medizin geschieht genau das, obwohl die Methode ihre Vorteile genügend unter Beweis gestellt hat und höhere Erfolgsquoten bei der Heilung von Krankheiten aufweisen kann als viele andere Methoden – vor allem solche, die sich als hochwertiger bezeichnen und den Nutzen der bioenergetischen Medizin leugnen. Was bei der Etablierung wirklich zählt, ist, dass die bioenergetische Medizin unzählige Probleme zu lösen vermochte und dabei eine so hervorragende Qualität liefert, dass sie aus eigenen Mitteln überleben konnte.

Was ist das neue an diesem Verfahren?

Die EAV – Elektroakupunktur nach Dr. Voll – wurde in den 1950er Jahren in Deutschland entwickelt. Sie war das Ergebnis konsequenter Forschung und stetiger Weiterentwicklung, die schließlich in der bioenergetischen Medizin mündete. Zur Lokalisierung der relevanten Punkte wurde das Konzept der traditionellen Akupunktur genutzt; Diese Punkte ermöglichten es, den Zustand von Organen, Organsystemen, Organteilen; Gewebesystemen und Flüssigkeitsformationen im Körper genau zu messen. Das war eine Weltneuheit.

Schmerzaussagen

Darüber hinaus entdeckte ich, dass durch das Phänomen des abgeschwächten Schmerzes die Patienten ihre eigenen Schwächen präzise angeben konnten. Wenn ein Messpräparat auf das körperliche Bedürfnis heilend anspricht, verschwindet ein ansonsten auftretender Schmerz am Messpunkt vollständig; ein energetisches Gleichgewicht zwischen Körper und Messpräparat stellt sich ein.

Weitere Neuerungen beziehen sich auf die Anwendung der Homöopathie. Die umfassende Vorgehensweise vermag unterschwellige Abweichungen vom Normalzustand aufzudecken. Durch den Einsatz eines geeichten Messgerätes kann der Normalzustand definiert werden. Hingegen ist es nicht möglich, durch bioenergetische Medizin das Ausmaß einer Krankheit festzustellen, wie etwa den Durchmesser von Gallen- oder Nierensteinen oder auch die Größe eines Tumors.

Normalkriterien im Blickpunkt

In der Natur wird klar definiert, was normal ist. Beispielsweise beträgt die normale Körpertemperatur 36,8 Grad Celsius. Ausnahmen werden von der Schulmedizin hingenommen, ohne nach deren Ursachen zu fragen. Die BEM kann genau erklären, worauf die Defizite zurückzuführen sind und vermag, diese zu beheben. Zum Beispiel wird bleiche Haut oft auf die Dicke der Haut und die dadurch ungenügende Durchblutung durch darunter liegende Blutgefäße zurückgeführt. Die bioenergetische Medizin kann herausfinden, ob das Phänomen auf Mängel zurückzuführen ist, wie etwa auf Störungen im Verdauungstrakt oder Beeinträchtigungen des Nervensystems durch Giftstoffe. Eine Blutprobe allein genügt nicht, um solche Störungen aufzudecken. In vielen Fällen ist die Blutprobe unauffällig, während die BEM die Ursachen der Störungen erklären kann. Auch kann ein Patient beispielsweise schwere Störungen haben, obwohl seine Leberwerte normal sind. Umgekehrt können abweichende Leberwerte nicht erklären, warum der Patient beschwerdefrei ist.

Nachweis nicht mit Doppelblindversuchen

Es ist vollkommen sinnlos, ein in der EAV und BEM verwendetes Präparat mit definierter Spezifikation durch eine Doppelblindstudie zu testen. Dies wird misslingen, weil der ganzheitliche Ansatz anders funktioniert. Groß angelegte Labortests müssen von einem Standardpräparat ausgehen und ein vorher festgelegtes Ergebnis liefern, um ihre Glaubwürdigkeit unter Beweis zu stellen. Die EAV und die BEM hingegen nutzen einen ganzheitlichen Ansatz und ganzheitliches Vorgehen, die eine Vielzahl von Parametern berücksichtigen. Dadurch kommen sie sehr nahe an detaillierte Körperreaktionen heran. Besonders wichtige Kriterien sind dabei der Zeitfaktor und die Organuhr. Darüber hinaus kann es im Laufe der Zeit im Körper zu zusätzlichen Störungen kommen. Daher liefern Tests einer bestimmten Probe zu einem bestimmten Zeitpunkt nur eine Momentaufnahme und führen zu keinen zufriedenstellenden Ergebnissen. Hingegen können die EAV und BEM dies bewerkstelligen. Dafür ist es unabdingbar, dass regelmäßige Untersuchungen stattfinden, die Ergebnisse mittels Gegenkontrollen überprüft und Multifaktorenanalysen durchgeführt werden. Besonders wichtig ist es, festzulegen, welcher akute Krankheits- oder Schwächezustand in welcher Reihenfolge berücksichtigt werden muss. In der Tat muss in vielen Fällen zuerst der Prioritätsfaktor beseitigt werden, bevor man sich um frühere Krankheiten kümmern kann, die die eigentlichen Verursacher der aktuellen Beschwerden sind. Dieser Zustand nennt sich „gemischte Pathologie“ und bedeutet, dass man sich mit einer noch nicht definierten Anzahl von Faktoren befassen muss, die zu unterschiedlich starken Beschwerden führen. Dabei kann es zu konkurrierenden Veränderungen kommen.

Eingebrachtes Material als Überlagerung zu energetischem Messkreis

Es zeigte sich, dass eine in den Messkreislauf eingebrachte Substanz den Widerstands-Wert des Gerätes veränderte. Diese Entdeckung war für die Etablierung des Verfahrens sehr bedeutend. Doch diese Handhabung wurde von all jenen kritisiert, denen es an Verständnis für unterschwellige somatische Prozesse im Körper fehlte, die durch die Nutzung des elektrischen Stroms im Mikroampere-Bereich sichtbar werden. Die EAV und BEM haben versucht, auf diese Kritiker und ihre Denkweise zu reagieren, indem eine große Anzahl von Tests durchgeführt wurde. Doch diese Versuche schlugen fehl, da unterschiedliche Ansätze auch unterschiedlich behandelt werden müssen und sich nicht gegenseitig den guten Ruf abspenstig machen sollten. Als das Verfahren auf der Basis von Versuch und Anpassung entwickelt wurde, gab es keine Hintergrundinformationen, um ihre offensichtlich positiven Ergebnisse zu erklären. Das Verfahren hat sich als effektiv und überzeugend herausgestellt und produziert erstaunlich zuverlässige Ergebnisse. Die Erkenntnis, dass die in den Messkreislauf eingebrachte Messsubstanz gleichzeitig zur Behandlung verwendet werden kann, war für die damalige Medizin komplett neu. Dass eine Punktmessung den Zustand von Organen messen kann, die weit von diesem Punkt entfernt sind, war eine weitere bedeutende Neuheit. Leider war dies gleichzeitig auch eine Provokation für die traditionellen Akupunkteure. Sie befürchteten, dass ihr Ansatz, mit Nadeln zu arbeiten, durch die Verwendung eines technischen Gerätes verdrängt werden könnte. Das führte dazu, dass wir das neue Vorgehen eher zurückhaltend einsetzten, obwohl es sich als kostensparend und eindeutiger sowie weniger schmerzhaft herausgestellt hatte. Die Akupunktur mit Nadeln hat darüber hinaus weiterhin, wie seit Tausenden von Jahren, ihren Platz und ihre Berechtigung. Der Lehre der traditionellen Akupunktur ist es zu verdanken, dass die Rolle der Energie bekannt wurde. Diese Energie kann ermittelt und nachverfolgt werden. Die Tatsache, dass sie nie wirklich definiert worden ist, ist kein Grund, ihre Bedeutung gering zu schätzen. Es ist typisch für kleinste energetische Phänomene, dass sie nicht als solche definiert, gleichzeitig aber klar festgestellt und genutzt werden können. Dasselbe gilt zum Beispiel für die Gravitationskraft, der alle Objekte auf der Erde unterworfen sind. Sie wurde nie anders als durch Ableitungen definiert.

Die in die Haut gesteckte Akupunkturnadel ist ein zusätzlicher Impuls, der die Austauschmechanismen des Körpers mit seinem unmittelbaren Umfeld verändert. Denn der Körper ist kein geschlossenes System, er tauscht sich mit seiner Umgebung aus. Die Nadel ermöglicht Spitzenentladungen, wie man sie aus der Physik kennt. Bei der EAV und der BEM übernimmt der elektrische Strom diese Aufgabe, indem er die körperliche Energie verändert. Das gilt sowohl für die Diagnose, bei der Gleichstrom verwendet wird, als auch für die Therapie, bei der Wechselstrom zum Einsatz kommt. Dabei ist der wesentliche Bestandteil im Messprotokoll auf der Plusseite größer als auf der Minusseite. Ein gutes Beispiel für die Wirksamkeit dieses Vorgehens ist die Behandlung von Phantomschmerzen. Durch den Einsatz von BEM können diese vollkommen verschwinden. Gleiches gilt für Ohrenschmerzen: Nach Anwendung des elektrischen Stroms klingen sie sehr schnell ab (nach etwa 20 Minuten). Kommt dieses Verfahren zum Einsatz, nimmt das Zusammenwachsen gebrochener Knochen nur halb so viel Zeit in Anspruch wie sonst üblich. (In diesem Fall ist Vorsicht geboten, damit es nicht zur überschießenden Knochenbildung oder der Bildung von Keloidgewebe kommt, dass auch durch verschiedene Arten von Pilzbefall verursacht werden kann.)

Anwendungsbeispiele besonders prägnanter Art

Ein breites Handlungsfeld der BEM ist der Umgang mit chronischen Leiden, die in langwierigen Prozessen und ohne angemessene Behandlung entstanden sind. Es ist wunderbar, mitverfolgen zu können, wie diese Störungen mit der richtigen Behandlung verschwinden. Das gilt für Migräneanfalle, chronische Hals- und Zahnleiden wie Heiserkeit und Schilddrüsenleiden, chronische Herzprobleme, Gelenk- und Muskelprobleme, Leber- und Gallenblasenbeschwerden, Blasenprobleme und vor allem auch hormonelle Störungen wie Menstruationsbeschwerden. Menstruationsprobleme, die seit über 20 Jahre bestehen, können durch bioenergetische Behandlungen verschwinden. Auch bei Beschwerden während der Schwangerschaft lässt sich die energetische Behandlung wunderbar einsetzen. Sogar die Position der Föten kann korrigiert werden.

Akute Vorfälle wie akutes rheumatisches Fieber, durch Pocken verursachte Virusinfektionen, Tollwut, Pfeiffersches Drüsenfiber und Mumps sprechen auf die BEM gut an. Die Behandlung besteht dabei aus kurz aufeinanderfolgenden Anwendungen. Da die Menschen heutzutage viel reisen, steigt die Anzahl unterschwelliger Tropenkrankheiten auch in moderaten Klimata an, wobei offene Krankheitsmerkmale in abgeschwächter Form auftreten. In solchen Fällen verschwinden die Störungen nach der bioenergetischen Behandlung, ohne dass Rückstände bleiben oder es zu einem Rückfall kommt. Das gilt sogar für Überreste von Malaria oder Borreliose. Tetanus spricht ebenfalls gut auf die BEM an und kann sogar in der akuten Phase mit bioenergetischen Verfahren behandelt werden. Von Tieren übertragene Krankheiten, zum Beispiel Maul- und Klauenseuche, Omithose, Toxoplasmose, Tularämie und viele andere, können effektiv behandelt werden. ln diesen Fällen bedarf es häufigerer Anwendungen tagsüber und auch während der Nacht. Das betrifft auch Tetanus (Wundstarrkrampf).

Die Tollwut, eine Krankheit, die tödlich verlaufen kann, kann durch bioenergetische Verfahren zum Abklingen gebracht werden. Dazu habe ich ein eindrückliches Beispiel erlebt. Ich behandelte einen Patienten mit dieser schweren Erkrankung, der überlebte, und zwar im gleichen Zeitverlauf, als ein anderer Patient in klinischer Behandlung verstarb.

Chronische Störungen treten oft nach vorangegangener Impfung auf. Es kommt häufig vor, dass durch die Impfung so viele Krankheitserreger in den Körper gelangen, dass die Krankheit ausbricht, nachdem der Mensch erneut mit dem Erreger in Kontakt gekommen ist. Vor allem bei Grippeimpfungen müssen entsprechende Vorsichtsmaßnahmen getroffen werden.

Die Behandlung von Krebs ist ein weiteres Betätigungsfeld für die BEM.

Schwierige Fälle von chronischen Belastungen

Das gesamte Spektrum an Verdauungsproblemen kann sehr gut mit bioenergetischen Verfahren, wie ich sie in den vergangenen Jahrzehnten entwickelt habe, behandelt werden. Hinsichtlich ihrer Rolle bei Unverträglichkeiten und chronischen Beschwerden rückt die Ernährung immer mehr ins Blickfeld. In der Tat kann jede essbare Substanz mit bioenergetischen Methoden getestet werden. Ich musste mir viel Wissen über die Herstellung und Verarbeitung von Nahrungsmitteln aneignen, das gilt sowohl für Lebensmittel pflanzlichen Ursprungs als auch proteinhaltige Lebensmittel. Ich habe Nahrungsmitteltests zum Standardinhalt bioenergetischer Anwendungen gemacht.

Dasselbe gilt für genetisch veränderte Lebensmittel, die einen Einfluss auf Mensch und Tier haben. Erhalten Tiere genetisch verändertes Futter, gelangt dieses unweigerlich zum Menschen, der solches Fleisch isst. Auch Giftspuren in industriell hergestellten und verarbeiteten Lebensmitteln sind durch bioenergetische Verfahren nachweisbar. Es lässt sich sogar feststellen, wie lange und wie stark der Mensch diesem Gift ausgesetzt war. Die Genveränderung wurde zu Recht kritisiert, doch mittlerweile hat man die Vorsichtsmaßnahmen eingestellt und verschließt die Augen vor weiteren Entwicklungen. Soja, Mais und Erdnüsse wurden stark verändert. Dasselbe gilt für Tomaten, Gurken, Alfalfa-Sprossen, viele Getreidesorten usw. Aus diesem Grund fühlte ich mich verpflichtet, das Thema Ernährung zu einem integralen Bestandteil der BEM zu machen. Damit verbunden ist auch die Beobachtung von Parasitenbefall als einem grundlegenden Bestandteil der BEM.

Bedeutung der Homöopathie in großem Stil

Neben allopathischen sind auch homöopathische Präparationen beim Testen und bei der Behandlung essentiell – und dies sowohl bei der EAV als auch weiterentwickelt in der BEM. In der Tat hat sich die Homöopathie als entscheidende Behandlungsmethode herausgestellt, da sie als funktionaler Faktor in exakter Dosis, exakter Potenz und genau abgestimmten Intervallen verabreicht werden kann. All diese Kriterien können durch das Verfahren der BEM nachgewiesen werden. Früher wurde die Homöopathie als spirituelle Methode betrachtet. Die Verwendung immer höherer Potenzen bringt eine Krankheit langsam zum Verschwinden – je höher die Potenz, desto schneller klingen die Symptome ab und es bleiben keine Nebenwirkungen oder Krankheitsreste zurück. Dadurch, dass Homöopathie in die BEM integriert wurde, hat letztere zusätzlich erheblich an Bedeutung gewonnen.

Es handelt sich, wie einleitend zu dieser Veröffentlichung erklärt, um die Folge von gehaltenen Vorträgen, die jeweils aus einem anderen Anlass und mit anderen Schwerpunkten erfolgten. Medizinische Anwendungen stehen im Spannungsfeld zeitlicher Entwicklungen und erfahren wiederholt Akzente bei erneuter Beleuchtung eines Falles. Biologie erfordert diese Sichtweise im Gegensatz zu mechanischem Denken, das als große Vereinfachung gerne angesteuert wird, in unzulässiger Vereinfachung.

Um bei der Feststellung einer Krankheit besonders präzise und detailliert vorzugehen, können homöopathische Präparate mit einer großen Bandbreite an körperlichen Veränderungen abgeglichen werden. Es gibt eine sehr große Anzahl an Messpräparationen – mehrere tausend. Es ist möglich, viele Präparate an einem einzigen Punkt zu testen. Umgekehrt kann ein Präparat an vielen Stellen getestet werden. Dies ermöglicht, ein Verfahren anzuwenden, das ich „Gegenkontroll-Verfahren“ genannt habe. Es ist die Grundlage für eine sehr umfassende medizinische Methode, die dennoch einfach anwendbar ist. Die Erfahrung, die ich damit sammeln konnte, führte nach und nach zu einer sehr hohen Fallgenauigkeit. Das heißt, es gelingt mir, die richtige Diagnose zu stellen und die richtige Behandlung mit dieser Vorgehensweise zu bestimmen. Dies veranschaulicht den Umgang mit dem Körper als lebendes Gebilde, was keine mathematische Größe darstellt, wie wohl üblicherweise die Neigung zu „Schubladen-Denken“ sehr verbreitet ist. Leben bedeutet ständige Gestaltung, Umgestaltung, Reaktion und Aktion, summarisches Einbeziehen von Impulsen, Einzelbeobachtung und Gesamtschau. Es ist sogar möglich, Prioritäten aufzustellen. Viele Präparationen können zusammengefasst eine multifunktionale Aussage ergeben. Jene Komponenten, die nicht zueinander passen, sind für die Therapie ungeeignet, da sie das körperliche Bedürfnis nach Regeneration nicht unterstützen. Eine homöopathische Behandlung entspricht dem Prinzip der Ähnlichkeit, das wir aus der alten Lehre kennen. Und so kann jede Substanz, ob sie nun aus dem Tierreich stammt oder aus Pflanzen oder Mineralien hergestellt ist, effizient genutzt werden. Beispielsweise kann Thuja als Mittel gegen Warzen eingesetzt werden. Erinnert sei hier, wie oben beschrieben, an das Prinzip in der Homöopathie als Ähnlichkeits-Merkmal, das grundlegend für das Verständnis ist.

Führt man viele solcher Präparate zusammen, kann auf dieser Basis eine effektive Therapie erfolgen. Ein Beispiel soll dies verdeutlichen: Eine Kombination aus verschiedenen Präparaten ergibt eine Wellenform. Alle eingesetzten Präparate haben eine für sie spezifische Schwingung (Frequenz), wonach sie von einzeln auftretenden Werten festzulegen sind.

Wenn man mehrere Präparate zur Anwendung bringt, ergibt sich bei graphischer Darstellung eine Hüllkurve, ein Ausdruck

aus der Frequenzlehre, womit die Vielzahl als Einzelaussage erscheint.
Es ist möglich, die einzelnen Bestandteile davon individuell zu ermitteln, indem man Messungen am Körper vornimmt. So kann etwa herausgefunden werden, welche Komponente fehlt. Mit anderen Worten: Die Kurve zeigt noch immer individuelle Komponenten auf. Das ist eine neue Erkenntnis im Vergleich mit der Homöopathie der alten Lehre, als man bestrebt war, eine einzige Präparation zu erhalten, mit der viele Störungen behandelt werden sollten. Das stellte sich jedoch in den meisten Fällen als zu ehrgeiziges Ziel heraus. Andererseits lohnt es sich, der Beobachtung Aufmerksamkeit zu schenken: Kommen mehrere Präparate zur Anwendung und eines davon wird weggelassen, verhalten sich die anderen, als ob die eine Präparation noch da wäre. Dabei handelt es sich um ein Kriterium der körperlichen Reaktionsfähigkeit – nicht zu verwechseln mit dem Messvorgang an sich.

Der Behandlung von Tieren durch Homöopathie kommt besondere Bedeutung zu, denn sie hat sich als äußerst wirksam herausgestellt. So kommt es beispielsweise oft vor, dass sich zwischen einem Tierhalter und seinem Haustier eine so starke Beziehung entwickelt, dass Mensch und Tier ähnliche Krankheitsbilder entwickeln. Daher können die am Tierhalter getesteten Medikamente auch beim Tier eingesetzt werden – mit erstaunlichen Ergebnissen. In der Tat nehmen die Störungen ab

Nach dem Ausbruch der Vogelgrippe, von der Tausende Vögel aus der Tierzucht betroffen waren, wäre es ganz einfach gewesen, diese Vögel durch Verabreichung homöopathischer Präparationen zu retten. Die lokalen Behörden waren einer solchen Rettungsaktion jedoch völlig abgeneigt. ohne ihre Handlungen zu hinterfragen, als sie Tausende infizierte Tiere töten ließen. Ähnlich verhält es sich mit der bovinen spongiformen Enzephalopathie (BSE). Sie entstand dadurch, dass den Kühen, die reine Pflanzenfresser sind, proteinhaltiges, aus toten Tieren hergestelltes Futter verabreicht wurde. Die entsetzlichen Folgen und die hohe Todesrate hätten vermieden werden können. Interessanterweise hätte die Behandlung darin bestanden, den erkrankten Tieren das infizierte Futter als Anwendung in homöopathischen Dosen zu verabreichen.

Umkehrprinzip allopathischer Belastungen

Auf diese Weise kann die Umkehrwirkung homöopathischer Präparationen effektiv eingesetzt werden: Durch das Potenzieren einer allopathischen Substanz erhält man ein Heilmittel. Es eignet sich vor allem für die Behandlung eines Menschen, der mit einer giftigen Substanz in Berührung gekommen ist. So können hochgiftige Substanzen zu heilenden Mitteln werden.

In der Zwischenzeit gibt es neben der BEM Technologien, die automatisierte Tests an Patienten vornehmen, um herauszufinden, welches Mittel sich für die Therapie eignet. Auf eine detaillierte Diagnose wird verzichtet – man geht direkt und ohne innezuhalten von der Diagnose zur Therapie über. Wir haben die Schlussphase noch nicht erreicht, wenn Wissen und Erfahrung ihre Bedeutung verlieren. Im Unterschied dazu legt die von mir praktizierte BEM viel Wert auf eine klinische Diagnose, die für Verlaufsstudien und auch für die Überwachung von Krankheiten in der Bevölkerung unabdingbar sind. Die in der BEM durchgeführte klinische Diagnose entspricht dem an den medizinischen Fakultäten unterrichteten Vorgehen. Die BEM kann also die ansonsten bestehenden Differenzen zwischen beiden überbrücken helfen, was die Kommunikation mit Vertretern der Schulmedizin vereinfacht. Diese können eine durch BEM gestellte Diagnose bestätigen – unabhängig davon, dass die BEM Diagnosen stellen kann, die die Schulmedizin nicht zu stellen vermag.

Im Vergleich zu ihren alten Lehren, die mit unserem heutigen Denken schwer vereinbar sind, würde die Homöopathie durch die BEM aufgewertet. Mit anderen Worten: Die Homöopathie hat einen umfassenden Aufschwung erlebt, der seinesgleichen sucht. Diesbezüglich verfolgt die BEM die an medizinischen Fakultäten gelehrten Erkenntnisse aus der Mikrobiologie mit großem Interesse. Auf einer Metallplatte oder auf Karton eingravierte homöopathische Informationen können durch die BEM genutzt werden, um das Testverfahren zu vereinfachen. Sie können auch in der Therapie eingesetzt werden. Dabei wird die Information auf einen materiellen Träger übertragen, wodurch diese länger im Körper verbleibt und optimal wirken kann.

Lokalisierung von Messpunkten

Bei der Anwendung der BEM hat sich herausgestellt, dass durch die Anwendung homöopathischer Testmittel die Anzahl der Messpunkte bedeutend reduziert werden kann. Verschiedene Präparate, die an Punkten eingesetzt werden, die sonst für andere spezifische Messungen reserviert sind, können zu Reaktionen führen und wichtige Hinweise geben. Der Grund dafür ist, dass sie an diesem Punkt in den Messkreislauf eingebracht werden. Solche spezifischen Punkte finden sich am Zeigefinger in besonders günstiger Ausprägung. Die in der EAV entwickelte Vielzahl an Messpunkten ist nach wie vor von wissenschaftlicher Bedeutung, denn es wurde ein vollkommen neues System von Messpunkten geschaffen. Sie unterscheiden sich von den klassischen Akupunkturpunkten, die von den Nadel-Akupunkteuren verwendet werden. In der Nadel-Akupunktur kommen, je nach Nadelmaterial, unterschiedliche Akupunkturpunkte zur Anwendung. Auch unterschwellige Krankheiten führen zu unterschiedlichen Lokalisierungen von Messpunkten, die in speziellen Meridianpunkten ausgedrückt werden.

Andere Heilverfahren außerhalb der Schulmedizin stützen sich hauptsächlich auf spirituelle und mentale Grundlagen und beeinflussen das Unterbewusstsein. Das ist beispielsweise der Fall bei der Matrixmedizin, der Trance, der Fernheilung, der Copen-Methode und der Quantenmethode. Die Quantenmedizin ist eine Umschreibung verschiedener Verfahren. Auf der materiellen Ebene versucht die Nanotechnologie in die Welt der winzigen Atome und Moleküle vorzudringen. In der BEM übernimmt das Gerät als Produkt mentaler Vorfertigung die Arbeit und führt Standardverfahren durch. Dabei kann das Gerät natürlich nicht die Arbeit an sich erledigen, das übernimmt der Therapeut durch sein Denken und die Untersuchung. Die Untersuchung eines Falles kann durch Intuition und andere übersinnliche Fähigkeiten ohne Gerät erfolgen. Das Gerät übernimmt jedoch einen wichtigen Teil der Leistung und ist dabei keinerlei Ermüdungserscheinungen unterworfen. Stößt man in den unterschwelligen Bereich körperlicher Zustände vor, kommt man den Grundlagen der Schöpfung näher. Man könnte meinen, dass dies eine Vereinfachung im Umgang mit medizinischen Problemen wäre. Doch da sich dieser Bereich außerhalb unserer normalen Wahrnehmung befindet, muss dies geschult und auf hohem Qualitätsniveau gehalten werden, um gut zu funktionieren und auf alle möglichen Personen mit unterschiedlichen inneren Haltungen angewendet zu werden. Im Alltag sind wir so vielen störenden Einflüssen ausgesetzt. Da ist es nicht immer leicht, die innere Haltung zu bewahren, die für spirituelle und mentale Vorgehen nötig ist.

Die BEM ist vergleichbar kostengünstig und hat sich einer ehrlichen Ausübung der medizinischen Praxis verschrieben. Sie entzieht sich unaufrichtigen Interpretationen und ist gleichzeitig präzise und selbsterklärend. Jüngsten Verfahren, die sich des morphogenetischen Felds bedienen, liegt ein ähnliches System wie der Homöopathie zugrunde, bei der das potenzierte Mittel als Standardgröße gilt. Im Bemühen um Erkenntnisse gibt es in der Homöopathie, wie hier das morphogenetische Feld nach Sheldrake, ähnliche Ansätze.

Beim Messprozess in der BEM können auch spirituelle Aspekte eine Rolle spielen. Wenn man die Elektrode leicht auf die Haut setzt, kann man, indem man sich auf die Reaktion konzentriert, mental voraussagen, ob die Präparation im Messkreislauf reagiert oder nicht. Das kann anschließend durch den Messprozess überprüft werden, indem man zu Beginn einen leichten Druck auf die Haut ausübt. Hier sind spirituelle und mentale Prozesse eng miteinander verbunden: Spirituell, da man seine Gedanken auf den Messprozess leitet und mental, indem man sich fragt, ob die Antwort Ja oder Nein lauten wird. Diese intensive Kommunikation mit dem Präparat und dem Gerät kommt nahe an die Kybernetik heran. Damit möchte ich nicht sagen, dass es sich um eine Art Informationsmedizin handelt, wenn die Information vom Körper ausgesendet wird. In der Systemforschung fließt Information nur in eine Richtung, während das Zusammenwirken zwischen der Probe und dem Körper mit dem Ziel einer Indikation wechselseitig ist. In der ganzheitlichen Medizin ist vor allem das Phänomen der Wechselseitigkeit der biologischen Systeme von Bedeutung.

Wichtige Kriterien des Vorgehens

Aus dem oben Erwähnten lässt sich eine Fülle von Grundprinzipien ableiten. Werden diese als selbstverständlich anerkannt, sind die darauf basierenden Verfahren ganz einfach. Wie bereits erwähnt, habe ich versucht, die BEM so einfach und unkompliziert wie möglich zu machen, damit Neulinge einen leichten Einstieg finden.

Wichtige Anhaltspunkte auf einen Blick:

1. Die Informationen der EAV in ihrer ursprünglichen Form als Ausgangsbasis nehmen und weiterentwickeln, ohne die Originaldaten zu verändern.
2. Das Verfahren zeitsparender machen.
3. Das Verfahren klarer und effektiver machen.
4. Die Homöopathie mit einem neuen Verständnis ihrer Grundprinzipien und Wirkungen nutzen.
5. Das Verfahren in über 30-jähriger Anwendung testen.
6. Das Verfahren einfach anwendbar machen, mit weniger Verlaufsstudien, dauerhafte Heilung schwerer Fälle.
7. Das Handlungsfeld auf Allergiker und Menschen mit Energiemangel ausweiten.
8. Chronische Erkrankungen heilen.
9. Akute Störungen stabilisieren.
10. Die Erkenntnisse der medizinischen Fakultäten in der Mikrobiologie nutzen, sie für Dokumentationszwecke anwenden.
11. Eine überzeugende Diagnose als Basis für die Behandlung erstellen.
12. Die Messtechnik entwickeln, mit der das Phänomen des verminderten Schmerzes genutzt werden kann.
13. Alle Verfahren aussortieren, die sich als nutzlos erwiesen haben.
14. Türen für weitere Forschungsarbeit öffnen.
15. Die Anzahl Messpunkte verringern und dennoch zufriedenstellende Ergebnisse für die praktische Anwendung erzielen. Bei gemischten Pathologien das Messprinzip der Gegenkontrolle nutzen.
16. Die Bedeutung des Verfahrens neu bewerten.
17. Fern-Beeinflussung der Messpunkte innerhalb der Aura des Körpers.
18. Existenz und Außer-Existenz im Vergleich.

Kurz zusammengefasst:

In diesem Kapitel wird der Leser mit der Geschichte und Entwicklung der Bioenergetischen Medizin vertraut gemacht. Es wird klar herausgearbeitet, was neu und besonders ist an dieser Methode im Vergleich zur Akupunktur und Klassischen Homöopathie sowie schulmedizinischer Behandlungsmethoden und ihre Vorteile bei akuten und chronischen Leiden. Fallbeispiele machen dies deutlich. Das Thema Ernährung taucht auch hier noch einmal auf. Dr. Schuldt nimmt aus guten Gründen eine ablehnende Haltung gegenüber genmanipulierten Lebensmitteln ein. Einige Grundzüge der Klassischen Homöopathie werden besprochen. Es wird klar, warum die BEM auch bei Fällen helfen kann, bei denen die schulmedizinische Therapie nicht mehr weiterkommt. Dr. Schuldt nennt „seine“ Homöopathie „Neo-Homöopathie“. Es wird aufgeführt, warum die BEM viel präziser ist als die Klassische Homöopathie, weil sie gerätegestützt arbeitet und den Patienten bei der Diagnose mit einbezieht. Am Ende des Kapitels werden die wichtigsten Eigenschaften der BEM anhand von 18 Punkten verdeutlicht.

17. Existenz und Ausser-Existenz im Vergleich

Bewusstsein und Außerbewusstsein

Dieses Kapitel befasst sich insbesondere mit dem Thema Heilen. Neben Ergebnissen, die durch den Einsatz verschiedener Geräte und Apparate erzielt werden konnten, werde ich auf Zusammenhänge zwischen dem Bewusstsein und dem Parabewusstsein hinweisen.

In den 1970er und 1980er Jahren gab es immer mehr theoretische Untersuchungen mit dem Ziel, ein besseres Verständnis von Anwendungen zu erlangen, die sich mit speziellen energetischen Phänomenen befassen. Zusammengefasst geht es um Folgendes: Es liegt auf der Hand, dass es neben dem Dasein jedes Lebewesens noch äußere Phänomene gibt, die über die physische Präsenz dieser Lebewesen hinausgehen. Dies kann als Außer-Existenz oder Extra-Existenz bezeichnet werden.

Mentalkraft und Energie der Übertragung

Die Außer-Existenz ist fern von dem Lebewesen und trotzdem in indirekter Beziehung zu ihm. Sie kann durch energetische Mittel angesprochen werden, wie etwa durch Mentalkraft einer anderen Person oder durch technische Geräte.

Das Bewusstsein eines Individuums ist mit energetischen Impulsen einer von ihm entfernten Quelle verbunden und empfängt diese Impulse. Das Bewusstsein ist ein Antagonist der Außer-Existenz. Es kann jenseits seiner aktiven Steuerung, seiner Entscheidungskraft, seines Willens sowie seiner Selbstführung angesprochen werden. Bei der außersinnlichen

Existenz handelt es sich also um einen unterschwelligen Ansatz, der sich der Willenskraft eines Individuums entzieht. Die Mentalkraft einer anderen Person kann Energie von Außer-Existenz ableiten. Eine Heilerin beispielsweise kann sich dies zunutze machen und einer erkrankten Person helfen, von ihren Leiden zu genesen.

Dementsprechend entsteht Außer-Existenz, wenn ein Individuum äußeren Einflüssen ausgesetzt wird und es dabei eine enge Verbindung mit individuellen Bedürfnissen nach Heilung gibt.

Dasselbe gilt natürlich für technische Geräte, die externe Informationen EXTERNER QUELLEN verarbeiten, um sie dann auf ein Individuum anzuwenden.

Allem Vorgehen ist eines gemeinsam: Es arbeitet im unterschwelligen Bereich. Dadurch werden Kriterien offengelegt, die früher größtenteils missachtet wurden. Sie betreffen das Bewusstsein und die Wahrnehmung von Gefühlen.

Heilungsprozess

Dies gilt auch für die Homöopathie, die Tests mit elektrischem Strom im Mikroampere-Bereich durchführt und so Personen unterhalb der Grenze ihres Bewusstseins anspricht. Erst wenn dieses Vorgehen seine Wirkung zeigt, wird es vom aktiven Bewusstsein im Heilungsprozess wahrgenommen.

Ähnliches kennen wir von anderen Prozessen, die tagtäglich außerhalb unseres Bewusstseins ablaufen, zum Beispiel dem Stoffwechsel, dem Herzschlag, der Verdauung, der Bewältigung eines Traumas, den Alterungs- und Wachstumsprozessen, dem Immunsystem und der Immunabwehr, also Prozessen, die unsere überlebenswichtigen Funktionen unterstützen und stabilisieren.

Diese Prozesse sind genauso vielfältig wie jene, mit denen sich dieses Buch beschäftigt. Unterschwellige Phänomene, die

Gegenstand dieses Buches sind und sich unserem aktiven Erkennen und den üblichen technischen Anwendungen entziehen, werden für unser Verständnis des Lebens insgesamt und vor allem der menschlichen Lebensprozesse immer wichtiger.

Beobachtungen lassen vermuten, dass Ursache und Wirkung bei solchen Phänomenen nicht mehr miteinander verbunden sind.

Gleichzeitig kann das aus der Physik bekannte Phänomen der Unschärferelation beobachtet werden. Wir kommen in Bereiche, wo Präzision nicht mehr erkennbar ist und man dazu verleitet werden könnte, sich der Statistik zu bedienen, um solche Phänomene innerhalb ihrer Begrenzung und dem umschriebenen mathematischen Rahmen zu erklären.

Solche Dimensionen sind jedoch schwer zu erklären, es fehlt die passende Terminologie. Sie entziehen sich der materiellen Welt, wie zum Beispiel dem festen Zustand mit all seinen Ableitungen und Anwendungen auf das lebende System. Wir betreten eine Welt rein energetischer Erscheinungsformen, die sich zu Grundsätzen aus Physik und Chemie hinzugesellen, welche bisher die Wissenschaft allein bestimmt haben.

Solche energetischen Erscheinungsformen können in Wellenform auftreten, also konzeptionell verstanden werden. Darüber hinaus treten sie auch ohne Wellenform auf und sind z. B. offen für weitere Definitionen, denn sie können dazu genutzt werden, vorausgehende Gesundheitsstörungen zu heilen.

Das Grundprinzip der Homöopathie ist konzeptionell gesehen schrittweise, während die meisten anderen in diesem Kapitel besprochenen Methoden fortschreitenden Prinzipien folgen. Die beiden Prinzipien können zu ähnlichen Ergebnissen führen. Das Prinzip der Ähnlichkeit in der Homöopathie stützt sich daher auf eine neue Definition.

Darüber hinaus lässt sich das Prinzip der Abstraktion und Entferntheit von den tatsächlichen Lebensprozessen auf alle hier vergleichend besprochenen Methoden anwenden.

Die alten Lehrer der Homöopathie betrachteten eine homöopathische Präparation als eine „spirituelle“ Substanz. Das ist vor dem Hintergrund unseres heutigen materialistischen Denkens schwer nachvollziehbar. Ihr Denken lässt sich vielleicht besser verstehen, wenn wir jüngste Entwicklungen heranziehen, die sich von realen und konkreten Gegebenheiten ableiten lassen.

Es kann sein, dass sich die Definition von „spirituell“, wie sie die alten Lehrer verwendet haben, von unserer heutigen Definition unterscheidet. Was als Gemeinsamkeit bleibt, ist auf jeden Fall das Vorgehen, was heute noch ganz ähnlich ist wie damals. Viele Beobachtungen bezeugen, dass es für die Beeinflussung des Körpers zu Heilungszwecken wichtig sein kann, von der Wirklichkeit zu abstrahieren wie durch das sogenannte Ähnlichkeitsprinzip. Das kennen wir bereits aus der Homöopathie: Die Herstellung von Präparationen folgt dem Prinzip der Abstraktion. Wenn die Präparation durch Schütteln und Verdünnen schrittweise hergestellt wird, erreicht sie Dimensionen, die weit von ihrer Ausgangsform entfernt sind. Es handelt sich um einen Prozess linearer Ausdehnung und mündet in eine Daseinsform, die bis zu ihrer ursprüngliche Form zurückverfolgt werden kann. Die Substanz als lösliche Komponente verändert ihre chemisch und physisch definierte Form. In ihrer neuen Form kann sie die strukturelle Zusammensetzung von Atomen und Molekülen beeinflussen. Das ist die klassische Vorgehensweise. Daneben gibt es neue Methoden, die Präparationen mit technischen Mitteln herstellen. Tatsächlich ist es nicht das Atom oder Molekül an sich, das die Wirkung der Homöopathie ausmacht, sondern Atomverbindungen.

Diese Entfernung von der Ursprungsform wird von der Quantenmedizin auf andere und unterschiedliche Weise erreicht. Hier sind noch präzisere Definitionen notwendig. Weitere Methoden sind zum Beispiel die Quantec-Methode, die Matrix-Methode, die Copen-Methode oder die Trance.

In der mentalen Abstraktion kann zum Beispiel die Vorstellung eines idealistischen menschlichen Wesens als Modell dienen, um einen realen Menschen in Ableitung dieser idealistischen Einheit zu beeinflussen. Nicht nur der gesamte menschliche Körper kann so im Heilungsprozess unterstützt werden, sondern auch Körperteile und Teilbereiche. Bei einer Methode, die dieses Prinzip nutzt, werden anatomische Schaubilder verwendet. Diese Bilder werden mit einem Lichtstrahl und einem Spiegel auf einen realen menschlichen Körper projiziert, der Störungen aufweist, so zum Beispiel auf die Leber, um sie bei der Heilung zu unterstützen. Diese Methode war vor 30 Jahren verbreitet.

Morphogenetisches Feld als Postulat und Verwendungsmöglichkeit

Zwischenzeitlich wird auf ähnliche Weise das morphogenetische Feld genutzt. Dieses rein theoretische Konstrukt kann dabei helfen, körperliche Störungen zu beheben. Bei der Affirmation, einer anderen Form der Unterstützung des Körpers wird ein Wunsch geäußert. Auch diese Methode kann hilfreich sein. Durch Kodierung und Festlegung von Standards werden Heilungsreaktionen ausgelöst. Hierbei handelt es sich nicht um eine Beeinflussung, sondern eher um eine Nebeneinanderstellung mit dem Ziel, sich an Standards anzupassen.

Neben dem morphogenetischen Feld kennt die Physik noch andere Formen abgeleiteter Heilung, die ein bestimmtes Maß an Abstraktion beinhalten. So zum Beispiel gemischter Lärm oder weißer Lärm und weißes Licht, das wiederum durch Zerlegung in seine Spektralfarben genutzt werden kann. Hier ist das Postulat wichtiger als die Zusammensetzung. Eine weitere Abstraktion ist das Festhalten von Nullpunkt-Beziehungen, um eine einzelne kleinste Vorstellung als Gegebenheit von lokaler Bedeutung festzuhalten. Dabei wird mit dem Zweck der weiteren gezielten Ableitung jede weitere Störung außer Acht gelassen.

Was den Prozess der mentalen Modelle betrifft, so wurde dieser erstaunliche Ansatz in der Physik Wirklichkeit, als Modelle aus dem Universum auf Anordnung kleinster atomarer Strukturen und sub-atomarer Einheiten angewendet werden konnten, auch wenn diese Ansätze nur erste Interpretationen waren. In der Zwischenzeit werden viele andere Modelle diskutiert.

Gleichzeitig lag es auf der Hand, dass es Unschärferelationen bedarf, um diese Phänomene zu erkennen und zu nutzen. Das gilt auch für die Modelle, die zum Zweck der Heilung angewendet werden und es ist abhängig davon, wie groß der Abstraktionsgrad oder die Entfernung von der Realität ist. Außerdem gilt es zu berücksichtigen, welches Modell angewendet wird und wie empfänglich die betroffene Person dafür ist.

Grad der Abstraktion

Hieraus geht hervor, wie stark der Prozess der Abstraktion oder Entferntheit ausgeweitet werden kann, damit das Modell funktioniert. Wird die Wirklichkeit in eine virtuelle Welt übertragen, jedoch nicht als beliebige Interpretation von Symptomen, kann es zur Heilung kommen – jedoch nicht durch falsche Diagnosen. Falsche Diagnosen erreichen nie den Abstraktionsgrad, der nötig ist, um Symptome in der Wirklichkeit zu beeinflussen.

Existenz wichtiger als Definition

Außer-Existenz in Verbindung mit effektiver Existenz in der Wirklichkeit kann daher als ideale Darstellung von natürlichen Gegebenheiten definiert werden, zum Beispiel als Ideal eines

Menschen, als Gesamtbegriff eines Baumes oder sogar als Funktionen und Ableitungen. Des Weiteren können Formen der Reaktivität oder Ergebnisse von Assoziationen mit natürlichen Gegebenheiten bei der Wiederherstellung natürlicher Zustände von Bedeutung sein. Hier geht es darum, sich auf den natürlichen Zustand zu beziehen.

Die Homöopathie basiert auf Tausenden solcher Referenzen und kann mit den oben erwähnten Mechanismen aus Abstraktion und Entferntheit verglichen werden. Referenzen in der Homöopathie sind jedoch klar definiert und vollkommen symptombezogen. Die getestete Form der Homöopathie ist äußerst verlässlich. Sie bedarf keiner mentalen Impulse oder Techniken, um Zugang zu Abstraktion und Transzendenz zu erhalten.

Das Prinzip des Erstgedankens-Zweitgedankens in der mentalen Abstraktion gilt in der Homöopathie nicht, sobald die richtige Präparation ausgewählt worden ist.

In Übrigen gilt: Essenz ist wichtiger als Definition.

Andererseits sind Hoffnung und Wunschdenken unterschiedliche Kategorien. Dasselbe gilt für Aberglaube, Angst oder Verzweiflung. Direkt vermögen sie nichts zu erreichen, indirekt tragen sie dazu bei, eine Störung zu überwinden oder andere Mechanismen in Gang zu setzen.

Man nimmt an, dass Voodoo-Praktiken und Zauberei einen Einfluss auf den Zustand des Menschen haben. Solange sie absolut korrekt und ehrlich durchgeführt werden, sind sie akzeptabel. Werden sie jedoch dafür missbraucht, ein Individuum zu unterdrücken oder zu zerstören, müssen sie kategorisch abgelehnt werden.

Wenn es um Themen wie Bewusstsein, Transzendenz oder Trance geht, ist es essenziell, dass die entsprechenden Verfahren ehrlich, aufrichtig und mit viel Verantwortungsbewusstsein durchgeführt werden, genau wie die anderen hier diskutierten Methoden.

Je mehr man in unterbewusste Bereiche vorstößt, desto wichtiger wird Integrität. Das ist auf den ersten Blick nicht klar, zeigt sich aber deutlich, je mehr man sich damit beschäftigt.

Technisch unterstützte Verfahren, wie sie zu einem Großteil in der Homöopathie eingesetzt werden, sind selbsterklärend und können für weitere Anwendungen bestätigt werden. Zum Beispiel funktioniert das RAE-Gerät auf Basis des geomagnetischen Feldes und eines permanenten Magneten. Es dient bei der Bereitung von Potenzen für genaue Potenzschritte. Ebenso können Potenzen verringert werden.

In Erinnerung an eine andere Methode – die Herstellung von Heilflüssigkeit auf der Basis von Wasser oder einer anderen Flüssigkeit – soll hier festgehalten werden: Elf zu Halbkreisen geformte Drähte werden auf einem Holzbrett befestigt. Eine Drahtspirale mit zunehmendem Durchmesser, die in die Mitte der Halbkreise gelegt wird, kann Heilflüssigkeit in einem Glas produzieren, wenn das Glas mit Flüssigkeit einige Minuten lang auf die Spirale gestellt wird. Dabei muss das Holzbrett in Nord-Süd-Richtung ausgerichtet werden. Der kleinste Durchmesser der Spirale muss nach Westen zeigen.

Nachdem die Flüssigkeit den Drähten ausgesetzt worden ist, kann sie auf die Haut gegeben werden, um Schmerzen zu lindern. Das kann zum Beispiel bei der Behandlung schmerzender Eierstöcke beobachtet werden. Im Grunde wird bei diesem Vorgehen einer unterschwelligen Störung im Körper Energie eingesetzt. Störungen des Körpers liegt immer Energiemangel zugrunde (siehe auch Akupunktur-Lehre). Auch hier wird diese Energie aus der Ferne zur Linderung von Symptomen verwendet.

Ein weiterer Hinweis zu Abstraktion und Entferntheit: Im Grunde können alle Krankheiten mit Abstraktion und Entferntheit vom ursprünglichen Bauplan (als „Bezugsgröße) in

Verbindung gebracht werden. Wenn das Bewusstsein durch äußere Mentalkraft angesprochen wird, kann Krankheit überwunden und der Normalzustand erreicht werden.

Wird von außen Mentalkraft aufgewendet, um eine Person zu erreichen, der es an normalem Bewusstsein fehlt, wie etwa eine schwachsinnige oder demente Person, kann der Transformationsprozess von der Krankheit zum Normalzustand anders verlaufen. Er kann schneller und tiefgreifender erfolgen, kann aber auch verhindert werden. Das lässt sich in Heimen aufzeigen, die solche Personen betreuen. In diesen Fällen ist der Grad des aktiven Leidens oder des Wohlbefindens geringer. Yin und Yang funktionieren auf einer niedrigeren Ebene.

Man weiß nicht, ob externe Mentalkraft auf demselben energetischen Niveau verläuft wie die Homöopathie. Die Auswirkungen sind jedoch vergleichbar. Die Mentalkraft ruht in sich selbst. Sie entspricht einem Zustand der Entspannung. Man weiß nur sehr wenig darüber, wie die externe Mentalkraft reagiert, wenn sie gestört oder destabilisiert wird. Können zum Beispiel Bakterien eingeschleust werden? Wird das Bewusstsein gestört, kommt es leichter zu einer bakteriellen Infektion und anderen Beeinträchtigungen.

Bei Haustieren lässt sich beobachten, dass Gesundheit und Wohlbefinden eindeutig abnehmen, wenn die Tiere von Menschen mental misshandelt werden und keine angemessenen Gegenmaßnahmen erfolgen. Störungen durch Destabilisierung können sehr subtiler Art sein und beispielsweise zum Ausfall der Steuerungsfunktionen führen. Die Auswirkungen sind ähnlich, als wenn das Tier entmutigt, durch negative Gedanken beeinflusst bzw. eingeschüchtert oder schwer gestört wird.

Aktives Denken, zum Beispiel Wünschen oder positives Denken, reicht nicht aus, um bei einer Destabilisierung wieder ein Gleichgewicht zu erreichen. Die Mentalkraft gibt positive Impulse, während der Geist ruht. Versucht man, durch willentliches Handeln eine Störung zu bekämpfen, indem man diese typisiert und Gegenmaßnahmen ergreift, bedarf es außersinnlicher Methoden in einem Zustand angepassten Bewusstseins.

Ein ähnliches Vorgehen ist das künstliche Koma. Dieses ist nicht notwendig, wenn die oben erwähnten Methoden – genauestens abgestimmt – zur Anwendung kommen. Positives Denken kann die Anpassung des Bewusstseins fördern, wenn es sich in der transzendenten Resonanz befindet. Negatives Denken bewirkt auf jeden Fall das Gegenteil. Das darf nicht mit Selbstaufopferung verwechselt werden, die ein von der Normalität weit entferntes Extrem darstellt und selbstverursacht ist.

Alle diskutierten Verfahren müssen die Immunität einer Person berücksichtigen. Immunität muss sozusagen in einem zentralen Schwerpunkt verbleiben. Das ist essenziell. Immunität ist einerseits vererbbar. Andererseits hängt sie größtenteils von der Reaktionsfähigkeit nach einer äußeren Störung ab.

Die Schulmedizin vermag Krankheiten noch immer nur unzureichend zu heilen. Daher sollten die neuen Methoden ebenfalls zum Einsatz kommen, sobald sie akzeptiert sind, wofür es eines Paradigmenwechsels bedarf.

Ein einfaches Beispiel zur Verdeutlichung: Im Alltag können Staubpartikel in der Luft schädlich sein. Die Staubmenge kann durch die sogenannte „Weißkragenmethode" getestet werden. Wird der Kragen eines Hemdes im Laufe eines Tages schwarz, deutet dies auf eine extrem hohe Menge Staubpartikel hin. Das hat schlimme Auswirkungen auf Allergiker und empfindliche Personen. Unter anderem ist Staub voller Bakterien und Pilze. Im Alltag sollte es möglich sein, beschwerdefrei zu leben, ohne dass man sich ans Meer oder in die Berge zurückziehen muss, um dem Staub zu entfliehen. Normalerweise hat dieser Zustand keine negativen Auswirkungen, aber es darf nicht unterschätzt werden, was dies langfristig für die Menschen bedeutet.

Folgende Beispiele sollen der weiteren Veranschaulichung des in diesem Kapitel behandelten Themas dienen:

Die Psychologie könnte behaupten, mit den oben beschriebenen Verfahren vergleichbar zu sein. Doch Psychologie, wie sie heute praktiziert wird, verfügt über einen festen Referenzrahmen, an den sie sich unter allen Umständen hält. Sie zielt darauf ab, menschliches Verhalten, Gefühle und mentale Vorgänge zu standardisieren. Das gilt auch für Bereiche jenseits des normalen Wachbewusstseins, mit denen sich die Parapsychologie befasst. Dabei geht es ebenfalls um unterschwellige Gegebenheiten. Doch die Unterschiede liegen auf der Hand. Die Psychologie sollte daher nicht mit den beschriebenen Methoden verwechselt werden.

Trance und Ekstase im Altertum

Im Grunde kann auch die Religion unter diesen Gesichtspunkten zusammengefasst werden. Es wurden verschiedene Formen praktiziert. Die alten Griechen beispielsweise verstanden die Götter als idealisierte Menschen. Götter galten als mentale Projektion, die als starke, das Handeln und Denken regulierende Kraft zum Menschen zurückkam. Damit verbunden war auch sehr viel Verehrung, die ihren Ausdruck in prächtigen Tempeln fand.

Die alten Griechen nutzten die Trance und mentale Abstraktion zum Zwecke der Heilung. Dabei kamen auch aus der Erde austretende Gase zur Anwendung.

Die Ekstase ist ein weiterer Versuch, den Normalzustand wiederherzustellen. In vielen Anwendungen erfolgt sie durch bestimmte Rhythmen und Geräusche, zum Teil unterstützt durch Stimme. Als weitere Methode nutzten die alten Griechen die Katharsis zur Linderung schwerer mentaler Störungen. Die Katharsis erfolgte auf der Ebene der außersinnlichen Existenz.

Verglichen mit dem Vorgehen der alten Griechen sind unsere modernen Ansätze des Umgangs mit Gegebenheiten jenseits des normalen Wachbewusstseins konkreter und tendenziell effektiver. Die langfristige Entwicklung ist jedoch schwer vorhersehbar.

Diese Überlegungen können auf viele weitere Bereiche übertragen werden. So ist mit einer Firma zum Beispiel eine „höhere" mentale Beziehung verbunden. Alle Mitarbeiter teilen die Vorstellung des „unsichtbaren" Unternehmens. Das führt zu Verhaltensnormen sowie zu einem bestimmten Handeln und Denken. Auch entstehen daraus Dynamiken, die über die Einzelperson hinausgehen. Ähnliches kann bei politischen Bewegungen (negatives Beispiel: Nationalismus) beobachtet werden.

Vollkommen anders und doch mit ähnlichen Zwecken verbunden ist ein letztes Thema – das Fasten. Hinsichtlich des reinen Fastens und den dadurch erzielten Ergebnisse zeigen sich Parallelen zu den oben erwähnten Ausführungen. Durch das Fasten entfernt sich der Mensch ein Stück weit von den normalen Lebensprozessen und sein Denken wird beeinflusst. Erfolgt das Fasten mit Vorsicht und unter Einhaltung von Regeln, kann es zu bedeutenden körperlichen Veränderungen kommen – im gesundenden Sinne zur Erreichung von körperlichem Gleichgewicht.

Resonanzoffenheit

Es wurde gezeigt, dass die Außer-Existenz mit der tatsächlichen Existenz verbunden ist. Sie ist eine virtuelle Kraft außerhalb des Körpers und besteht in idealisierter oder reduzierter Form. Außer-Existenz kann durch eine außenstehende Person verstärkt oder verringert werden. Dadurch werden die Reaktionen und Prozesse der tatsächlichen Existenz einer zu behandelnden Person beeinflusst. Die Außer-Existenz ist eine Bezugsgröße. Damit dieses Verfahren funktioniert, braucht die zu behandelnde Person ein für Resonanz offenes Bewusstsein. Die heilende Person muss über Mentalkraft verfügen, die frei von Belastungen ist. So kann sie in sich selbst ruhend arbeiten. Auf diese Weise lässt sich sowohl schrittweise teilweise als auch vollständige Heilung erreichen.

In diesem Kapitel wurden Parallelen zwischen rein menschlicher Tätigkeit und Vorgehen aufgezeigt, die durch Geräte und Apparate unterstützt werden. Der Prozess des unterschwelligen Verfahrens ist beiden gemeinsam. Eine weitere Gemeinsamkeit ist der notwendige Grad der Abstraktion und Entferntheit vom eigentlichen Sein. Durch einen Erweiterungsprozess, wie er etwa in der Transzendenz vorkommt, kann die Ebene der Außer-Existenz erreicht werden.

In der Homöopathie wird die Entferntheit durch den Potenzierungsprozess erreicht, der zu Präparaten jenseits der tatsächlichen Existenz führt.

Im menschlichen Handeln ist die Essenz wichtiger als die Definition, auch wenn es dabei zu Überlappungen kommt, wie zum Beispiel bei der Definition der Mentalkraft. Die Homöopathie ist selbsterklärend und bedarf keiner zusätzlichen außersinnlichen Schulung.

Ideale Perfektion und einfache Version der Wirklichkeit

„Nobody is perfect", sagt das Sprichwort. Die Außer-Existenz ist zum Teil eine Art ideale Perfektion und zum Teil eine vereinfachte Version der Wirklichkeit.

Schließlich stellt sich eine letzte Frage: Was gab es zuerst, die Existenz oder die Außer-Existenz, das heißt Realität oder Idealität? Da die Außer-Existenz eine teleologische Schöpfung ist, muss mit Blick auf die Heilung die Existenz zuerst dagewesen sein. Ansonsten bedarf die Existenz insgesamt der Außer-Existenz.

Die Ewigkeit ist eines der Glaubensbekenntnisse der Religion und gehört somit zu ihren Grundlagen. Die Ewigkeit ist weit davon entfernt, sich der Außer-Existenz zu bedienen. Daher muss sie der Para-Existenz zugeordnet werden, die ein völlig anderes Thema ist. Auf jeden Fall darf Außer-Existenz nicht mit Para-Existenz verwechselt werden. Alle in diesem Kapitel diskutierten Vorgehen müssen mit Verantwortung und Integrität einhergehen.

Kurz zusammengefasst:

Dieses Kapitel beschäftigt sich mit Aspekten einer ursächlichen und ganzheitlichen Heilung. Durch die Bioenergetische Medizin können Menschen unterhalb der Grenze ihres Wachbewusstseins angesprochen werden. Erst wenn dieses Vorgehen seine Wirkung zeigt, werden die Ergebnisse vom aktiven Bewusstsein registriert. Je mehr man in unterbewusste Bereiche vorstößt, desto wichtiger wird Integrität. Dr. Schuldt plädiert für einen Paradigmenwechsel in der Medizin, weil in seinen Augen die Schulmedizin Krankheiten nur unzureichend zu heilen vermag. Interessant sind seine Ausführungen der Außer-Existenz mit der tatsächlichen Existenz, die miteinander verbunden sind. BEM erreicht und beeinflusst beide Ebenen.

18. Rückmeldungen von Patienten, die mit bioenergetischer Medizin behandelt wurden

Eine detaillierte Übersicht als Aussagekriterien für die Wirksamkeit der bionergetischen Anwendungen und der Ablauf einer Praxistätigkeit im Spiegel von Patienten und deren Äusserungen

Patienten, die mit bioenergetischen Verfahren behandelt werden möchten, können in verschiedene Kategorien eingeteilt werden:

1. Die Mehrheit von ihnen hat vorher erfolglos diverse andere medizinische Methoden ausprobiert.

Die orthodoxe Medizin überzeugt die Menschen oft, ihre Methoden in Anspruch zu nehmen – manchmal setzt sie die Patienten sogar unter Druck, obwohl der gedankliche Ansatz dieser Methoden nicht angemessen ist. Ist die Behandlung nicht erfolgreich, sucht ein Teil dieser Patienten nach anderen Methoden. Der etwas gleichgültigere Teil dieser Patienten wartet darauf, dass die Probleme von selbst verschwinden. Nach einer gewissen Zeit entscheiden auch sie, dass es angemessenerer Methoden bedarf, um alle möglichen Leiden zu überwinden. Diese Störungen sind eher chronischer Art oder nach schulmedizinischen Kriterien – die meist komplett fehlen – schwer zu definieren. Nach einer bioenergetischen Behandlung sind diese Patienten meist höchst zufrieden.

2. Präventive Anwendung

Patienten, die eine Vorahnung haben, wenden sich der bioenergetischen Medizin zu, da sie sich davon Heilung versprechen und da die erhaltenen Informationen zur richtigen

Therapie hinführten, während die Schulmedizin sie nicht einmal anhörte. In einigen Fällen trauten sie sich nicht, kleine Störungen zu erwähnen, die sich jedoch zu schweren Erkrankungen entwickelten. Ein Teil dieser Patienten hatte früher schon ähnliche Vorahnungen, während es bei anderen das erste Mal ist. Nachdem sie von anderen Methoden, wie etwa der bioenergetischen Medizin, erfahren haben, legen sie ihr früheres Misstrauen vollständig ab und hinterfragen das Verfahren nicht. Jene, die sich mehr auf die technische Ausstattung der Instrumente statt auf ihr Wohlbefinden konzentrieren, verpassen oft die für sie richtige Behandlung.

3. Nachbehandlung

Unabhängig von den Ergebnissen, die durch die schulmedizinische Behandlung erreicht wurden, wissen viele Patienten durch Mund-zu-Mund-Propaganda, dass durch die richtige Nachsorge Wunden schneller heilen, Organe sich besser erholen und Knochen viel schneller zusammenwachsen, als wenn sie dem normalen Heilungsprozess überlassen werden. Narben bilden sich durch Anpassung an die umliegende Haut. Nach einer homöopathischen Behandlung erfolgt eine schnellere Heilung und Medikamentenablagerungen in der Leber werden vermieden. Nebenwirkungen oder Folgeerscheinungen bleiben aus.

4. Chronische Störungen, die

a. seit vielen Jahren oder Jahrzehnten bestehen,

Seit Jahren bestehende chronische Krankheiten können gelindert oder vollkommen geheilt werden. Das gilt zum Beispiel für ständige Verdauungsprobleme wie Verstopfung, Schmerzen und schnelle Stuhlgänge, Probleme mit dem Menstruationszyklus, Kopfschmerzen, Gelenkprobleme, Zittern, Schlaflosigkeit, Muskelschmerzen usw. Nach der Behandlung auf Basis der bioenergetischen Medizin fühlen sich viele Patienten wieder gut oder wesentlich besser als vorher. Zahlreiche

Patienten erfahren nach jahrzehntelangen Beschwerden endlich Heilung oder Linderung. Sogar Leiden aus der Kindheit können abklingen.

b. seit etlichen Jahren oder Monaten bestehen.

Die bioenergetische Behandlung kennt keinen Unterschied zwischen Langzeit- und Kurzzeiterkrankungen. Lang anhaltende Störungen verschwinden genauso wie solche, die erst vor kurzem aufgetreten sind. Der Unterschied liegt in den krankhaften Veränderungen und der Menge an geschädigtem oder zerstörtem Gewebe. Effektive Reparaturmaßnahmen sind möglich. Dabei werden störende Faktoren beseitigt, damit der Körper seine Selbstheilungskräfte nutzen kann. Der Patient, die Patientin ist sich darüber bewusst und versucht, weiterzumachen und zu genesen. Die Patientin fühlt entweder sofortige Heilung oder sie wird ihr schrittweise bewusst.

5. Akute Erkrankungen

a. Trauma

Im akuten Fall wird den Patienten empfohlen, sich einer Operation zu unterziehen oder sich schulmedizinisch beraten zu lassen. In einigen Fällen jedoch kann durch die bioenergetische Medizin eine erfolgreiche Behandlung gefunden und eine Operation vermieden werden.

b. Infektionen

In diesem Fall berichten die Patienten überzeugend davon, dass die Störungen durch die bioenergetische Behandlung gelindert oder zeitlich deutlich verkürzt werden konnten. Die akute Infektion kann abgeschwächt werden, wodurch sich der Patient schnell erholt und zufrieden ist. Im Vergleich dazu erholen sich nicht behandelte Patienten langsamer von einer Infektion, und auf die akute Phase folgen oft Komplikationen.

c. Vergiftungen

Menschen mit chemischen oder biologischen Vergiftungen reagieren gut auf bioenergetische Behandlungen, wenn man damit sofort beginnt. Behandelte Patienten erholen sich sehr viel schneller als nicht behandelte.

d. Ernährung

Die Menschen nehmen viel schlechte oder unnatürliche Nahrung zu sich und fühlen sich danach zunehmend schlecht. Das ist der Grund für bioenergetisches Einschreiten zur Abhilfe kurz- oder langfristiger Störungen. Vor allem industriell verarbeitete Lebensmittel können zu schweren Verdauungsproblemen führen. Dazu gehören auch einige genetisch veränderte Nahrungsmittel.

6. Pränatale oder postnatale Fälle

a. Pränatale Fälle

Ein Vergleich zwischen behandelten und nicht behandelten Müttern zeigt einen signifikanten Unterschied beim Verlauf der Schwangerschaft nach einer bioenergetischen Behandlung. Mütter, die während einer früheren Schwangerschaft nicht behandelt wurden, äußern sich nach der Behandlung sehr zufrieden, sowohl den Verlauf der Schwangerschaft als auch die Geburt betreffend.

b. Postnatale Fälle

Erfolgt die Behandlung nach der Geburt, verläuft die Kindsentwicklung meist reibungslos.

7. Personen im mittleren Alter, um die 40-50 Jahre alt

Diese Patientengruppe hat nachweisbar weniger Probleme beim Altern im Vergleich mit nicht behandelten Patienten.

8. Alte Personen

Es kann viel getan werden, um altersbedingte Beeinträchtigungen zu lindern. Mentaler Abbau muss nicht hingenommen werden.

9. Psychische Leiden

Oft kommt es aufgrund von somatischen Störungen zu mentalen Problemen. Werden die körperlichen Beschwerden zufriedenstellend behandelt, leben viele Patienten auf und fühlen sich wieder normal.

10. Aus Neugier – „Kuckuckseier"-Patienten

Einige Personen, die von der bioenergetischen Medizin gehört haben, versuchen ihre Wirksamkeit zu testen, indem sie sich krank stellen. Auch können sogenannte „Kuckucksei"-Patienten in die Praxis kommen. In vielen Fällen konnten sich diese Personen von der Wirksamkeit der Methode überzeugen und wurden ihr gegenüber loyal.

11. Zufällige Besuche

Dasselbe gilt für Patienten, die zufälligerweise in die Praxis kommen.

12. Überweisungen

a. von Ärzten (Schulmedizin)

Viele Patienten haben von der Schulmedizin Ratschläge erhalten. Nicht, dass sie indoktriniert worden wären, doch es bleibt ein gewisses Misstrauen gegenüber alternativen Methoden zurück. Wenn sie sich der bioenergetischen Medizin öffnen, können sie oft den Unterschied im Ansatz erkennen und sehen das, was über viele Jahre entwickelt worden ist, als selbstverständlich an.

b. von Physiotherapeuten

Patienten, die von paramedizinischen Spezialisten überwiesen werden, sind meist liberaler und offen für weitere Methoden. Daher ist die Zusammenarbeit mit ihnen leichter.

c. Mund-zu-Mund-Propaganda

Empfehlungen von Laien machen den größten Teil der Überweisungen aus. Hier ist klar erkennbar, dass sich die Patienten vorher informiert haben und dass sie der Methode gegenüber positiv eingestellt sind.

13. Wiederkehrende Patienten

Bei Patienten, die wiederkommen, kann die letzte bioenergetische Behandlung viele Jahre her sein. Sie haben diese bereits vergessen und erinnern sich spontan wieder daran. Bei schwereren Fällen muss die Behandlung über eine lange Zeit erfolgen, um zu verhindern, dass sich der Zustand der Patienten mit wenig Kraft nicht verschlechtert. Sonst ist eine mehrwöchige Behandlung erforderlich, während der die Patienten von ihren jeweiligen Leiden wieder vollkommen genesen.

14. Mehrfache Störungen

Es macht einen Unterschied, ob nur eine oder mehrere Störungen auftreten. Für jede Störung müssen die richtige Herangehensweise und die passenden Maßnahmen gefunden werden. Eine schrittweise Behandlung kann sehr lohnenswert sein, denn der Patient fühlt den Fortschritt und ist sehr aufgeschlossen dafür.

15. Regionale und saisonale Unterschiede

Menschen auf der ganzen Welt sprechen auf bioenergetische Behandlungen an. Welche Krankheiten auftreten, hängt von Klima, Jahreszeit und ethnischem Hintergrund ab. Die Fallgeschichten der Patienten sind je nach Schwere der Krankheit,

Sitten und Gebräuche und dem Auftreten von Pandemien unterschiedlich und zeigen geografische Variationen.

16. Gleichzeitige Selbstbehandlung

Personen, die in bioenergetischer Medizin geschult sind, machen auf dieser Basis mit Selbstbehandlung sehr gute Erfahrungen. Das setzt die Fähigkeit voraus, sich selbst zu steuern sowie auf gesundheitliche Bedürfnisse flexibel zu reagieren.

17. Weltweite Wirksamkeit der angewandten Methode

Die Rückmeldungen von Patienten, die auf Basis der bioenergetischen Medizin behandelt worden sind, bezeugen die weltweite Wirksamkeit des Verfahrens und bestätigen den Wert des Vorgehens, das in der Praxis die Grundlage der Behandlung zahlreicher dankbarer Patienten bildet.

Kurz zusammengefasst:

In diesem Kapitel stellt Dr. Schuldt Rückmeldungen von Patienten vor, die mit bioenergetischer Medizin behandelt wurden. Das Spektrum ist beeindruckend. Es ist anscheinend egal, mit welchem Leiden Menschen zu Dr. Schuldt kamen. Ob akute Erkrankungen wie Vergiftungen oder Erkältungen, psychische Erkrankungen, Vorbeugung oder Nachbehandlung zum Beispiel nach Operationen, überall konnte die Methode helfen. Auch Schwangerschaften und Geburten verliefen leicht und ohne Probleme. Menschen weltweit haben unabhängig von ihrem Alter von der Methode profitieren können.

19. Wie hoch ist die Wahrscheinlichkeit, mit einem einzigen Mittel alle Beschwerden beseitigen zu können? Eine Übersicht!

Forschungshintergrund

Oft werden neue Methoden, Verfahren, Medikationen und spezielle Anwendungen angepriesen, die eine allumfassende Heilwirkung haben sollen. Dieser Artikel versucht, solche Versprechen zu analysieren und stellt einen Vergleich mit erprobten und seit langem etablierten medizinischen Verfahren an. Ich befasse mich seit Jahren beruflich mit der konkreten körperlichen Gesunderhaltung von Menschen, die seine wesentliche Beschäftigung ist. Er stellt hauptsächlich bioenergetische Techniken und vergleichend dazu andere nicht schulmedizinische Verfahren vor, die eine große Bandbreite von Krankheiten zu heilen vermögen. Dieser Artikel hat einen umfassenden wissenschaftlichen Hintergrund und weist auf gesammelte Forschungsanliegen hin. Der Körper ist eine sehr differenzierte Einheit mit vielen interagierenden Reaktionen. Solange diese Interaktionen im Gleichgewicht sind, ist der Lebensprozess stabil. Je differenzierter der Aufbau einer biologischen Einheit, desto größer die Anzahl möglicher Abweichungen vom Normalzustand. Diese Abweichungen bedürfen spezifischer Handlungen, um wieder ein Gleichgewicht zu erreichen. Statt auf die Abweichung einzugehen, kann das Gleichgewicht als Gesamtes stabilisiert und somit der Lebensprozess aufrechterhalten werden. Einfache biologische Einheiten wie einzellige Lebewesen, zum Beispiel Viren, können spezifischer angegangen werden, um die Bedürfnisse, die sie zum Leben brauchen, zu erfüllen. Damit wird ihr gesamter Stoffwechsel abgedeckt. Dasselbe gilt, wenn man sich ihrer entledigen will.

Es gibt viele Ansätze, um die Suche nach Genesung zu vereinfachen oder zu verkürzen. Im Mittelalter wurde viel Aufwand betrieben, um ein Heilwasser oder eine Heilflüssigkeit mit spezieller Kraft zu finden, die alle Störungen beseitigt und eine verjüngende oder kräftigende Wirkung hat. In der Tat ist die Suche nach einem solchen allgemein anwendbaren Mittel vielen Ansätzen gemeinsam, und sie mündeten in dem Versuch, neue chemische Verbindungen zu entdecken. Vor diesem Hintergrund wurden alchemistische Versuche durchgeführt, die unerwartete Nebenwirkungen hatten und zu bis dahin unbekannten Substanzen führten. So wurden zum Beispiel Borsalze und viele andere Substanzen als Heilmittel eingesetzt. Heute verfügen wir aufgrund von Massenexperimenten über eine sehr solide Forschungsgrundlage, und es werden ständig neue Methoden entwickelt. Dazu gehört etwa die Lasertechnologie, die in vielen medizinischen Verfahren angewendet wird, vor allem in der Augenmedizin. Neben Wasser und anderen Flüssigkeiten gibt es noch eine Methode, die Mineralien und Steine ausschließlich für therapeutische Zwecke einsetzt. Eine Entwicklung aus Singapur verwendet Mineralien in Granulatform in einem kurzen, bleistiftförmigen Stab. Wird sein spitzes Ende an eine schmerzhafte Stelle herangeführt, ist eine heilende Wirkung spürbar.

Vitaminen, vor allem Vitamin C und vermehrt auch Vitamin D, wird nachgesagt, sie könnten in zahlreichen Bereichen Wunder wirken. Hormone wurden entdeckt, die einen ganz gezielten Einfluss auf den Körper ausüben. Sind keine spezifischen Anwendungen bekannt, kommen wahllos Verfahren und Mittel zur Anwendung, selbst wenn sie eine zerstörerische Wirkung haben, wie etwa die Chemotherapie.

Bei Krebspatienten, deren Abwehrkräfte aufgrund einer übermächtigen chronischen Störung. stark beeinträchtigt sind, wurden Bluttransfusionen durchgeführt, unter der – leider falschen – Annahme, damit ihren Körper stärken zu können. Eine solche Transfusion läutete meist die letzte Lebensphase dieser Patienten ein. Die Anzahl der betroffenen Patienten ist extrem hoch und beläuft sich auf Hunderttausende Menschen. Trotzdem wurde dieser Situation nie Aufmerksamkeit geschenkt.

Der Stein des Weisen wurde noch nicht entdeckt.

Anwendung von Wellenformen auf den Körper

Ein vollkommen neuer Ansatz ist die Anwendung von Wellenformen zur Stabilisierung des Körpers. Diese sogenannte Bioresonanztherapie ist sehr erfolgreich. Durch die Ermittlung schädlicher Wellen im Körper wird deren negative Wirkung durch den Vorgang der Umkehrung (Inversion) neutralisiert. Marginale oder überlappende Muster werden damit nicht erreicht. In der offenen Diskussion geht es jedoch weniger darum, eine etablierte Methode zu fördern, als darum, sich aus der Homöopathie zurückzuziehen bzw. sie zu vernachlässigen. Diese Entwicklung läuft in die falsche Richtung und führt zu einem unvorhersehbaren Verlust an therapeutischen Mitteln, die Energien aus dem Lebensprozess in Form sehr hochwertiger medizinischer Anwendungen nutzen. Veränderungen können zum Zeitpunkt ihrer Entstehung, in der Phase der Weiterentwicklung und auch beim Abklingen aufgedeckt werden. Dies gelingt auf sehr sanfte Art. Die früher allgemein praktizierte Suche nach einem grundlegenden, auf eine Person zugeschnittenen Heilmittel (Konstitutionsmittel) ist nicht mehr gebräuchlich. Einige Therapeuten halten jedoch noch immer an ihr fest, auch wenn diese sehr zeitaufwändig ist.

Vielfältige Verursachungsformen

In der bioenergetischen Medizin wurde schon oft die Frage gestellt, wie es gelingen könnte, die Anwendungen zur Erhaltung des körperlichen Gleichgewichts zu vereinfachen und gleichzeitig effektiv zu machen. Da die bioenergetische Medizin eine Methode ist, die für jede Störung einen ganz spezifischen Ansatz wählt, wurde der Suche nach einer auf alle Beeinträchtigungen passenden Anwendung keine Priorität eingeräumt. Diese Suche nach einem „Allheilmittel“ stellt sich auch als recht kompliziert heraus, da sie sich rein auf mündliche Hinweise eines Patienten stützt.

Es gibt Menschen, die nie eine Erkältung bekommen oder krank werden. Sie haben nie Herz-Kreislauf-Beschwerden, Probleme mit ihren Organen, dem Stoffwechsel oder den Gelenken, bekommen nie Kopfschmerzen oder Fieber und fühlen sich nicht erschöpft. Und das, obwohl sie oft minderwertige Nahrung zu sich nehmen und mit vielen schädlichen Substanzen in Berührung kommen, wie zum Beispiel verschmutzter Luft oder Staub, Bakterien, Viren, Chemikalien oder infizierten Personen und Tieren. Schaut man genauer hin, erkennt man, dass sich diese Personen in einer Art Blockade befinden und es bei ihnen zu keinerlei Reaktionen mehr kommt. Das kann eine Weile so weitergehen. Wird das System jedoch überlastet, führt dies früher oder später zum Kollaps oder Zusammenbruch durch Herzversagen, plötzlichen Blutsturz, Schlaganfall usw. In anderen Fällen stellt sich heraus, dass die Personen ein fast normales Leben führen, ohne aggressiven oder schädlichen Beeinträchtigungen ausgesetzt zu sein. Verschiebt sich dieses Gleichgewicht auf die negative Seite, bekommen diese Personen über kurz oder lang körperliche Probleme.

Abwehrkräfte werden größtenteils vererbt und in der Kindheit gestärkt. Verführungen und Abweichungen von einem normalen Lebensstil in der Jugend können zu einem Verlust des Gleichgewichtes und der Stabilität führen. Dabei sind die mentale Einstellung und Haltung für die Bewahrung eines ausgeglichenen Zustandes von großer Bedeutung. Mentale Reaktionen vermögen die Steuerungsfunktionen eines Lebewesens stark zu beeinflussen. Fühlt sich ein Mensch mental und spirituell wohl, trägt dies viel zu seinem allgemeinen Zustand und seinem Wohlbefinden bei.

Im Laufe der Zeit kommt es im Körper zu inneren Veränderungen, er reagiert unterschiedlich stark auf äußere Einflüsse und zeigt eine unterschiedlich ausgeprägte Abwehrbereitschaft. Anpassungen finden eher widerstrebend statt oder führen zu einer Verlangsamung. Dabei können die gesamten Abwehrkräfte noch vorhanden sein, falls sie über die Jahre unbeeinträchtigt geblieben sind. Zwei Beispiele aus Russland sollen dies verdeutlichen: Ein russischer Magier mit dem Namen Rasputin war nach Einnahme eines hochgiftigen Pilzes völlig beschwerdefrei – ein einzigartiger Vorfall. Ein russischer Gefangener wurde von einem sowjetischen Gericht zu Zwangsarbeit verurteilt, da er für den Gegner gearbeitet hatte. In einem sibirischen Arbeitslager starben Hunderte seiner Mitgefangenen. Er war einer der wenigen Überlebenden. Als man ihn fragte, wie er überlebt habe, sagte er, sein Unterbewusstsein habe ihm unaufhörlich gesagt, dass er unschuldig sei.

Frühgeborene Kinder erleiden ein schweres Trauma. Einige überleben nicht, andere zeigen, nachdem sie sich etwas erholt haben, keinerlei Anzeichen von Vorschäden. Im fortgeschrittenen Alter müssen einige Menschen schlimmste körperliche Belastungen oder Folter über sich ergehen lassen, sie leiden unter Schmerzen und Entbehrungen. Trotzdem können sie sich davon erholen, haben keine Restsymptome und können sogar sehr alt werden. Andere leiden unter chronischen Beschwerden, sind schwach und anfällig für andere gesundheitliche Beeinträchtigungen.

Tiere, vor allem Fleischfresser, können voller Parasiten sein und davon scheinbar vollkommen unbeeinträchtigt bleiben. Parasiten stellen für einige Menschen keine Gefahr dar, während sie bei anderen schwerwiegende Störungen verursachen. In manchen Fällen sind die Parasiten locker im Darm verteilt, in anderen blockieren sie den Übergang der Nahrung in den Darm, was extrem gefährlich sein kann. Dasselbe gilt für viele andere, durch Bakterien, Viren oder Pilze verursachte Störungen, also äußere Beeinträchtigungen des Systems. Ein Bakterium, das den Körper überhaupt nicht stört und mit dem Wirt im Gleichgewicht lebt, kann plötzlich eine zerstörerische Wirkung auf den Wirt haben, weil sich die innere Umgebung verändert hat. Das gilt zum Beispiel für Bact. E. Coli, Bact. Proteus, für Viren, Toxoplasmen, Pilze wie Candida albicans, andere Einzeller oder Parasiten.

Bei bakteriellen oder viralen Infekten kommt es manchmal zur Blutvergiftung. Zu Beginn zeigten Antibiotika eine erstaunliche Wirkung im Kampf gegen bakterielle Infekte. Mit der Zeit stellte sich heraus, dass Antibiotika bei der Bekämpfung von Infekten ihre spezifische Wirkung verlieren. Das muss mit Veränderungen der inneren Umgebung und nicht mit Anpassungen der entsprechenden Mikroben zu tun haben. In einigen Fällen spielen beide Faktoren eine Rolle.

Antibiotika verbleiben in der Leber. Resistente Keime können nicht mehr mit Antibiotika bekämpft werden, die vorher solche Störungen problemlos zu beseitigen vermochten. Das ist ein großes Problem, das sich mit ausgeklügelten chemischen Produkten nicht lösen lässt.

Umwelteinflüsse

Außerdem spielen Umweltfaktoren eine wichtige Rolle. Vor den Veränderungen unserer Umwelt können wir nicht die Augen verschließen. Heilmittel, die vor hundert Jahren sehr nützlich waren, zeigen heute keinerlei Wirkung mehr. Die Umwelt hat nicht nur Auswirkungen auf uns Menschen, sie beeinflusst auch jedes andere Lebewesen wie Insekten, Pflanzen und Mikroben. Die Anwendung von Sauerteig erfolgte früher auf ganz spezifische Weise. Heute bedarf es neuer Aufbereitungen, um Brot herzustellen. Der Reifungsprozess von Käse unterscheidet sich heute von dem, wie er früher praktiziert wurde. Vor allem führt die Zunahme von Abgasemissionen zu Veränderungen der natürlichen Luft. Ein Grundsatz besagt, dass Gift für ein Individuum giftig und damit schädlich bleibt. Davon sind auch Pflanzen betroffen. Die darwinsche Regel der Anpassung muss daher korrigiert werden. Ein Individuum, das keine

Luft mehr einatmen oder nichts mehr essen würde, wäre theoretisch unabhängig von solchen Anforderungen. Das würde eine völlig andere Physiologie mit anderen Formen des Gleichgewichts voraussetzen und würde vom ursprünglichen, von der Schöpfung vorgesehenen Lebensplan abweichen.

Psychosomatische Veränderungen

Als spirituelles Wesen kann ein Mensch der Veränderung seiner üblichen Lebensform ganz nahe kommen, doch dafür wäre eine völlig neue Art der Anpassung nötig. Eine solche neue Lebensform würde jedoch nur Probleme in Verbindung mit der Umweltverschmutzung lösen, nicht jedoch Nebenwirkungen, Folgeerscheinungen und andere Veränderungen; lm Mittelalter diskutierte man die Idee des „Humunkulus", eines künstlich geschaffenen Menschen, der nur über Reflexe, nicht aber über einen entwickelten Geist oder Intellekt verfügt. In Science-Fiction-Filmen sieht der Marsmensch wie ein Mensch aus, seine Hautfarbe ist grün, damit er das Sonnenlicht wie eine Pflanze mit Chlorophyll zu Energie verarbeiten kann.

Zur Umwelt gehört das geomagnetische Potenzial der Erde, das ebenfalls einen Einfluss auf die biologische Einheit hat. Befindet sich ein Mensch auf dem Meer, hat dies eine andere Wirkung auf seinen Körper, als wenn er an Land ist. In der Tat können solche Veränderungen überprüft werden. Ein Segler verbrachte ein Jahr allein in einem Segelboot auf dem Meer. In dieser Zeit entwickelte sich seine Krankheit, die zuvor als Krebs diagnostiziert wurde, nicht weiter. Als er aufs Land zurückkehrte, trat die Krankheit wieder auf und er starb schließlich daran. Bergregionen sind ein weiteres Beispiel, wie die Erde mit ihrem geomagnetischen Potenzial unseren Körper zu beeinflussen vermag. Philippinische Heiler beziehen ihre Heilkraft aus den sie umgebenden Bergen. Nur so können sie weiter heilen. In Frankreich gibt es in den Bergen einen Ort, der „Lourdesgrotte“ genannt wird. Kranke Menschen suchen diese Grotte und die Heilige Madonna darin auf, um wieder gesund zu werden. Die energetischen Einflüsse dieses Ortes sind auf das Geo-Potenzial der Grotte und die spirituelle Wirkung der heiligen Skulptur zurückzuführen.

Ich habe mehrmals folgende Beobachtung gemacht: Wird Durchströmung im niedrigen Ampere-Bereich zwischen 10 - 15 Hz auf den völlig entspannten Körper angewendet, erübrigt sich das Atmen, der Patient braucht also keine Luft mehr einzuatmen. Sobald die Entspannung unterbrochen wird, zum Beispiel durch ein Zusammenzucken, Husten oder auch nur durch eine kleine Bewegung, wird Atmen wieder zur Notwendigkeit. In ganz seltenen Fällen genügt es sogar, nur an niederschwelligen Strom zu denken, um den Zustand des unterbrochenen Atmens herbeizuführen. Was das Essen betrifft, so behauptet eine Australierin, unabhängig von Nahrung zu sein und rein von himmlischen Impulsen aus dem Universum leben zu können. Die Verbindung zum Universum würde uns in der Tat vom Problem der Umweltverschmutzung befreien. Doch das ist noch sehr weit von unserem täglichen Leben entfernt. Bisher gab es schon einige Nachahmer dieser Lebensweise, die allerdings gescheitert sind und aufgeben mussten.

Die Wirkung vieler Heilmittel ist nur von kurzer Dauer. Ist eine Grippe überstanden, wird ein Mittel, das die Störung bisher zu beseitigen vermochte, nicht mehr ohne weiteres in der Lage sein, dies zu tun. Einige Arzneimittel, wie etwa Antibiotika, bekämpfen nicht nur eine bestimmte Krankheit, sondern sie schwächen auch gleichzeitig den Körper, was wiederum Keime oder andere Krankheiten anzieht. Das kann sogar zu Allergien und Immundefiziten führen, was zum Beispiel nach mehreren aufeinander folgenden Erkältungen und Grippeerkrankungen vorkommen kann. Antibiotika verbleiben über eine lange Zeit in der Leber. Bettlägerige Patienten, deren Körperfunktionen nicht mehr intakt sind, können oft Jahrzehnte überleben, vorausgesetzt, sie erhalten die richtige Pflege. Das ist eine besondere Art des Gleichgewichts.

Der physische Körper verändert sich ständig und doch bleibt er als Einheit ein Individuum. Es kommt sogar täglich zu Veränderungen. Dabei spielt auch der Tag-Nacht-Rhythmus eine wichtige Rolle. Beschwerden, die tagsüber nicht auftreten, können sich nachts verschlechtern, denn während des Schlafs übernimmt das parasympathische System die Nervensteuerung. Das sympathische Nervensystem gibt dem Körper andere Impulse. Der unbewusste Wachstums- und Alterungsprozess führt zu bleibenden Veränderungen des Körpers eines Individuums. Der griechische Philosoph Heraklit sagt in seiner Lehre, dass sich alles bewegt wie der Fluss in den Bergen. Besucht man einige Jahre später denselben Ort, so ist er nicht mehr derselbe; der Wandel hat das Bild verändert. Doch trotz des ständigen Wandels wiederholen sich die Ereignisse regelmäßig, wie etwa der Wechsel zwischen Tag und Nacht, Sommer und Winter. Es gibt eine Forschungsrichtung, die sich ausschließlich mit rhythmischen Impulsen und ihrer Wirkung auf das biologische System befasst.

Trotzdem gibt es zum Beispiel keinen Winter mit derselben Erkältungs- oder Grippeform. Daher ist es schwierig, Grippeimpfungen für die Vorbeugung zu entwickeln, bevor die Grippe auftritt. Es gibt keine Garantie dafür, dass diese Impfung eine Ansteckung mit einer neu auftretenden Grippe verhindert. So plötzlich wie die Pest, Diphterie, Tuberkulose, Cholera und andere Seuchen als akute Erreger auftraten, so schnell verschwanden sie wieder. In einer unterschwelligen Form sind sie ständig da und können zu jeder Zeit in niederschwelligen Störungen nachgewiesen werden. Impfungen erreichen nur die offene oder akute Krankheitsform.

Keime gibt es überall. Sie können durch Sonnenlicht, vor allem durch Ultraviolettstrahlen, zerstört werden. Werden ultraviolette Strahlen aufgrund der Umweltverschmutzung in den sichtbaren Teil des Spektrums gebrochen, entwickeln sich neue Formen kleiner infektiöser Partikel, die schwerwiegende Folgen haben können. In jüngster Vergangenheit sind ganz plötzlich neue Krankheiten aufgetreten, wie etwa AIDS oder EHEC. Sie zu heilen ist schwer, da wir ihre komplexe Wirkung auf den Körper zu wenig kennen. Das kann nur mit bioenergetischen Mitteln überprüft werden. So wie Einzeller ihren Metabolismus neuen Bedingungen ihres Wirtes anpassen können, sollten sie in der Lage sein, sich an neue äußere Bedingungen aufgrund veränderter Strahlung anzupassen. So könnten plötzlich „neue" Keime auftreten. Dies könnte man mikrobische Metamorphose nennen, die auf veränderte Umweltimpulse zurückzuführen ist. Mutationen sind lediglich eine andere Art dieser Entwicklung. Werden Infekte chronisch, nutzt der Körper unterschiedliche Abwehrmechanismen und ändert so seine Strategie, um die Erreger zu bekämpfen. Syphilis ist ein typisches Beispiel dafür. Sogar unter der Gabe von Antibiotika verschwindet lediglich die akute Krankheitsform, während Restbestände der Erkrankung ein Leben lang in Körper verbleiben.

Kleine, abgelegene Inseln haben dasselbe Pflanzenwachstum wie auf dem Festland. Faulendes biologisches Material ist denselben allgegenwärtigen Abbaumechanismen ausgesetzt, die den Fäulungsprozess in Gang bringen. Dieser Prozess wird in hohen Bergregionen unterbunden. Dort treten auch keine Allergien mehr auf, da die Luft aufgrund der vorherrschenden Strahlung weniger Staub-, Pilz-, Bakterien- und Virenpartikel enthält. In den alten ägyptischen Gräbern wird der Fäulungsprozess verlangsamt. Mumien bleiben so über Jahrtausende erhalten. Doch man sagt, dass es für Lebewesen – scheinbar sogar für Keime – höchst gefährlich ist, mit ihnen in Kontakt zu kommen, da diese Besucher danach nicht überleben, wie von Forschern vor Ort bekannt ist, es soll ein gefährlicher Pilz (aspergillus flavus) sein. Tiefkühlen ist eine andere Methode, um biologisches Material zu konservieren. Das ist auf andere Wellenformen zurückzuführen. Einfache biologische Einheiten überleben den Tiefkühlprozess. Das betrifft vor allem Viren.

Da bioenergetische Verfahren mit Gesundheitsproblemen anders umgehen als früher angewandte Methoden, können auch kleinste Erreger, die im unterschwelligen Bereich des biologischen Systems auftreten, nachgewiesen werden. Dies gelingt durch energetische Überlagerung in einem Messkreislauf.

Ungeklärte Krankheitsverläufe können mit BEM richtig diagnostiziert und behandelt werden

Früher angewandte Methoden zum Nachweis von Mikroorganismen sind optische Methoden; das heißt, diese Methoden verlassen sich auf die Sichtbarkeit. Sie unterliegen jedoch Einschränkungen bei der Auflösung unterschwelliger Formen von Bakterien und Mikroben. Unterschwellige Erreger verändern die innere Umgebung, was wiederum Auswirkungen auf die Abwehrkräfte und die Reaktionsfähigkeit des biologischen Systems hat. Mit anderen Worten: Ein unterschwelliges Bakterium im Körper wird weder im Blut noch in anderen Körperflüssigkeiten, zum Beispiel Speichel, Hirn- oder Wirbelsäulenflüssigkeit, sichtbar sein. Das stellt ein großes Problem dar, denn die durch diesen Erreger erzeugten akuten Erkrankungen können so nicht genug sichtbar gemacht werden, was eine richtige Diagnose verhindert. Zum Beispiel ist das bei EHEC auftretende Bakterium E. coli nicht der eigentliche Krankheitserreger.

Bei der bioenergetischen Diagnose wird nicht die Substanz an sich untersucht, sondern ihre Energie. So können selbst kleinste Einheiten nachgewiesen und ausgewertet werden. Eine Zecke – die kleinste Art einer Spinnenfamilie, die nur einen Bruchteil eines Millimeters misst –, ist aufgrund ihrer Energie ganz einfach nachweisbar. Dasselbe gilt für jede mikroskopisch oder submikroskopisch kleine Einheit. Es ist nicht nur möglich, ihre Existenz nachzuweisen, sondern es können auch Änderungen in ihrem Stoffwechsel aufgezeigt werden. Dadurch öffnet sich eine große Bandbreite an diagnostischen Möglichkeiten. In der Therapie lässt sich die Bioenergie sehr gut auf individuelle Bedürfnisse anpassen, da sie in den unterschwelligen Bereich somatischer Zustände und Reaktionen vordringen kann. So kommt die Frage auf, ob und wie es gelingen kann, den Körper mit einem Heilmittel, das Beschwerden heilt, zu behandeln. Dafür gibt es zwei Möglichkeiten: Entweder man spricht eine bestimmte Krankheit an oder man bezieht sich auf das interne Milieu als übergeordneten Steuerungsmechanismus der unterschwelligen Körperreaktionen. Bis zu einem gewissen Grad ist dies möglich. Es ist aber nicht möglich, ein Heilmittel, das alle Beschwerden beseitigt, in einem übergeordneten und langfristigen Verfahren zu nutzen. Es geht eher darum, bis zu welchem Grad, bezogen auf Wirksamkeit und Dauer, möglichst viele Störungen beseitigt werden können, um sowohl eine Stabilisierung des Körpers als auch eine stete Verbesserung hinsichtlich früherer Erkrankungen zu erreichen. Das interne Milieu als übergeordnete Steuerungsfunktion kann in unterschiedlicher Weise angesprochen werden. Da es eng mit den Körperreaktionen verbunden ist, unterliegt es auch periodischen Veränderungen. Ei und Spermium sind undifferenzierte Einheiten. Dennoch haben sie eine eigene Energie. Während der Zellteilung können in Übergangsphasen Linien magnetischer Anordnung beobachtet werden. Es ist möglich, sie tiefzukühlen, ohne sie zu zerstören.

Ich habe einige randomisierte homöopathische Multipräparate zur regelmäßigen Anwendung entwickelt. Kommt es zwischenzeitlich zu einer akuten Erkrankung, so muss diese spezifisch behandelt werden. Gleichzeitig konnte ich eine Verbesserung der Immunität beobachten. Da Homöopathie die energetische Ebene anspricht, könnte es auch möglich sein, das interne Milieu durch reine Wellenformen anzusprechen. Es gibt noch keine aufschlussreichen Vergleichsstudien, um sicherzustellen, dass mit einem einzigen Impuls vollkommenes Wohlbefinden erreicht oder der Alterungsprozess gestoppt werden kann. Während die Menschen in biblischen Zeiten Hunderte von Jahren alt wurden (das biblische Alter von Methusalem), kann dies mit unseren heutigen Methoden nicht erreicht werden, auch wenn wir dem Ziel, biologische Systeme zu verstehen, schon viel nähergekommen sind.

Die bioenergetische Medizin ist eine Methode, mit der periodisch auftretende körperliche Beschwerden gelindert oder geheilt werden können. Solche Beschwerden beschränken sich oft auf kleine Bereiche des Körpers und doch können sie das ganze System beeinträchtigen. Werden Schwachstellen auf eine höhere energetische Ebene gebracht, profitiert die gesamte Einheit davon. Daher haben Menschen, die regelmäßig bioenergetisch behandelt werden, eine freiere, stabilere Physiologie, sind fitter und gelassener. Das beste Beispiel ist die Schwangerschaft, bei der die Entwicklung des Fötus im Vergleich zu unbehandelten Schwangeren spürbar verbessert werden kann. Werden kleinere Beschwerden regelmäßig behandelt und gelindert, kann sich die Lebenserwartung verlängern.

Bemühungen, die Konservierung von Pflanzen und Früchten zu verlängern, haben an Bedeutung gewonnen. Manche Sorten von Tomaten und Äpfeln kann man bis zu einem halben Jahr aufbewahren, ohne dass sie verderben. Das ist auf genetische Veränderungen zurückzuführen. Diese Veränderungen sind möglich, weil eine Frucht, verglichen mit dem komplexen Aufbau eines Menschen, ein einfacheres biologisches System ist. In der Nanotechnologie, einem weiteren Forschungszweig, verfügen wir noch über zu wenig Erfahrung. Es war bisher nicht möglich, ein komplexes System auf kleinste oder einfache Reaktionen zu reduzieren, um dieses zu konservieren. Die Nullpunktenergie kann nur für eine kurze Zeit beibehalten werden. Sie könnte dazu dienen, Entspannungsimpulse freiwerdender Energie zu verstärken.

Stammzellenanwendungen

Behandlungsverfahren mit Stammzellen führen zu einer Veränderung des Lebensplanes und sind daher zu hinterfragen. „Superman“ ist nur eine Legende. Die Konservierung eines Apfels über eine lange Zeit – viel länger, als dies ohne äußere, bzw. innere Intervention normalerweise möglich wäre –, gibt uns keine allgemeine, auf alle Lebewesen anwendbare Formel zur Hand.

Kurz zusammengefasst:

Dr. Schuldt bringt uns in Kontakt mit den Mechanismen von Krankheit und Gesundung. Ein „Allheilmittel“ gibt es in der BEM nicht, weil jeder Mensch ein Individuum ist und auf äußere Einflüsse sehr unterschiedlich reagiert. Die Gene und die Psyche spielen hier eine große Rolle. Dr. Schuldt gibt einen Einblick in die Umweltfaktoren, die unser Wohlbefinden beeinträchtigen und sogar krank machen können. Darunter ist die Luftverschmutzung ein wichtiges Thema. Auch der Magnetismus der Erde spielt eine Rolle. Auf dem Land kann ein und derselbe Mensch andere Krankheiten entwickeln als auf dem Meer. Keime und Parasiten spielen eine Rolle. Auch kleinste Erreger können mit der BEM nachgewiesen und neutralisiert werden. Manchmal ist begleitend auch eine schulmedizinische Behandlung sinnvoll, wie zum Beispiel mit Entwurmungsmitteln. Dies kann die Heilung beschleunigen. Die bioenergetische Medizin bringt Schwachstellen auf eine höhere energetische Ebene, und die gesamte Körper-Seele-Geist-Einheit des Menschen profitiert dann davon. Werden kleinere Beschwerden regelmäßig behandelt, kann nicht nur die Lebensqualität gesteigert, sondern auch die Lebenserwartung verlängert werden. Wird schon die werdende Mutter mit dem Fötus im Bauch behandelt, entwickelt sich das Kind besonders gut.

20. Festlegungen und Anleitungen mit Hinblick auf Bioenergetische Medizin

Jeder von uns ist um die Gesundheit bemüht. Bei Kenntnis dessen, wie wirksam diese angegangen werden kann, bekommt man eine entspanntere Einstellung gegenüber Gesundheitsproblemen, die sich ergeben, im Gegensatz zu häufig auftretenden Vorkommnissen entsprechend vieler anderer Vorgehensweisen, denen man sich ausgesetzt sieht. Hier ist an Panik und Ängste zu erinnern bei den Betroffenen, aber auch an „Terror“ bei Anderslebenden zur Erreichung von Verhaltensweisen oder Unterwerfung.

Der Ursprung von BEM geht bis in die 1960er Jahre zurück auf Grund von Forschung und Materialansammlung, die durch die EAV eingeführt wurde. Im Gegensatz zu früherer Forschung von physiologischen Studien, die sich weitgehend auf höhere Weite des elektrischen Stroms beschränkten – wie zum Beispiel das Auslösen einer Muskelzuckung – hat die EAV Stromgrößen im Mikroampere-Bereich verwendet. Ähnliche Studien ergaben die Einführung des EKG für das Herz, neben solchen des EEG für die Tätigkeit des Gehirns.

Der große Schritt vorwärts ist die Anwendung solcher Stromgrößen zur Erfassung des gesamten Körpers. EKG und EEG werden inzwischen in der klinischen Diagnose routinemäßig eingesetzt. Sie werden als gebräuchlicher Standard zur Bestimmung des Herzens und Gehirns in der Bandbreite zwischen Normalsituation bis zu vielen Kriterien zahlreicher Entgleisung in Abweichung von Standardvorgängen verwandt. Die EAV mit ihren unzähligen Möglichkeiten kann einen hohen Grad der Auflösung von Krankheit erzielen mit hoher Vergewisserung, die sonst bei einer Untersuchung verborgen bleibt. Die EAV sowie das EKG und EEG spielen sich in genau den gleichen elektrischen Größen ab, wobei die EAV den gesamten

Körper anspricht. Die allgemeine Anerkennung für EKG und EEG nahm etliche Zeit in Anspruch bei deren begrenztem Untersuchungsumfang, die lediglich auf ein Organ oder nur einen Organbezirk beschränkt ist. Der geradlinigen Vorgehensweise der EAV bei der Diagnose und anschließenden Therapie scheint die einzige Schwierigkeit in Form der weitreichenden Möglichkeiten entgegenzustehen, Vorgänge normaler, überaktiver und unterschwelliger Vorkommnisse sowie den Grad an Abweichungen mit großer Genauigkeit festzulegen, was den Anfänger verwirrt, der daran nicht gewöhnt ist. Es muss betont werden, dass die EAV die holistischste Methode ist, die es je gab im Rahmen westlicher Denkweise.

Die EAV führt Messungen an genau definierten Punkten auf der Hautoberfläche durch. Die Festlegung dieser Punkte erfolgt allgemein für diese Bereiche:

- Gefäß-System von Arterien und Venen,
- das Lymph-System, das allgemein durch die orthodoxe Medizin vernachlässigt wird,
- das Nierensystem und dessen krankhafte Entgleisungen,
- das System der Knochen und Muskeln,
- alle Gelenke einzeln mit verschiedenen Problemen,
- das Zentral-Nerven-System mit unterschiedlichen anatomischen Lagen,
- das Bindegewebssystem,
- die Haut,
- die Augen,
- die Ohren,
- Zähne,
- Kiefer usw.

Diese Voraussetzungen ermöglichen es dem geübten Untersucher, sehr ins Detail gehende und gut definierte Ergebnisse vorzulegen, ausgehend von normalen Verhältnissen bis zu jeder Art von krankhaften Veränderungen und Abweichungen und deren Schweregrad. Dies ermöglicht eine umfassende Einblicknahme in jegliche Krankheit von deren Anfang, allgemeiner Ausbreitung und deren Rückbildung vorzunehmen. Jeder einzelne Schritt kann belegt und angemessen verfolgt werden. Für den Anfänger bedeutet dies einen Umfang unzähliger Möglichkeiten der Untersuchung, des Vergleichs, der Ergebnisauswertung, der Aufdeckung in Veränderungen und Abweichungen, Entwicklungsmöglichkeiten und Zeitdauer, um sich aller dieser Möglichkeiten zu bedienen.

Bisher geradezu unbekannt ist der große Vorteil, zwei gegenüberstehende Vielfacherscheinungen zahlreicher Einzelzusammensetzungen zu vergleichen oder anzupassen: Auf der einen Seite steht der Köper mit seinen vielen zu erfassenden Einzelheiten von überlagernden und überlagerten Gegebenheiten einschließlich mehr oder weniger mit das Krankheitsgeschehen bestimmenden Vorgängen im Verlauf des Entstehens zur Fertigung des Überblicks und der Zusammenhänge. Auf der anderen Seite liegen unzählige gesundheitsschädigenden Schadeinwirkungen wie Bakterien, Viren, Pilze, chemische und mechanische Verursacher im Zusammenspiel mit Umweltschäden unterschiedlicher Stärke vor. Um diese Einzelheiten zu ergründen, ist Erfahrung erforderlich, die es wert ist, angewandt und ausgenutzt zu werden. Die EAV ist die einzige Methode (ganzheitlich, ursachenbezogen, wirkungsbezogen, wie ausführlich in deren Buch abgehandelt) mit solch umfassender Vorgehensweise unter dem einen Gesichtspunkt umfassenden und zusammengefassten Vorgehen. Hierbei ist es bedeutsam, durch Festhalten an Abwegen oder Fehlkonzepten und Vorurteilen nicht bei dem Vorgang der Untersuchung verloren zu gehen.

Unterschwelliger Zustand

BEM bedeutet einen weiteren Schritt vorwärts im Bemühen, unterschwellige Zustände im Körper zu erkennen, die in vielen Fällen weitgehend versteckt oder verborgen sind bei vorherrschender, vorliegender Krankheit. Trotz solch dominierenden Krankheiten genießt die BEM den großen Vorteil, in derart unterschwellige Bereiche vorzudringen, die dennoch vom Patienten wahrgenommen werden als Unwohlsein, Unbehagen, zwischenzeitliches Schwitzen und sogar auftretende Panik. Standardisierte medizinische Vorgehensweisen sind vielfach nicht in der Lage, solche Krankheitsformen aufzudecken, da sie der angewandten Untersuchungsmethode entgehen. Zum Beispiel: Viele Schilddrüsen-Auffälligkeiten bleiben ohne Laborergebnisse, selbst wenn ein Kropf vorliegt. Dem gegenüber kann die BEM diese Probleme nachweisen. Ferner bei Zahnproblemen: Trotz Schmerz erhält der Patient die Ansage des Zahnarztes, dass kein manifestes Problem vorliegt, da dies dem Zahnarzt nicht auffällt. ln vielen Fällen steht der Patient allein mit einem offensichtlich psychischen Problem, das sein Unbehagen erklärt. Hingegen deutet die BEM auf ein klar nachweisbares Defektgeschehen mit gleichzeitiger Bestätigung des Problems seitens des Patienten ohne Zweideutigkeit, wobei Anatomie, Pathologie und Physiologie die Aussage stützen.

Vernachlässigte Abwehrmängel

Als sehr wichtiges Erfordernis muss sich der untersuchende Diagnostiker über chronische Krankheitsformen im Körper vergewissern. Wie oben erwähnt, überlagert ein dominantes Krankheitsgeschehen ein oft weniger hervortretendes Krankheitsgeschehen. Durch akute Ereignisse, die das Abwehr-System in Anspruch nehmen, wird der Körper in Alarm versetzt. Interessanterweise werden Beeinträchtigungen von weniger akuter Bedeutung kaum beachtet oder durch das Abwehrsystem nicht wahrgenommen, umso mehr, als sie bei der Abwehr nicht vorrangig beachtet werden bei gleichsam anhaltender Vernachlässigung. Trotzdem nimmt der Körper dies als Unbehagen wahr bei gleichzeitig vergeblichen Versuchen, sich davon zu befreien, z. B. durch immer wieder auftretendes Schwitzen. In dieser Weise werden viele krankhafte Substanzen ins Fettgewebe abgelagert, vor allem bei Personen mit Verstopfung. Kommen diese Substanzen durch allgemeine Gewichtsabnahme frei, tendiert der Körper dazu, diese Substanzen bei sich zu behalten zur Vermeidung dessen, was als Herxheimer-Reaktion bezeichnet werden kann. Hierbei überfluten Toxine (Giftstoffe) in großen Mengen plötzlich den Körper in höchst gefährlicher und überwältigender Weise, beispielsweise bei der Verabreichung von Toxin freisetzenden Medikamenten wie Antibiotika oder ähnlichen.

Eine sehr wertvolle Stütze bei der diagnostischen Untersuchung ist, sich der Lehre der Akupunktur zu bedienen, insbesondere der Lehren über energetische Vorgänge im Körper. So ist das System der Meridiane von Wichtigkeit und großem Wert. Der Verlauf des Meridians zusammen mit Abhängigkeiten der Organe und ihrer entfernten Beziehungen entlang des Meridianverlaufs kann durch elektrische Messungen aufgezeigt werden. Hierdurch können wechselseitige Abhängigkeiten und gegenseitige Beziehungen erkannt werden.

Wenn man andererseits ein Organ von entfernten Orten auf der Haut anspricht, die sich an den Extremitäten oder Chakren befinden, kann dies als zusätzliche wegweisende Hilfe eingesetzt werden. Hierbei muss erwähnt werden, dass sich die Punkte auf der Hautoberfläche, deren sich die Elektroakupunktur bedient, von den üblichen Akupunktur-Punkten der Traditionellen Akupunktur unterscheiden, etwa bei dem Gebrauch von Nadeln. Ebenso unterscheiden sich diese Punkte je nach dem gebrauchten Material wie Stahl, Holz, Gold, Kupfer und ähnlichem. Gleichfalls kann der Meridianverlauf unterschiedlich sein gemäß vorliegender krankhafter Veränderungen. Dabei kann eine Verlagerung des Meridians erfolgen bezüglich seines ursprünglichen Verlaufs, wie er in chinesischen Akupunktur-Lehrbüchern beschrieben wird.

In der BEM können Werte von der Haut, die durch Impedanz-Eichung gewonnen werden, bei Zusatz von außen durch Substanzen in den Messkreis auf Normalwerte zurückgebracht werden, wenn zuvor vorliegende pathologische Werte anzutreffen waren. So kann besonders eine homöopathische Substanz vorher krankhafte Werte ausgleichen bei Erreichung eines stabilen, energetisch festen Wertes. Dies wurde bereits bei der EAV angewendet. Bei der BEM stellte sich heraus, dass die Anzahl der Messpunkte reduziert werden konnte bei Zusatz homöopathischer Stoffe, die in der Lage sind, vorher krankhafte Messpunkte auszugleichen. Hierdurch können Punkte angesprochen werden, die ursprünglich nicht als typisch bezeichnet werden und trotzdem schlüssige Ergebnisse liefern hinsichtlich der dem homöopathischen Stoff zugeeigneten Bezeichnung. Auf diese Weise können Dickdarm, Leber, Gallenblase und viele andere allein nur am Zeigefinger gemessen werden. Anders ausgedrückt: Die Zufuhr eines gleichbedeutenden homöopathischen Stoffes an einige bevorzugte Punkte, die in Beziehung zum inneren Organsystemen der Gewebsformation stehen, können Ausgleich der Messwerte erbringen als Aussage dafür, dass viele Organe untereinander abhängig im Körper sind, d. h. untereinander verbunden. Hierbei zeigt sich, dass ein pathologischer Befund viele Teile des Körpers ergreifen kann, wo er eigentlich nicht vorherrschend ist gemäß zuvor gemachter Beobachtungen. So kommt es vor, dass ein Stoff auch Organe einbeziehen kann, und umgekehrt ein Organ allein durch eine Vielzahl krankmachender Stoffe gleichzeitig angesprochen werden kann.

Messtechnik

Die Messskala ermöglicht Werte niedriger Energie, normaler Energie und hoher Energie im Körper als gesonderte Messwerte. Niedrige Werte zeigen einen Mangel an Abwehrkraft oder Erschöpfung allgemeiner Lebenskraft, sogar auch degenerative Vorgänge, auch den Gesamtbereich chronischer Erkrankungen. Hohe Werte deuten auf hohe Energie bei Entzündungsvorgängen und bei akuten Anlässen. Niedrige Werte deuten auf lang anhaltende Erkrankungen, hohe Werte auf kürzlich aufgetretene Veränderungen. Normale Werte sind geeicht auf die Mittelstellung der Skala, als Bezugsstandard.

Das Ziel beim Herausfinden der zugrundeliegenden Krankheit, wie auch die passende Medizin bei gleichem Messvorgang, ist, einen Normalwert zu erhalten.

Ein Beispiel: Ein Patient kann Durchfall haben. Das kann durch viele Verursacher bedingt sein. Der Untersucher muss durch die Liste der pathologischen Verursacher gehen mit Bezug auf Durchfall. Hierbei kann er auf den Verursacher Typhus stoßen. Dieser befindet sich in einer Ampulle mit niedriger Potenz. Bei Zufuhr dieser Ampulle zum Messkreis und dem Erhalt eines Normalwertes, ergibt dies die zugrundeliegende Krankheit und die Ampulle kann gleichzeitig als das geeignete Medikament eingesetzt werden. Messwerte werden erhalten durch einen Anfangsdruck einer Messsonde auf einem geeigneten Punkt auf der Haut. Durch Erfahrung ist ein gleichbleibender Druck auszuüben zur Vergleichbarkeit der Werte. Jedoch können damit Werte erreicht werden, ohne Druckabhängigkeit. Hierbei kann der Normalwert unabhängig von dem angewandten Druck zustande kommen. Anders ausgedrückt: Bei Anwendung eines Anfangsdrucks auf dem Punkt mit dem Resultat eines Normalwertes gibt eine zusätzliche Erhöhung dieses Druckes keinen anderen Wert außer dem erreichten Normalwert. Dies kann vielmals wiederholt werden, was die eigentliche Bedeutung des Normalwertes darstellt.

Verhinderung einer regelrechten Diagnose durch Automation

Die Entwicklung dieser Methode hat fortschreitend einen Stand erreicht, bei dem der Diagnostiker durch das Gerät ersetzt wird, das einen Defekt herausfindet und diesen sofort weiterentwickelt für die Festlegung der geeigneten Medizin. Dieses automatische Verfahren übergeht die Erstellung einer normalen Diagnose. Die Therapie wird automatisch angewendet als Ergebnis der zuvor gefundenen Diagnose. Positiv ermittelte Testampullen bei der Diagnose ergeben bereits die Therapie mit diesen Ampullen. Der Computer vereinheitlicht beide Schritte, womit eine Diagnose im herkömmlichen Sinne übergangen wird. Dies ist äußerst zeitsparend als gestrafftes Vorgehen, den Patienten zu therapieren. Die kritische Auswertung hierzu ist, dass die Automation dem Untersucher die Erstellung einer ordentlichen Diagnose entzieht. Diagnosen sind äußerst wichtig für statistische Auswertungen, um über den Gesundheitsstand einer Bevölkerung Aussagen machen zu können. Ebenso ist dies wichtig für Hygienemaßnahmen, wenn Krankheitsverläufe ausufern. Jedoch ist damit die Überwachung von Krankheitsverursachern unmöglich, ohne zuverlässige Anhaltspunkte zur Ergreifung angemessener Schritte im Kampf gegen Vermeidung von Katastrophen. Auch wären Verlaufskontrollen hierdurch unmöglich gemacht.

Bei Erreichung normaler Werte am Messgerät wird ein ganz wichtiges Phänomen gleichzeitig erreicht. Dieser Vorgang wird bei der BEM durch Schmerzauslöschung ermöglicht auf Seiten des zu messenden Patienten. Die Messung auf der Messskala nach anfänglich leichter Schmerzempfindung bei Ansetzen der Messelektrode, die durch den Patienten wahrgenommen wird, bewirkt bei Erreichung eines Normal- oder Ausgleichswertes das völlige Verschwinden der Schmerzempfindung unabhängig von weiterer Druckanwendung bei allen einschlägigen Punkten. Dieses Phänomen, bei dem der Patient durch eigene Teilnahme beim Messvorgang ausschließlich durch seinen eigenen Beitrag über seinen Krankheitsvorgang Auskunft gibt, ist als einzigartig zu bezeichnen. Keine andere Methode ist bekannt, bei der dies zu erreichen ist. Dies bedeutet einen aktiven Beitrag von Seiten des Patienten entgegen der passiven Rolle bei den meisten anderen klinischen Vorgehensweisen.

Diese Bedeutung ist hoch angesiedelt, indem die Homöopathie mit ihren Präparaten oft jede Art von Störung viel sicherer und besser beseitigen kann im Vergleich zu beispielsweise allopathischen Mitteln. Auch erwähnenswert ist zusätzlich: Die Potenz homöopathischer Aufbereitungen, der Grad der Verdünnung und die Stufe der Verdünnung, die zu höherer Potenz führt, kann klar nachgewiesen werden während der Verlaufsentwicklungen bei Nachfolgeuntersuchungen. Innerhalb einer Substanz reagiert der Grad der Verdünnung unterschiedlich und unabhängig.

In der Geschichte der Medizin ist ein vergleichsweises Vorgehen unbekannt, wo das Innere des Körpers angesprochen und gemessen werden kann von auf der Haut befindlichen Punkten, womit greifbare Ergebnisse über die jeweilige Gegebenheit innerhalb des Körpers erreicht werden können.

Eine weitere herausragende Bedeutung zur Angleichung an körperliche Erfordernisse ist die Anwendung von Test-Material. Der Vorgang ist zeitsparend und verlässlich bei Ausübung durch einen erfahrenen Diagnostiker und Therapeuten.

Hierdurch ist nicht nur die Diagnose möglich, sondern auch der gesamte Therapiebereich. Um dies zu erreichen, ist die Messtechnik ein grundlegendes Erfordernis im routinemäßigen Ablauf. Dies geht vor sich durch Auswahl spezieller Punkte, auf die die Vier-Schlitz-Sonde gesetzt wird. Die Sonde besteht aus einer besonderen Messinglegierung für den leichten Durchtritt des Stroms zur Erreichung unveränderter Messergebnisse auf der Skala des Messinstruments.

Aus derselben Messing-Legierung bestehen die Elektroden, die als Handelektroden röhrenförmig ausgebildet sind. Diese Elektroden werden durch die Hände des Patienten umschlossen. Beim Aufdrücken der Punktelektrode auf den Punkt, der für die Messung vorgesehen wurde, muss ein geringer Druck ausgeübt werden, wodurch die Haut am Ansaugpunkt leicht eingedrückt wird. Hierdurch hinterbleibt eine Delle, die von selbst innerhalb von ca. 20 Minuten verschwindet. Der Anpressdruck darf keine Verletzung der Haut hinterlassen, sonst können Messungen nicht mehr vorgenommen werden. Bei schwitziger oder fettiger Haut sind Messungen nicht vergleichsweise möglich. Hiergegen müssen Vorkehrungen getroffen werden zur Vermeidung von Abweichungen.

Auswertung von Therapieergebnissen

Beweis und Bestätigung dieser Methode sind das Ergebnis millionenfach geheilter Patienten nach allen Arten von Leiden, die sonst kaum der Besserung zugeführt werden konnten. Dies ergab sich im Verlauf vieler Jahrzehnte nach Beginn der Anwendung der Methode. Heilung konnte so erzielt werden, wo Standard-Verfahren in der Medizin meistens versagten. Hiernach ergaben sich die folgenden Schlüsse: Bei gleichzeitiger Behandlung von Patienten durch BEM als auch Standard-Methoden wunderte sich der nach dem Standard therapierende Doktor über „seine“ Ergebnisse als Folge seines Vorgehens, wobei er sich nicht darüber im Klaren war, dass die gleichzeitige Anwendung durch BEM den entscheidenden Heilerfolg bewirkte. Oft ergibt sich hieraus ein hoch gefährlicher Fehler, weil sich der Arzt, der dem Standard folgt und davon ausgeht, dass seine Methode hilfreich war, bei schädigender Behandlung wie bei Chemo-Therapie veranlasst sieht, die Anwendung seiner gefährlichen Dosierung zu erhöhen. In solch einem Fall allerdings ergibt sich hieraus oft ein fataler Verlauf einer zuvor kontrollierten Krankheit. Die Messtechnik ist leicht handhabbar und für den Patienten harmlos. Die Lage der Punkte ist beschrieben in Lehrbüchern über das Anwendungsgebiet.

Neben vielen anderen Möglichkeiten kann die Methode eingesetzt werden für die Ausscheidung giftiger Stoffe, sowohl fremder als auch stoffwechselbedingten Ursprungs im Körper, und für die Auswahl angemessener Anreize in Form von Homöopathie. Tatsächlich, die Anwendung der Homöopathie erfolgt lediglich über Anreize, um eine ruhende Störung im Körper zur Ausscheidung anzuregen. Die Anwendung allein kann, für sich genommen, keine Krankheit verursachen oder erzeugen, obwohl dies oft in Lehrbüchern der Homöopathie in irrtümlicher Weise beschrieben wird.

Sowohl akuten als auch chronischen Verläufen ist ihre Übertragungsmöglichkeit von einer Person auf die andere gemeinsam. Im Falle von akut spricht man von Ansteckung, im Falle von chronisch von Übertragung bei Weiterleitung der chronischen Reaktionsweise. Letzteres Bedarf der erhöhten Aufmerksamkeit im geübten Gesundheitswesen. Fälle von Unterdruck können aufgebaut werden durch die Aufbereitung träger Organfunktionen oder auch durch die Ausscheidung toxischen Materials, das normale Funktionen sowohl stören als auch verhindern kann. Unterdruck-Verhältnisse (Hypotonie) können aufgewertet werden durch Verbesserung eines Defizits im Körper mit ungenügendem Stoffwechsel als Folge krankhafter Veränderungen wie in der Leber, den Nieren, dem Herzen, dem Nervensystem etc. für Wiederaufnahme des Stoffwechsels durch normale Abläufe, die in der Lage sind, mit Störungen oder schädlichen Beeinträchtigungen fertig zu werden und für den täglichen Tag-Nacht-Rhythmus beim Energiefluss durch den Körper bzw. allen Organen oder körperlichen Funktionen. Das kann nützlich sein bei der Normalisierung von aufgetretenem Jetlag (Zeitverschiebung bei langen Flügen) oder nach der Einnahme von Stimulanzien oder Drogen und sogar von Medizin im Verlauf von Standard-Anwendungen, aber auch nach unterbrochenen Schlafgewohnheiten.

BEM eignet sich für die Aufbesserung des Blutes bei anämischen Zuständen, die oft als Folge intestinaler Störungen (Darm) auftreten. Durch Auflösung solcher Störungen können erhebliche Abweichungen im Blutbild normalisiert werden, wogegen die Standard-Medizin solche Fälle sehr beschwerlichen Behandlungen zuführt.

Umwelt- und genetische Schäden aus Sicht der Pathologie

Angesichts der Vielzahl umweltbedingter und innerlicher, also genetischer Schäden, denen wir ausgesetzt sind, haben sich auch herkömmliche Beobachtungen in der Pathologie verändert und sie sind zunehmend schwieriger zu definieren. Bei auftretenden gegenseitigen Beeinflussungen treten vermehrt Verwirrungen auf.

Leider können diese Veränderungen nicht insgesamt angesprochen werden, wenn sie einmal schädliche Wirkung entfalten. Sie müssen einzeln angegangen werden und individuell. Hingegen sind das gesamte Pflanzenreich und die Mineralien zusätzlich zu Aufbereitungen aus dem Tierreich heranzuziehen neben jedem pathologischen Störfaktor, der der Umkehrwirkung zugeführt wurde. Das charakterisiert die Homöopathie. Zu diesem Zweck bietet BEM ausreichende Möglichkeiten, ausgehend von der Vielzahl an Gegebenheiten. Störungen können spezifisch angegangen werden, wodurch sie ihre bedrohliche Stärke verlieren.

Spezifische Herangehensweise

Bei akuten Vorgängen tritt die Homöopathie-Anwendung direkt der Störung entgegen und bringt sie zum Verschwinden.

Die Anwendungen müssen mehrmals am Tag vorgenommen werden. Wenn möglich, ist die direkte Anbringung des homöopathischen Mittels auf die Störungsstelle nützlich und beschleunigt den Heilungsvorgang, was auch bei allgemeiner Zufuhr in den Körper gelingt.

Kurz zusammengefasst:

In diesem Kapitel beschreibt Dr. Schuldt noch einmal mit anderem Schwerpunkt die Wirkungsweise der bioenergetischen Medizin. Die EAV erfasst den gesamten Menschen und führt Messungen an genau bestimmten Punkten auf der Hautoberfläche durch. Diese Punkte repräsentieren verschiedene Organsysteme. So kann die geübte Therapeutin, der geübte Therpeut einen umfassenden Einblick in eine Krankheit bekommen einschließlich ihrer Entstehungsgeschichte. BEM kann auf einzigartige Weise unterschwellige Prozesse, Schwächen und Störungen sichtbar machen und therapieren als Vorstufe von Krankheiten oder zugrundeliegende Entwicklungen. Der Energiestatus, der Grad an Lebensenergie kann ebenfalls diagnostiziert und optimiert werden. Es wird noch einmal klar, dass die BEM-Methode ganzheitlich und ursächlich wirkt. Auch wird die Ausscheidung von Toxinen jeder Art angeregt. Die Methode ist umfassend und zuverlässig und nicht nur als Therapie, sondern auch als Prophylaxe und Wellness-Programm empfehlenswert.

21. Überprüfung der Widerstandskraft

Subklinische und unterschwellige Veränderungen

Viele Versuche einer allgemeinverbindlichen Festlegung der Immunstärke waren unzureichend. Teildaten, die man erhält, sind als Ersatzlösung zu verwenden. Stattdessen weisen diese, allein genommen, manche Unzulänglichkeiten auf. Diese Abhandlung gibt einen Überblick über das gebräuchliche Vorgehen hinsichtlich des Auftretens von beeinflussenden Schadwirkungen, seien diese vitaler Art, bakteriell, pilzbedingt oder thermisch, chemisch, mechanisch, strahlenbezogen usw. Kurzfristige und langfristige Ereignisse werden besprochen. Hiervon ausgehend ist es ziemlich unbefriedigend, Statistiken für bündige Schlussfolgerungen aufzustellen.

Die Widerstandskraft im Einsatz gegen Krankheitsverursacher aus verschiedener Sicht wird besprochen. Geografische, klimatische und weltraumbedingte Einflüsse sind von Bedeutung. Die Anpassung von Einzelpersonen und größeren Gruppen bei epidemischen und endemischen Vorfällen werden bezüglich endogener und multifaktorieller Bedeutung erörtert. Die Konstitution bei immungeschädigten und immunschwachen Umständen wird angesprochen.

Im Umgang mit heutigen Routineergebnissen bei klinischem Vorgehen lässt sich eine umfassende Zusammenschau nicht erreichen. Diese Abhandlung gibt einen wichtigen Beitrag zum Verständnis der Widerstandskraft mit besonderer Betonung von subklinischen oder unterschwelligen Veränderungen bei der Aufweichung der zugrundeliegenden Abwehrkraft. Innere Beziehungen zur Auslösung der Erhaltung von Gleichgewichtseinsatz, wodurch größere Abweichungen von vorherbestimmten mikro-biologischen Festlegungen vermieden werden, werden aufgezeigt anhand von Messungen der bioenergetischen

Medizin. Stammzelleingriffe werden in dieser Abhandlung nicht angesprochen. Die Abhandlung enthält Beispiele eindeutiger Biologie als wichtige Beiträge zur Förderung des Verständnisses. Das Fachmaterial wird in beschränkter Erweiterung angesprochen. Bei Bearbeitung medizinischer Probleme wurde die Auswertung ursächlicher Verursachungs-Faktoren zur Bestimmung der Stärke pathologischer Entgleisungen vielfach unterschiedlich angegangen. Beispielsweise mit offensichtlichen Erscheinungen von vergleichbarem Ausmaß, wenn zum Beispiel bei Masern eine spezielle Hautrötung und typische Rötung der Zunge und der Mundschleimhaut herangezogen werden, um die Krankheit zu belegen. Zur Unterscheidung wird auf sogenannte Provokations-Tests abgestellt. Durch Anwendung von Druck auf einen wunden Punkt kann Rötung zum Verschwinden gebracht werden als typisches Anzeichen für eine bestimmte Krankheit.

Hier wird Ungenauigkeit deutlich, wobei Erscheinungen unterschiedlicher Ergebnisse Zweifel und Unsicherheit aufkommen lassen können.

In unserem Technikzeitalter ist es schon verständlich, die Erstellung von Diagnosen rein technischen Vorgängen zu überlassen als Hauptmittel des Vorgehens in der Ausweitung. Hiermit wird der gesamte Bereich bakterieller, viraler, pilzbezogener Belastungen abgedeckt als großer Anteil von Krankheiten. Andere Verursacher, wie mechanische, thermische, chemische, strahlenförmige, können durch Kenntnis ihres Ursprungs definiert werden. Bakterielle, virale, pilzbedingte Beeinträchtigungen können gefährlich werden, besonders bei Pilzen, wenn bei den letzteren die Widerstandskraft überfordert wurde oder als Folge von vorhergehender Schwächung nicht mehr zur Verfügung steht. Bis zu welchem Grad kann man sich auf die Widerstandskraft verlassen als ausreichende Abwehr zum Überleben? Das wird in diesem Kapitel beschrieben.

Die biochemische Untersuchung bei Festlegung von bakteriellen Krankheiten erreichte höchste Wertstellung. Die Blutprobe wurde eine standardisierte Routinemethode als ein „Maß“ für jeden Patienten unter Einbeziehung anderer Flüssigkeiten außer Blut, wie Urin, Spinalflüssigkeit, Lymphflüssigkeit, weiter noch Veränderungen im Zellaufbau mit optischer Hilfe. Hierbei ist es manchmal schwierig, zwischen Zellen bei Krebswachstum und solchen, die von einem Hautschnitt mit einem scharfen Gegenstand stammen, zu unterscheiden. Tierversuche und künstliches Wachstum aus Mikroben unter Testbedingungen werden gleichfalls in der Schulmedizin verwendet. Wie beeindruckend und fortschrittlich diese Untersuchungsmethoden anfänglich als Neuerungen gewesen sein mögen, im Nachhinein erwies sich, dass ihre Vorherrschaft bei der Untersuchung über alle anderen Vorgehensweisen nicht gerechtfertigt war, da sie viele Aspekte bei krankhafter Beeinträchtigung nicht erfassten. Ihre Standardisierung überging viele Aspekte.

Auslassung wesentlicher Kriterien

Bei Standarduntersuchungen in der Medizin können wichtige Erkenntnisse von allgemeiner wie auch persönlicher Bedeutung nicht erreicht werden: Endemische und dagegen auch epidemische Verursacher können nicht unterschieden werden als Hauptargument zwischen verschiedenen Reaktionsformen anhand der Konstitution einer Person in Abhängigkeit von endogenen oder multifaktoriellen Beeinträchtigungen. Dies ist aber äußerst wichtig für die Voraussage weiterer Entwicklungen einer anfänglichen Krankheit, ob diese nun innerhalb der Abweichungsgrenze oder ausufernd verläuft.

Die in den letzten Jahren eingesetzte Wanderbewegung von Menschen von tropischen zu Gebieten gemäßigten Klimas stellt ein großes Problem dar für Tropenkliniken, da die Migranten die bekannte Krankheit nicht als solche aus dieser

Region darbieten, aber noch als Träger dieser Krankheit auftreten, die in Tropenkliniken nicht erkennbar sind. Der umgekehrte Wandervorgang ist ebenso problematisch (Masern bei US-Indianern). Ich habe oft die Schwierigkeit beobachtet, umso mehr, als diese Migranten noch ansteckend sind gegenüber der örtlichen, nicht endemischen Bevölkerung. Es gibt Wechsel im Grad der Belastung von mikrobiellen Angriffen in Abhängigkeit von saisonalen Sommer-Winter-Veränderungen, täglichen Veränderungen der Organfunktion im Laufe des Tages, geografisch trockenen und feuchten Gebieten, wie auch gemäßigt und verhältnismäßig trocken, Wettereinfluss auf Allergene und Wechsel in der Heftigkeit von Krankheitssymptomen.

Nicht ein Winter gleicht dem anderen im Verlauf der Jahreszyklen. Das bewirkt folgendes: Es hat Bedeutung bei der Verabreichung von Grippeimpfung, was fälschlich als Grippe-Schutzimpfung bezeichnet wird. In vielen Fällen – ohne Wissen der folgenden mikrobiellen Stämme für diesen speziellen Winter – erleiden geimpfte Personen eine zusätzliche Schwächung, um sie desto mehr empfänglich für zukünftige Belastungen zu machen (wenn die Pharmazie die Segnungen der Homöopathie einschätzen könnte, würde sie von solchen – meist vergeblichen – Maßnahmen absehen). Die Vorhersage hinsichtlich der Entwicklung einer Krankheit stellt ein wichtiges Erfordernis bei medizinischem Vorgehen dar. Warum liegt hier ein solches Defizit vor?

Angesichts einer unterbrochenen oder fortlaufenden Entwicklung einer Krankheit ist die Aussage der Blutprobe als alleiniges Mittel zur Bestimmung bestehender Erkrankungen nicht ausreichend. Dies zeigt sich als typisches Beispiel bei Leberstörungen, wenn die Widerstandskraft äußere Erscheinungen nicht aufzeigt, wobei die Leberwerte der Blutprobe alarmierend hoch sein können. Umgekehrt, wenn die Blutprobe weitgehend unauffällig ist, kann die betroffene Person im

Zustand der Agonie sein wegen Leberversagens vor dem baldigen Lebensende, ein Hinweis auf die nur beschränkte Aussagekraft dieser in großem Umfang verwendeten Untersuchungsmethode. Ich habe viele solcher Fälle gesehen, wobei keine Rücksicht genommen wurde, trotz deutlicher äußerer Anzeichen.

Was sich in Zusammenarbeit mit der pharmazeutischen Industrie abspielt, ist die genaue Beobachtung der Gabe eines Arzneimittels, ohne den Zustand des Patienten genau zu betrachten. Die Blutprobe setzt bindende Parameter zusätzlich zu der entsprechenden Anwendung einer festgelegten Medizin. Auch in solchen Fällen sind fatale Verläufe die Folge von Fehleinschätzungen.

Die Labordiagnose verläuft ohne Rücksicht auf die persönlichen Bedürfnisse eines Patienten, sie ist entpersonalisiert. Die Unterwerfung eines kranken Zustands unter standardisierten Laboruntersuchungen kann – grob gesehen – persönlichen Bedürfnissen nicht gerecht werden. Hieraus ergibt sich dann die Aussage des Arztes gegenüber den Patienten, der Labortest habe keine Abweichungen von Normalwerten gezeigt, dass dieser Patient entweder krank markiert oder einen Psychiater sehen muss zur genauen Abklärung dieser Situation. Labortests unterscheiden nicht in der Virulenz eines Krankheitserregers; einige Erreger sind überall und immer anwesend, ohne belegbare Infektion. Manche Mikroben – auch bei Anwesenheit im Körper in einer Person – brauchen nicht von krankmachender Bedeutung zu sein, während sie in anderen Fällen erheblich Schaden anrichten können. Solche Bakterien werden als fakultative oder opportunistische Mikroben bezeichnet, wie zum Beispiel Bakterium E. coli, Bakterium Protens, Bakterium Serratia und etliche mehr. Bezüglich der Schwere des Grades der Erkrankung bezieht sich das auch in mancher Beziehung auf Parasiten im Körper. Sie können in Anpassung an den Stoffwechsel des Wirts vorliegen oder völlig abweichend davon sein. Labortests können dies nicht belegen, außer der Tatsache der Anwesenheit dieser Bakterien oder Parasiten.

Versuch zur Erreichung höherer Genauigkeit

Um diese Mängel zu überwinden, wurde versucht, durch Sammlung der Daten aus seiner vorherigen Krankheitsgeschichte über so viele Jahre wie möglich näher an das Krankheitsgeschehen des Patienten heranzukommen. Dieser Versuch wurde finanziert durch hohe Beträge. Leider musste er aufgegeben werden, da keine Schlussfolgerungen möglich waren, die überzeugende Aussagen zuließen. Dies ist einleuchtend bei der Überlegung, dass irgendeine Erkrankung sich nicht auf eine komplexe pathologische Indikation aufsummieren lässt, um dadurch die Anfälligkeit für spätere Erkrankungen deutlich zu machen.

Computervorgänge und folgende Auswertungen können nicht die Vielzahl möglicher Verwicklungen aufzeigen. Der Lebensprozess ist unzähligen Belastungen ausgesetzt, die nicht insgesamt gesammelt werden können, um dann deren ganz genaues Auftreten künftig vorherzusagen, noch deren Bedeutungslosigkeit hinsichtlich irgendeines krankhaften Geschehens. Der obige Versuch wurde im Makrobereich der Biologie vorgenommen. Vereinfacht bedeutet Makrobereich Allopathie oder Schulmedizin, Mikrobereich Homöopathie und die Anwendungen mit Mikroströmen.

Widerstandskraft im Umgang

Die Widerstandskraft als geerbter Bestandteil muss genau betrachtet, aber nicht überbetont werden angesichts des Fehlens anderer Hinweise nach diagnostischer Untersuchung ohne greifbares Resultat. Die Widerstandskraft darf nicht für jegliche unverstandene Erkrankung herangezogen werden. Körperliche Stärke muss nicht unbedingt mit vorliegender hoher Widerstandskraft gleichgesetzt werden. Athleten mit starkem Körperbau können plötzlich krank werden oder kollabieren, ein Ereignis, das man bei Berufsfußballern sieht oder bei Marathonläufern. Die Vorstellung einer definierten Widerstandskraft könnte für sich genommen verlockend sein, jedoch lässt sich eine Standarddefinition nicht erreichen. Dass die Immunkraft eine sehr wichtige Voraussetzung für den Lebensablauf ist, steht außer Frage und muss als erwiesen angenommen werden bei der Auswertung mit virtueller und auch direkter Bedeutung. Ihre Auswirkungen sind sowohl mentaler wie auch körperlicher Art.

Das Wesen der Widerstandskraft liegt darin, wie sie mit äußeren Belastungen im Lebensablauf über Jahre fertig wird. Dies unterliegt Schwankungen. Während der verschiedenen Lebensabschnitte ist die Widerstandskraft unterschiedlich in Abhängigkeit aufflackernder Krankheit oder belastender Einflüsse. Dafür ist das Alter von Bedeutung, wobei spezielle Empfehlungen zur Stabilisierung des Befindens nicht aufgezeigt werden können, wie etwa die Einnahme von Haferflocken oder regelmäßigen Aufbaustoffen und Vitaminen, wie oft angepriesen. Es gibt überhaupt keine „Wunderdroge“ zur Erhaltung einer angemessenen Widerstandskraft. Diese gründet sich vielmehr auf die Vermeidung von Risiken, wie bei der Exposition allen möglichen Gefahren gegenüber, wie zum Beispiel erheblichen Kraftanstrengungen des Körpers beim Verzehr von großen Mengen an Eiern, was in den USA als „Stärketest“ praktiziert wird. Unbekannte Belastungen können durch die Lebenserfahrung ausgeschlossen werden. Die Aussage: Man muss nicht mit dem Finger in eine brennende Kerze fassen, um herauszufinden, dass sie heiß ist, mag dies verdeutlichen. Warum isst man dann noch weiter minderwertige Nahrung? Die Widerstandskraft ist eine summierte Größe für vielerlei Veränderung und Wechsel. Die Widerstandskraft entwickelt sich nicht in Monotonie oder einseitiger Aussetzung oder Verhaltensweise.

Jedes Lebewesen hat eine Widerstandskraft genauer Ausprägung, die auch deren Begrenzung festlegt, die aber als solche nur begrenzt ist. Widerstandskraft ist also nicht unbegrenzt. Bei Überbeanspruchung der begrenzten Ausprägung bricht das System zusammen. Bei noch vorhandener Restkraft erholt sie sich. Die Widerstandskraft arbeitet selektiv bei hauptsächlicher Hinwendung zu akuten Vorgängen. Fremdeiweiß wird zurückgewiesen und ausgeschieden. Aber transplantierte Organe befolgen die Immunabwehr des Empfängers bei Ermöglichung durch einen Eiweiß erhaltenden Pilz. Hierbei ist der Pilz von erhaltendem Einfluss, wie bei der Anwendung von Cyclosporin. Bei Restmengen von Stützgewebe eines Transplantats ersetzt der empfangende Körper selbst das fehlende zusätzliche Gewebe. Bei der Blutprobe ist ein transplantiertes Organ als Fremdgewebe bei richtiger Behandlung nicht nachweisbar.

Die Widerstandskraft wird durch Schmerz aktiviert, der im Sinne bioenergetischer Medizin einen Mangel an fließender Energie darstellt. Schmerz kann aber auch das System überfordern, und in schwacher Form befördert er die Heilung. Die Widerstandskraft ist bei ganz plötzlicher Belastung überfordert. Ein Schuss in das Innere des Körpers kann einen Menschen umbringen, obwohl kein wichtiges Organ verletzt wurde. Eine Lungenembolie kann das Ende des Lebens bedeuten auf grund der Plötzlichkeit des Ereignisses. Eine plötzliche Ruptur eines Blutgefäßes kann tödlich sein. Dieser Vorgang wird auch als Schock bezeichnet. Ein Schock ist sehr gefährlich. Andererseits können ständige, winzige Lautreize eine Person ihres Bewusstseins berauben. Pygmäen in Äquatorial-Afrika können einen alleingehenden Elefanten umkreisen und gleichzeitig sehr hohe, gesungene Laute von sich geben, wodurch das Tier zusammenbricht. Immunkraft und Bewusstsein arbeiten zusammen. Bei Überschreitung tritt Panik als typisches Beispiel auf.

Ein weiteres Beispiel für die Plötzlichkeit eines Vorgangs: Ein Strafgefangener im Gefängnis versuchte, einen Selbstmord zu begehen, indem er sich langsam einen Nagel in den Schädel hämmerte. Er hatte wohl noch Zweifel über die Wirksamkeit und hörte auf zu hämmern, nachdem der Nagel in seinem Kopf versunken war. Dabei zeigte er überhaupt keine Ausfälle zum großen Erstaunen der Doktoren, die ihn untersuchten. Sein Hämmern musste so schonend vonstattengegangen sein, dass es ohne Schock für den Körper ablief. Erst als man versuchte, den Nagel von wenigstens 10 cm Länge ruckartig zu entfernen, war der Mann kurz vor dem Exitus, wonach die Entfernung sehr behutsam durchgeführt wurde und der Mann überlebte.

Noch ein Beispiel soll den Energieentzug als äußerst schädigendes Ereignis aufzeigen, hier geht es um die Jagd auf einen vollausgewachsenen Elefanten. Der Elefant als eines der stärksten Tiere auf Erden kann Opfer von Raubtieren werden, wie beispielsweise von Löwen. Wenn eine Gruppe Löwen den Beschluss gefasst hat, einen Elefanten umzubringen, spielt sich folgende Strategie ab: Der Elefant ist angesichts der Gruppe von Löwen zu verängstigt und flieht, anstatt anzuhalten und einen angreifenden Löwen nach dem anderen mit seinen kraftvollen Stoßzähnen, Beinen und dem Rüssel auszuschalten. Einige Löwen hängen sich an das Hinterteil des Elefanten mit ihren Klauen und stoßen gleichzeitig ihre Eckzähne tief in das Gewebe des Elefanten an irgendwelchen Stellen mit jeweils kurzer Dauer. Währenddessen springt ein älterer erfahrener Löwe auf den Rücken des Elefanten und gräbt seine Eckzähne tief in das Gewebe, dort verweilt er länger. Nach wenigen Minuten bricht der Elefant zusammen und weitere Löwen dringen mit ihren Eckzähnen in sein Gewebe ein. Das Tier ist dem Untergang geweiht. Was geht genau vor? Der hungrige Löwe hat einen Mangel an Lebensenergie. Der Elefant hatte genügend Nahrung zum Aufbau seiner Körperkraft. Beim Eindringen der Zähne des Löwen tief in das Gewebe des Elefanten – und das ist ihre einzige Aufgabe – ergibt sich ein sehr enger Kontakt zwischen den beiden Tieren.

Der Energiefluss findet immer von einem Ort höherer Energie zu einem Ort niedrigerer Energie statt, was in diesem Fall passiert. Nicht ein einziges lebenswichtiges Organ ist beschädigt bei diesem Vorgang. Hinsichtlich des Elefanten geschieht der Energieentzug so rapide, dass das Tier keine Möglichkeit hat, seinem sicheren Ende zu entkommen. Dies geschieht in Minuten, in denen das Bewusstsein des Elefanten allmählich schwindet. Energieentzug kann mehrfach geschehen und zu vielen Gelegenheiten. Die Widerstandskraft kommt kaum dagegen an. Energie und Widerstandskraft sind in enger Beziehung. Sie können auch gleichlaufend sein. Die Widerstandskraft wird eingesetzt zur Heilung und Aufrechterhaltung, Energie ist ein innerkörperliches Mittel für den Organzusammenhalt und deren Funktion. Energiemangel bewirkt Versagen der Widerstandskraft.

Wäre es sogar möglich, die Wellenlängen des Energieentzuges zu bestimmen, während sie abläuft, genau so, wie die Wellenlänge jeder homöopathischen Aufbereitung zu ermitteln ist?

Die Umkehrgröße des Energieentzuges wäre Energieaufbau, ein Prozess, auf dem die Bioresonanztherapie beruht, die wiederum von der biogenetischen Medizin abgeleitet ist. Beide werden heute vielfach angewendet.

Bei Erwähnung des Mikrobereichs der Energie ist darauf hinzuweisen, dass Energieübertragung zu vielen anderen Gelegenheiten vor sich geht wie beispielsweise bei der Partnerschaftsannäherung und der Kopulation.

Noch ein Beispiel für Energiefluss wird demonstriert durch therapeutisches Reiten auf dem Pferderücken. Besonders für kranke Kinder wird diese Art der Therapie angewendet, um die hohe Energie des Pferdes aufzugreifen und die des Patienten aufzufüllen. Offensichtlich ist die Lebensenergie eine allgemeine Qualität, sowohl bei verschiedenen Tieren wie auch beim menschlichen Körper und bei Pflanzen. Ebenso wird behauptet, dass lebende Bäume Energie auf Personen übertragen können. Angeblich hat Kanzler von Bismarck davon Gebrauch gemacht. Die Übertragung von Energie deutet auf eine allgemein bestehende Lebenskraft hin, von der lebende Gebilde Gebrauch machen als Empfänger, nicht so sehr als Erzeuger, oder beides – eine offene Frage – und zwar vorherbestimmt. Man könnte dabei an Wespen denken, deren Lebensspanne im Herbst endet, ferner an laubabwerfende Bäume. Fliegen können im Winter überleben ohne Nahrungsaufnahme, um im Frühling wiederbelebt zu werden. Man sollte auch die Wirkung von Heilern auf kranke Menschen beachten, wie zum Beispiel bei Herpes Zoster (Gürtelrose). Begabte Heilerinnen und Heiler können Herpes innerhalb von Minuten heilen, während die Heilung sonst Wochen braucht, bioenergetische Behandlung benötigt einen Tag oder zwei.

Abnahme der Widerstandskraft

Die Widerstandskraft lässt nach im Laufe der Jahre. Dies ist ein langsamer Vorgang. Die Abnahme der Lebensenergie beendet nicht den Lebensablauf. Jede Zelle und jedes Organ unterliegt ihm. Die Unterschiede beruhen auf der Konstitution (Abwehr minus Beschaffenheit) einer Person. Reparatur minus Vorgänge vollziehen sich bis ans Ende. Im Gegensatz zu Maschinen mit Abrieb bestehen Selbstheilungskräfte als unwillentliche Abläufe, die durch Selbsterhaltung des Individuums aufrechterhalten werden. Dies ist gewünscht und verläuft indirekt. Direkte Beeinflussung ist nicht möglich, außer bei randständigen (marginalen) Vorgängen. Eine Abnahme der Widerstandskraft bewirkt, dass äußere Beeinträchtigungen nicht mehr mit der gleichen Präzision beantwortet werden können wie in jungen Jahren. Trotzdem gibt es viele Möglichkeiten, die Widerstandskraft auf einem hohen Niveau zu erhalten, wenn es möglich ist, konventionelles Verhalten abzuschaffen. Eine Abnahme der Widerstandskraft erfordert eine Anpassung an veränderte Ausgangslagen. Somit erfordern Geschmack und Gewohnheiten einen hohen Lebenszoll bei falscher Handhabe. Was allgemein bei übertriebenem Lebensstil nicht bekannt ist: Sexuelle Promiskuität muss zu einem Ende kommen, obwohl das kaum berücksichtigt wird. Es betrifft unabdingbar das Alter, ein begreiflicher Zusammenhang mit natürlichem Vorgang durch den Prozess des Alterns (Fertilitätsabbau).

Bioenergetische Medizin für eine neue Epoche

Die obigen Ausführungen wurden allein durch die Beschäftigung mit bioenergetischer Medizin über etliche Jahre ermöglicht. Hierdurch wurden neue Erfahrungen gesammelt, neue Einblicke in verwickelte Beziehungen gewonnen, neue allgemeine Konzepte für die Behandlung bei Gebrauch des großen Arsenals der Homöopathie bei vielen erfolgreichen Lösungen problematischer Fälle gefunden. Von anderswo war keine Unterstützung zur Erzielung wesentlicher Beiträge zu erhalten. Völlig neu bei dem Vorgehen mit bioenergetischer Medizin ist eine einmalige Chance, den Körper buchstäblich als gläsernes Gebilde zu sehen, wobei jedes Organ, jeder Teil des Körpers und jede Funktion angesteuert werden können, um normale, unternormale oder übernormale Gegebenheiten aufzudecken.

Beim Eindringen in den unterschwelligen Bereich können unterschiedliche Kategorien von Zuständen ermittelt werden wie anfängliche, akute und restliche Störungen durch einheitliche Kriterien des Vorgehens. Der Schweregrad und das Ergebnis können aufgezeigt werden. Standardisierte Verhältnisse können auf fehlerhafte Vorgänge rückbezogen werden als krankhafte Gegebenheiten. Auf diese Weise steht eine Skala als Maß für Vergleich und Annäherung zur Verfügung, um schwache oder starke Abweichungen in Verfolgung pathologischer Entwicklungen festzustellen. Jede bekannte verändernde Störung zusätzlich zu jeder folgenden Erkrankung und deren Grad der Beeinträchtigung kann aufgezeigt werden mit nur wenigen Ausnahmen. Das Arsenal des bisher praktizierten Standardvorgehens rangiert demnach nicht an erster Stelle, aber es kann als Unterstützung für bewährte Ergebnisse der bioenergetischen Analyse mit der bioenergetischen Medizin eingesetzt werden.

Die bioenergetische Medizin bedient sich, genau wie die orthodoxe Medizin, technischer Hilfen bei ihrem Vorgehen. Aber der elektrische Mikro-Strom verursacht keinen Schaden und ermöglicht die Entdeckung feinster Vorgänge im Körper. Er ist frei von Neben- oder Nachwirkungen bei der Untersuchung. Der Patient wird keinen störenden diagnostischen Vorgängen unterworfen, wie man sie oft in der Standardmedizin antrifft. Bioenergetische Medizin funktioniert durch nichtinvasives Vorgehen in Bruchteilen der Zeit im Vergleich zu den oben erwähnten Methoden der Standardmedizin bei der Analyse eines pathologischen Falles.

Dies ermöglicht eine völlig neue Ära der Anschauung und des Vorgehens auf geradem Weg und bündelt bei gleichzeitiger Benutzung des gesamten theoretischen Hintergrundes das bisher angesammelte Wissen der Standardmedizin.

Ich möchte keinesfalls die Schulmedizin verteufeln. Unterschiede müssen aber zwingend aufgezeigt werden bezüglich beider Vorgehensweisen bei gleichzeitigem Aufzeigen des enormen Fortschritts und Gewinns der Einsicht und Leichtigkeit bei der Anwendung: die bioenergetische Medizin im Unterschied zu sonst höchst komplizierten, wenn nicht unauflösbaren Fällen in der Standardmedizin.

Mit dem Gebrauch der Homöopathie als sehr wichtigem Pfeiler der bioenergetischen Medizin werden innerste Beziehungen angesprochen bei gleichzeitiger Anregung zur Bekämpfung von Gleichgewichtsabweichungen, zum Beispiel bei Angriff bakterieller Schädigung. Außerdem fördert die Homöopathie die Selbst-Erhaltungsfähigkeit des Körpers für die Abwehrkraft als Beitrag zum Lebensvorgang während akuter wie auch chronischer Abläufe. Dies übertrifft weit jedes konventionelle Vorgehen oder Ansätze zur gewohnheitsmäßigen Abhandlung medizinischer Probleme.

Der Mikro-Bereich der umfassenden biologischen Ansprachen und Funktionen unterstützt den gesamten Makro-Bereich. Bei seinem mangelnden Tätigwerden wird der Widerstandsumfang aus dem Gleichgewicht gebracht. Die Homöopathie befördert die Wirksamkeit des Mikrobereichs.

In der orthodoxen Medizin wird die zu untersuchende Person Vorgängen auf randomisierter, verallgemeinerter und standardisierter Grundlage ausgesetzt. In den meisten Fällen werden Stichproben genommen als schlüssige Aussage für anhaltende Vorgänge. Ein typisches Beispiel ist die Untersuchung von Schilddrüsenproblemen, wobei eine einzige Untersuchung über Hypo- oder Hyperaktivität entscheidet, woraus die jeweilige Art der medikamentösen Verabreichung hergeleitet wird – ohne Rücksicht auf die Reaktionen dieses Organs mit wechselndem Ablauf. Ebenso wird Medizin oft obendrein auf die Abnormität der Herzaktion verabreicht, anstatt den Zustand des Herzens zu untersuchen bezüglich der Entstehung von Krankheiten. Dadurch wird der Zustand verschlimmert, indem der Zustand des Herzens außerhalb der Notwendigkeit einer reaktiven Anpassung gehalten wird. Ebenso wird das Vorgehen bei hohem Blutdruck in dieser Weise gehandhabt. Mit Abnahme der Reaktionsbreite (Resilienz) eines Organs ist mehr Schaden als Hilfe erreicht.

Ein unterdrücktes Immunsystem als Folge medizinischen Vorgehens muss immer beachtet werden als Prioritätskriterium und zu dessen Vermeidung.

Wegen der oben beschriebenen Gesamtsituation wird die Forderung deutlicher, das medizinische Vorgehen auf den Patienten abzustimmen, um auf die Bedürfnisse des Patienten mehr eingehen zu können und Verschlimmerungen wahrzunehmen. Bioenergetische Medizin kommt dieser Forderung mit ihren besten Voraussetzungen sehr entgegen. Ich habe seit Jahrzehnten ausschließlich diese Art der Medizin ausgeübt mit ermutigenden Ergebnissen.

Lebensenergie als verbindendes Element

Erstaunlicherweise gelangen die Ausführungen dieses Kapitels durch die unabhängige Arbeit, die ihr zugrunde liegt, sehr nah an die alten Lehren der Traditionellen Chinesischen Medizin, in der Qi immer zitiert wird. Qi hat eine mentale und auch eine materielle Komponente. Im modernen Sprachgebrauch wurde Qi im Westen als Energie übernommen, wodurch seiner vollen Bedeutung nicht gerecht geworden ist. Qi hat viele weitere Qualitäten und Auswirkungen.

Aus antiker europäischer Zeit sind die Begriffe Pneuma und Odem bekannt, was „Hauch" bedeutet. Leider wird dieser ganz bewussten Bedeutung heute keine Wichtigkeit beigemessen, eine offensichtliche Fehlentwicklung. Innerhalb des begrenzten Rahmens dieser Ausführungen können die wichtigen Beiträge dieser Gesichtspunkte für das menschliche Wohlergehen nicht angemessen angesprochen werden, um eine umfassende Beschreibung und Auswertung zu geben.

Zusätzlich zu der Kraft der Energie, die ständig in verschiedenen Formen vorliegen muss, ist der Austausch wichtig, wie bei der Anwendung der Nadelakupunktur und dem Gebrauch des Mikrostroms in wohltuender Weise. Die Qualitäten der Widerstandskraft bedeuten die Grundlage für Gesundheit, Wohlergehen, Fröhlichkeit und Liebe, zusammen mit Energie und körperlicher Stärke.

Kein Gift wird bei der Elefantenjagd der Löwen verwendet, wie wenn die Schlange das Opfer tötet oder die Spinne das Insekt. Direkt neben den Eckzähnen gibt es keine derartigen Ausscheidungen bei Raubtieren, noch würde die natürliche Fauna von Bakterien in der Mundhöhle eines Raubtieres angepasst genug sein, Ergebnisse innerhalb von Minuten zu erbringen. Restliche Anteile von Fleisch von vorangegangenen Jagdzügen verrotten nicht (wie Leichengift) zwischen den Zähnen wegen des Speichels des Tieres. Es ist nicht bekannt, dass derartige Überreste an Fleisch, die mengenmäßig ständig wechseln, eine giftige Substanz ergeben, um bei zukünftigen Jagdzügen Erfolg zu erzielen. Schock bei dem Opfer ist keine Erklärung, da sein Bewusstsein nur allmählich schwindet. Das Opfer ist zunächst wie verwirrt und versucht noch vergeblich, sich zu erheben. Bei Raubvögeln genügen allein die Klauen.

Wellenlänge und Energie

Bei der Betrachtung von Wellenlängen und Energie: Das Beispiel der Jagd auf den Elefanten sollte bei der Diskussion erörtert werden ohne restliche Zweifel auch im Hinblick auf die Umfassenheit des Themas. Es wäre falsch anzunehmen, dass das Körperpotenzial von Raubtieren, allein auf einen Pflanzenfresser übertragen, genügt, das Potenzial des vegetarischen Tiers merklich zu stören. Raubtiere können sich auch gegenseitig umbringen. Umgekehrt wirkt Übertragung zerstörerischer Energie auf andere Weise: Beim Geschlechtsakt brauchen Löwen ihre Eckzähne für zusätzlichen Kontakt durch Erfassen eines Hautbündels.

Es gibt zahlreiche Dokumentationen im deutschen, dänischen, britischen und japanischen Fernsehen über Tierbeobachtungen, die die gemachten Ausführungen belegen. Der Fall eines Elefanten wurde gewählt, um den Ablauf aufzuzeigen für spätere Auswertungen. In diesem Beispiel werden zwei Erscheinungen gegenübergestellt, die uns begegnen: Eine ist immateriell, die andere materiell. Die bioenergetische Medizin gelangt näher an die immaterielle Komponente, vergleichbar mit materiellen und wellenförmigen Charakteristiken in der Physik.

Kurz zusammengefasst:

Auch dieses Kapitel ist wieder komplex und tiefgründig. Und außerdem sehr aktuell, sind doch die Themen „Widerstandsfähigkeit" oder „Resilienz" in aller Munde. Warum werden in gleicher Umgebung einige Menschen dauernd krank, andere erfreuen sich einer anscheinend „unkaputtbaren" Gesundheit? Kann man die Widerstandsfähigkeit gegenüber Stressoren wie Umweltgiften steigern? Dr. Schuldt bejaht diese Frage eindeutig. Indem die bioenergetische Medizin unterschwellige Prozesse ans Tageslicht bringt, kann sie die Ursachen von Gesundheitsstörungen und Krankheiten eindeutig ermitteln und hat damit auch gleich die richtige Therapie entdeckt. Jeder Mensch ist einzigartig. Laborwerte sind daher nur begrenzt aussagefähig und geben keinen Aufschluss über die Ursachen des Geschehens, die Jahre, ja Jahrzehnte zurückliegen können. Die BEM spürt sie alle auf, wie alt sie auch sind. Belastungen nehmen zu. Ich betrachte diese Methode daher als Segen, den immer zahlreicher werdenden Herausforderungen unseres Lebens Paroli zu bieten und trotzdem gesund, lebensfroh und tatkräftig bleiben zu können, damit wir unsere Welt für unsere Kinder und Kindeskinder etwas besser verlassen können, als wir sie vorgefunden haben.

22. Fernwirkungen im Körper bei unterschiedlicher Ausprägung

Der Körper unterliegt unzähligen verschiedenartigen Zwischenwirkungen, wovon bisher nur ein Bruchteil medizinischer Einwirkung zugänglich ist, und andere Beziehungen noch festgelegt werden müssen. Diese zeigen sich als Flecken, Muttermal und Veränderungen der Haut, die in Kontakt zu Organgewebe und organischen Verbänden stehen, aber auch als großflächige Veränderungen mit unterschiedlicher Ausdehnung erscheinen.

Punktartige und großflächige Veränderungen finden sich vorwiegend an der Oberfläche des Körpers im Hautgewebe, können aber auch innerhalb des Körpers selbst auftreten an scheinbar zufälligen Orten mit gleichermaßen bestehenden Beziehungen, wie jene mit Hinblick auf Organbeziehungen. Dies zeigt sich zum Beispiel bei von außen erfolgten Verletzungen, die über viele Jahre nicht zur Abheilung gelangen.

Entfernte und rückbezogene Orte

Zellen an der Hautoberfläche zeigen Veränderungen mit zum Teil farblichen Unterschieden im Vergleich zu normaler Haut oder Wundflächen mit geschwürsartigen Aufbrüchen, wie zum Beispiel offene Beine an den Unterschenkeln, der Fachausdruck ist Ulcus cruris. Hinsichtlich einer Ausbreitung können diese Veränderungen an der Haut oder innerhalb des Körpers an Meridiane gebunden sein, und zwar mit Beziehung zu Organen, die energetisch definiert sind, wie aus der Akupunkturlehre bekannt ist. Diese Lehre wird bereits seit etlichen tausend Jahren in Ostasien ausgeübt.

Als großflächige Organe sind so genannte Chakren auf der Mittellinie des Körpers beidseitig lokalisiert, bekannt aus dem indischen Kulturkreis. Punktförmige Veränderungen folgen einem Wechsel im Tagesgang, wogegen großflächige Veränderungen auf der Mittellinie am Körper energetisch gleichmäßig verlaufen. Diese stehen in Wechselwirkung zueinander. Sie enthalten aber auch punktförmige Stellen aus der Akupunktur in ihrer Ausdehnung.

Im jugendlichen Alter ist die Haut eben und weich. Im fortgeschrittenen Alter zeigen sich zunehmend in vielfacher Ausprägung Hautveränderungen fleckiger Art mit einer entsprechenden Lagebeziehung zu Organen. Diese weisen auf Veränderungen im Organablauf hin, zum Beispiel als Funktionsstörungen unterschiedlicher Stärke. Dies sind vorwiegend chronische Verläufe im Alter, wobei das organische Verhalten von der vorangehenden Bewältigung akuter Störungen abhängt.

In manchen Fällen sind diese chronischen Zustände reversibel, das heißt, sie kehren auch im Alter in den akuten Verlauf zurück und können somit völlig verschwinden. Dies ereignet sich jedoch nur selten, wenn die Kraft zur Bewältigung akuter Zustände im Körper nicht mehr ausreicht.

Wenn aus irgendeinem Grund im Alter ein plötzliches akutes Geschehen ausgelöst wird, kann dies zu einem Zusammenbruch oder Kollaps führen. Andererseits können mehrfache stärkere Anlässe zur Auslösung der Abwehr mit einer Verschlimmerung bei bestehender Abwehrkraft trotzdem genügende Abwehrkraft bewirken, um chronische Zustände zu überwinden.

Dies kommt zum Beispiel beim Fasten zum Ausdruck unter besonderen Vorsichtsmaßnahmen. Fasten entbindet den Körper von der ständigen Alarmbereitschaft zur Regulierung der aufgenommenen Nahrungsmittel, um stattdessen die Aufmerksamkeit auf die vorliegenden chronischen Veränderungen im Körper zu lenken.

Ein derartiger Vorgang ist sodann allgemein zu beobachten ohne auffällige Anhaltspunkte wegen auftretender Zellreaktionen in den Organen oder bei Körperflüssigkeiten aufgrund von Abwehrvorgängen.

Es ist festzuhalten: alle entfernt auftretenden Veränderungen mit Bezug auf Organe und auch damit auftretenden rückbezüglichen Schmerz als einziges Anzeichen verschwinden bei der Überwindung bestehender Veränderungen von Organen, Organ-Systemen oder Gewebs- und Flüssigkeitsveränderungen.

Unterschwelliger chronischer Verlauf

Da sich die meisten chronischen Veränderungen im Körper klinischer Beobachtung entziehen, sind sie als fortgeleitete und rückbezügliche Reaktionen oftmals nur als Zeichen derartiger Schäden feststellbar. Hiernach kann sich auch das westliche Vorgehen orientieren, ist aber das standardmäßige Vorgehen der alten Akupunkturlehre. Hierbei ist die Akupunktur bereits auf geringe Abweichungen im Körper vom Normalzustand ausgerichtet. Im westlichen Vorgehen wendet man sich vorwiegend akuten Veränderungen zu, die dennoch durch entfernte und rückbezogene Veränderungen auffällig werden.

Chronische Veränderungen im Organbereich können sich beispielsweise zeigen bei chronisch vorliegenden unterschwelligen Zahnproblemen und damit einhergehender Einbeziehung von Herz, Nieren, Gelenken, aber auch des Auges und sogar des Nervensystems. Chronische Prostata-Probleme können beständig Wunden an anderen Stellen des Körpers aufrechterhalten und das meistens entlang des Meridians, der für das Hormonsystem zuständig ist.

Unterschwellige Störungen im Darm, die bei heutiger Lebensweise immer häufiger auftreten, können auf die untere Wirbelsäule im Lendenbereich einwirken, was als Hexenschuss bekannt ist, Störungen der Lunge auf die Wirbelsäule im Brustbereich, aber auch als Folge von Herzstörungen chronischer Art.

Eierstockbeschwerden wirken auf das Steißbein; Harnblasenveränderungen und damit funktionelle lästige Ausfälle sind auf der Außenseite des Fußes auffällig auf der gleichen Seite, Gallenblasenstörungen und damit funktionelle Verdauungsstörungen können sich am Hüftgelenk und am Hüftkamm zeigen, meistens als Folge von gleichzeitig auftretenden Gallensteinen. Alle diese Fortleitungen beruhen auf unterschwelligen Organveränderungen, die nicht im akuten Zustand anzutreffen sind.

Die Erwähnung dieser Probleme kann erweitert werden zur Erleichterung vieler diagnostischer Möglichkeiten. Als Beispiel: Gelenkprobleme des Daumens am Grundgelenk weisen überwiegend auf Störungen im Kiefer hin und beiden Zähnen auf der gleichen Seite, sowohl für Unter- als auch für den Oberkiefer.

Weiterhin können Störungen in besonders markanter Beziehung im Nervensystem des Kopfes auf Folgewirkungen zum Beispiel bei der Bauchspeicheldrüse hinweisen in Bezug auf eine vorliegende diabetische Stoffwechsellage, auf das Herz mit etlichen organischen Veränderungen und dessen Funktionsweise, ferner auf Stoffwechselstörungen hinsichtlich der Muskelstärke als bleibende Beeinträchtigung zum Beispiel nach Kinderlähmung oder Wundrose durch Medikamenteneinwirkung.

Weitere Beobachtungen beziehen sich auf die äußere Beeinträchtigung bei fortbestehenden Narben. Diese können den Energieverlauf entlang der Meridiane des Akupunktursystems bleibend beeinträchtigen, wie sie aber auch auf tiefere innere Schäden hinweisen können in

Verbindung mit dem Heilungsverlauf nach chirurgischen Eingriffen.

Typische Vorkommnisse sind schon bei der Frauenheilkunde in mancherlei Häufung bekannt als fortgeleitete Wirkungen, wie rückbezügliche Schmerzen bei Menstruationsbeginn hinsichtlich des Ortes des Auftretens.

Eine fehlgelagerte Gewebsbildung von Uterusschleimhaut wird Endometriose genannt, wobei dieses Gewebe auch an anderer Stelle des Körpers auftreten kann, ohne dort abgebaut zu werden im Zusammenhang mit monatlichen Blutungen. Dieser Umstand bewirkt meistens den Grund für den vorzeitigen Abbruch einer anfänglichen Schwangerschaft nach ungefähr drei Monaten.

Das gleiche geschieht bei der Anwesenheit eines Restes eines Zwillings im Körper des entwickelten Zwillings, genannt Teratom. Nach völliger Entfernung des Restzwillings kann die Befruchtung von statten gehen und die Schwangerschaft einen normalen Verlauf nehmen.

Gleichermaßen können Eingriffe entlang des Hormon-Meridians die Entstehung einer wirksamen Schwangerschaft verhindern und sogar die Befruchtung. Dies zeigte sich bei früheren Eingriffen im Verlauf von Entzündungen im Innenohr durch chirurgische Eingriffe mit Schaffung eines offenen verbleibenden Zuganges in die Tiefe hinter der Ohrmuschel. Bei einer derartigen Vornahme an beiden Ohren zeigte sich bleibende Sterilität. Hier befindet sich die Störstelle aber im Gegensatz zu den vorher beschriebenen Organstörungen an einer fernliegenden Stelle mit entsprechend chronischer Beeinträchtigung.

In Weiterführung obiger Beispiele ist es wichtig, sich auch mit dem Auftreten krebsiger Veränderungen zu beschäftigen. Grundsätzlich ist diese Diagnose in klinischer Hinsicht bei vielen mikroskopischen Veränderungen im Gewebssystem oftmals schwer zu erstellen. Es erscheint geradezu unberechtigt, viele Veränderungen unter einer Diagnose zusammenzufassen, die nur einer typisierten Zellveränderung als Hinweis entsprechen. Was allen Zellveränderungen gemeinsam ist, ist der Mangel an zugrundeliegender Abwehr gegen das Auftreten chronischen Verlaufs, der immer Fortgang weiterer Entwicklung mit akutem Aufbrechen beeinträchtigt. Hierbei kann die Entwicklung langsam sein, unterbrochen, rasch oder sogar stürmisch. In letzterem Fall bewirkt die Anwendung von Chemotherapie eine bedeutende Beschleunigung des Vorganges, oft mit fatalem Ende – der Patient stirbt –, während weniger aggressives Vorgehen bei zum Beispiel falscher Ernährung und anderen Einwirkungen diese Beschleunigung im Verlauf nur verlangsamen.

Typisch ist für die Entwicklung derartiger Fälle die Ausbreitung von anfänglichen Fehlsteuerungen entlang energetischer Bahnen, die dem ursprünglichen Geschehen zugeordnet sind mit Manifestation an entfernt gelegenen Stellen, auch als Metastasen bezeichnet. In einigen Fällen trifft man diese als gleichartiges verändertes Gewebe des Ausgangsortes, in anderen Fällen aber nicht. Diese unterschiedliche Ausbreitung im Erscheinungsbild ist bisher nicht erklärt, was für die reichliche Vielfalt von der zugrundeliegenden Störung spricht, ausgehend von einer ursprünglichen oder auch zusätzlichen Beeinträchtigung.

Auf Grundlage dieser Beobachtungen konnte ich einen problematischen Fall eines als Prostatakarzinom bezeichneten Leidens lösen, der zuvor schulmedizinisch unter Behandlung stand, durch Anbringung eines Heilmittels auf eine Aufbruchstelle der Haut an anderer entlegener Stelle auf der Haut am endokrinen – hormonellen – Meridian. Hierbei normalisierten sich die vorher auffälligen PSA-Werte. Reststörungen nach chirurgischem Eingriff verschwanden, und die Folgewirkungen traten nicht mehr auf.

Akute im Vergleich mit chronischen Störungen

Was allgemein bei medizinischen Überlegungen unbekannt ist, ist die Tatsache, dass alle akuten Störungen bei bakterieller, viraler, chemischer oder pilzartiger Beeinträchtigung im unterschwelligen Bereich ferngelegene Testzustände unbeachtet lassen können im schon chronisch veränderten Bereich.

Bei akuten Zuständen sind verstreute und mehrschichtige Belastungen und Begleitumstände bekannt, wenn diese großflächig und deutlich erkennbar auftreten, auch in routinemäßig bekanntem Vorkommen, wobei Körperbestandteile als Kriterium ansprechen können wie Haut, Schleimhäute, Lunge, Verdauungssystem, Knochen als Reaktionsstellen mit damit verbundenem Abwehrverhalten. Trotz Beeinträchtigung des gesamten Körpers folgen nur ganz bestimmte ortsgebundene Reaktionsgebiete einem ständigen Reaktionsmuster.

Diese Muster unterliegen aber, wie alle Organmanifestationen, der Veränderung bei zusätzlichen äußeren Belastungen in unterschiedlicher Stärke und unterschiedlichen Zeitabständen.

Der Übergang von akuter zu chronischer Verlaufsform ist äußerlich schwer nachvollziehbar, er geschieht in der Regel gleitend und damit nach Ausmaß und Zeitablauf nicht definiert. Allerdings vollzieht sich dabei ein Wechsel der Reaktion auf äußere medikamentöse Einwirkungen, wie zum Beispiel bei der Gabe von Antibiotika, die nur den akuten Bereich erfassen, den chronischen Bereich aber nicht erreichen bei beabsichtigter Zieleinwirkung. Antibiotika können außerdem den chronischen Bereich sogar vermehrt belasten, wie oft festzustellen ist.

Der chronische Bereich bewirkt eine geringe Ansprache bei geringer Reaktionsbereitschaft. Dennoch ist er als ständiger Störfaktor für viele grobe Reaktionen vorhanden. Bei gehäuften chronischen Zuständen als Aufsummierung können Ausuferungen erfolgen, wobei der chronische Verlauf in den akuten übergeht. Dabei verlässt der chronische Verlauf nicht sein ursprüngliches Erscheinungsmuster. Bei gehäuften Zuständen nimmt der chronische Verlauf aber auch unterschiedliche Verlaufsformen an, wie zum Beispiel das große Bild der allergischen Veränderungen bei erheblicher Veränderung der Reizbeantwortung auf äußere Belastungen. Allerdings, und dies ist ein sehr wichtiges Beobachtungsgut, kann das allergische Geschehen durch die Homöopathie mit ihren Abstufungen in der Einwirkung das allergische Geschehen günstig beeinflussen durch den Abbau der zugrunde liegenden Störungen. Dass die Homöopathie gleichermaßen auch bei akuten Störungen hilfreich zur Anwendung kommen kann, sei hier am Rande vermerkt.

Neulinge in der Homöopathie haben Schwierigkeiten bei deren Anwendung bei der unterschiedlichen Verwendung der gegebenen Abstufungen, denn diese sind bei gleicher Bezeichnung für alle Abstufungen gleich benannt. So ist bei Anwendung homöopathischer Aufbereitungen der Name nicht aussagend für das akute Stadium, zum Beispiel bedeutet die Bezeichnung Tuberculinum durch die Endbuchstaben „-um", dass damit nicht ein akuter Zustand einer ausgebrochenen Tuberkulose stattgefunden hat.

Tuberculinum wird gleichermaßen gebraucht als ein von Tuberkel-Bakterien hergestelltes Mittel in physikalisch transformierter Form über atomar-molekular gespeicherte Informationen der Trägersubstanz.

Anhaltende Krankheit

Die abschließende Rückführung einer akuten Infektion in den normalen Ausgangszustand liegt in deren völliger Beseitigung aller aufgetretenen Störungen. Tatsächlich kann dies vielfach nicht erreicht werden bei Fortbestand von Rückständen, einschließlich fortgeleiteter Stellen, wie oben beschrieben, oder Metastasen.

Bei Erörterungen über dieses Thema müssen neben der Erwähnung der chronischen und akuten Veränderungen im Körper auch die möglichen Übertragungseinwirkungen angesprochen werden. Es ist allgemein nicht bekannt, dass schwache Störungen ebenso übertragbar sind, und zwar in deren unterschwelligen Erscheinungsform, wie auch akute.

Dies geschieht von einer Person auf die andere. Zum Beispiel ergibt sich dies bei häufiger Übertragung unterschwelliger Harnblasen-Probleme mit sehr hartnäckigem Verlauf für den Empfänger. Dies zeigt sich auch bei ehelichem Kontakt. Ein bei mehreren Heiraten überlebender Partner, wobei der andere Partner nicht überlebt, und zwar als Folge der bei jedem Nachfolger gleich und erneut auftretenden Erkrankung, gibt der überlebende Teil ein chronisches Leiden, mit dem dieser zurechtkommt, an den anderen jedes Mal weiter, wobei dieser zunächst unbelastet war. Derartige übertragenen Störungen sind sehr häufig krebsiger Ausprägung, das heißt bösartig.

Die Notwendigkeit, dies zu berücksichtigen, ist höchst notwendig, um derartige Risiken bei deren Verdacht oder am Anfang zu unterbinden. Nichtwissen verfolgt dabei den falschen Weg, was sich immer wieder zeigt.

Schlussfolgerung

Es ist von besonderer Bedeutung, dass chronische oder unterschwellige Störungen im Körper dazu neigen, nachweisbare Fortleistungen an entfernt gelegene Stellen im Körper zu entsenden, womit sie ihre eigentliche Anwesenheit aufzeigen, andererseits geschieht dies bei akuten Veränderungen nicht. Diese Fortleitungen können hinweisend ein Hauptleiden aufzeigen als spezifische Anzeige.

Diese Fortleitungen hören auf oder entstehen erst gar nicht, sobald deren chronische Grundlage entfällt oder nicht mehr vorliegt. Es ist also die Umkehr des ursprünglichen Organs in den akuten Zustand möglich.

Bei akuten Zuständen können Störungen am Ort des Geschehens beseitigt werden ohne entsprechende Fortleitung an andere Stellen im Körper. Zum Beispiel: akute Darmstörungen werden im Darm selbst reguliert, wohingegen chronische Störungen bei lang anhaltenden Problemen zu Stellen außerhalb des Darms geleitet werden, hier vorwiegend an Segmente der Wirbelsäule in der Taille, aber auch zu Stellen an der Haut. Die Lage zeigt den ursprünglichen Ort der Störung am Organ an.

Chronische Veränderungen am Einwirkungsort können sich verselbständigen als Ursachenherd für andere Störungen oder als Folge einwirkender Störungen. Beispiel: ein chirurgischer Eingriff hinter der Ohrmuschel. Ein anderes Beispiel: ständiges nasales Sprechen auf dem anhaltenden Hintergrund einer durchgemachten Grippe. In beiden Fällen sprachen allopathische Mittel nicht an.

Sowohl akuten als auch chronischen Verläufen gemeinsam ist deren Übertragungsmöglichkeit von einer Person auf die andere. Im Fall von akut spricht man von Ansteckung, im Falle von chronisch von Übertragung bei Weiterleitung der chronischen Reaktionsweise. Letzteres bedarf der erhöhten Aufmerksamkeit in geübtem Gesundheitswesen.

Kurz zusammengefasst:

Der Autor legt überzeugend dar, dass körperliche Symptome wie Hautveränderungen oft Ursachen haben, die ganz woanders im Körper lokalisiert sind und auf Funktionsstörungen bestimmter Organe hinweisen. Die jahrtausendealte Akupunktur- und indische Chakrenlehre geben darauf Hinweise. So können Hautveränderungen anhand der Meridiane in Erscheinung treten oder Prostataprobleme die Heilung von Wunden, die weit weg von der Prostata angesiedelt sind, behindern. Beseitigt man die Ursachen durch die ganzheitliche Energiemedizin nach Dr. Schuldt, verschwinden auch die Symptome. Selbst chronische Verläufe können reversibel sein, das heißt, sich komplett zurückentwickeln. Grundsätzlich gilt dies auch für Krebserkrankungen. So konnte Dr. Schuldt ein Prostatakarzinom heilen durch die Anbringung eines Heilmittels an entlegener Stelle auf der Haut am hormonellen oder endokrinen Meridian. Durch den Abbau der zugrunde liegenden Störungen können auch Allergien erfolgreich beeinflusst werden. Chronische Veränderungen, die sich als Ursachenherd für andere Störungen verselbständigen, können im Gegensatz zu allopathischen Mitteln von der Energiemedizin aufgespürt und beseitigt werden. Dr. Schuldt macht darauf aufmerksam, dass chronische Verläufe von einer auf die andere Person übertragen werden können durch die Weiterleitung der chronischen Reaktionsweise. Auch hierfür hat die ganzheitliche Energiemedizin Lösungen zur Hand.

23. Das Zentralnervensystem und körperliche Veränderungen

Die unten angegebenen Geschehnisse entstammen meiner ärztlichen Praxis. Diese Veröffentlichung beschreibt zwei Veränderungen im Körper mit direkter Beziehung zum Zentralnervensystem. Es werden Abweichungen vom Normalzustand aufgezeigt, die durch überzeugende Untersuchung nachgewiesen werden können durch den Einsatz bioenergetischer Methoden. Die bioenergetische Untersuchung mit bis ins Detail gehenden Lagebeziehungen, die krankhafte, entartete oder auch normale Abläufe aufzeigen können, bedient sich des elektrischen Stroms im Mikroamper-Bereich und bis zu 5 - 7 Volt. Hierdurch wird das Eindringen in rein energetischen Qualitäten des Körpers möglich als Antwort auf derartiges elektrisches Eindringen ohne Störung ablaufbedingter oder stoffwechselbedingter Vorgänge oder Abhängigkeiten. Dies unterscheidet sich von allgemeinem Untersuchungsvorgang in der Medizin, der sich meistens auf optisch wahrnehmbare Eigenschaften des Körpers und auf die chemische Analyse beschränkt.

Dieses ist durch sensible Wahrnehmung des Nervensystems wie Schmerz nicht in den meisten Fällen erreichbar. Jedoch lässt er sich auf indirektem Wege wahrnehmen, was räumliche Veränderungen im Körper anbelangt, zusätzlich zu Lagen weitab des ursprünglichen Geschehens.

Im unterschwelligen Bereich können sich ein Mangel an Energie und Wohlbefinden, aber auch erhebliches Unbehagen behandeln lassen, das sonst allgemein – neben vielen anderen falschen Beschreibungen wie “Kräftemangel” – als Burn-out-Syndrom bezeichnet wird. Bei zusätzlichen Belastungen auf den Körper kann sich der unterschwellige Bereich in den akuten Bereich wandeln und vorher ruhende Verhältnisse plötzlich zum Aufbrechen bringen. Der unterschwellige Bereich kann auch zusätzliche Störungen verschlimmern und aufputschen mit Verschlimmerung für den Betroffenen bei Überbeanspruchung des Abwehrsystems.

Aufaddierte unterschwellige Anteile können einen akuten Zustand in eine arge Belastung verbringen hinsichtlich der Abwehrkräfte des Körpers, die nur eine beschränkte Größenordnung darstellen und schließlich nachlassen und völlig versagen können. Alle diese angesprochenen Verhältnisse können unter dem obigen Thema bei den folgenden Fällen beobachtet werden.

Fallbeispiele über Hirntumor und beginnenden Diabetes Mellitus

Erster Fall:

Ein 54-jähriger Mechaniker klagte über verbreitete Kopfschmerzen, zeitweilig im Hinterkopf und auslaufend bis zur rechten Stirn. Er bemerkte einige Benommenheit und zuweilen Taubheit am linken Lippenwinkel, außerdem allgemeine Schwäche und einen Mangel an Konzentration. Am auffälligsten war ein starkes Durstgefühl bis zu einigen Litern pro Tag bei plötzlichem Auftreten. Gleichzeitig zeigten die Werte der Blutprobe einen Anstieg des Blutzuckers bis 500 an (normal ist ca. 80). Die Verdauung wurde ziemlich auffällig. Ein akuter Zwischenfall. Vor Jahren war schon einmal ein vergleichbarer Verlauf geringerer Stärke vorgekommen, der sich allmählich ohne äußere Hilfe zurück bildete.

Die bioenergetische Diagnostik erbrachte:

Ausgesprochener Schmerz an allen Kontroll-Messpunkten bezüglich des Darms, des Nervensystems und des Hormonsystems (Dreifacherwärmer). Die Einzelmessung ergab eine Belastung des Gehirns als Gefäß-Störung der Blutzufuhr an ganz bestimmten Orten, weiterhin eine Störung an der Bauchspeicheldrüse und deren Tätigkeit, außerdem eine Mangelsituation im endokrinen Hormonsystem. Als krankhafte Verursacher hierfür erwiesen sich eine geringe Darmstörung als unterschwellige Durchfallneigung, eine leichte bakterielle Störung, ausgewiesen als Schwachform von Tuberkulose. Die Hauptstörung erwies sich als eine Belastung von Bilharziose (Pärchen-Krankheit), die er offenbar ganz kurz zuvor erworben hatte. Diese Belastung stellte die Hauptstörung dar und beeinträchtigte das Gehirn durch Herabsetzung der Blutzufuhr in einem für die Bauchspeicheldrüse zuständigen Gebiet des Gehirns. Hierdurch ergab sich das akute Auftreten von Diabetes. Dies ereignete sich erst einige Tage zuvor bei plötzlicher Wahrnehmung.

Die Behandlung konzentrierte sich auf homöopathische Mittel und auch allopathische Medizin für rasche Besserung in angemessener Form zur Verminderung des Blutzuckers auf Werte um 260 innerhalb von zwei Tagen und schließlich auf Normalwerte im Laufe von drei Wochen. Ohne diese Behandlung in spezifischem Vorgehen wäre es zu anhaltendem Diabetes gekommen mit möglicher lebenslanger Einnahme von diabetischen Mitteln. Alle anderen Symptome verschwanden gleichzeitig. Die Kontroll-Messpunkte normalisierten sich und erwiesen sich als schmerzlos.

Zweiter Fall:

Ein 36-jähriger Arbeiter in einem Schlachthof für Rinder und Schweine erhielt die Diagnose eines Hirntumors im rechten Vorderlappen des Gehirns von ca. 5 cm Ausdehnung. Die Entfernung des Tumors war für die nächste Woche angesagt. Sein linker Arm war taub, die Muskelkraft zurückgesetzt mit allgemeiner Schwäche, die Darmtätigkeit zurückgesetzt. Während seiner Arbeit im Schlachthof hatte er unbeschränkten Zugriff auf Fleisch, das seine Hauptnahrung ausmachte. Die bioenergetische Diagnostik erbrachte: Ausgesprochener Schmerz am Kontroll-Messpunkt des Nervensystems mit Hinweis auf ein größeres betroffenes Gebiet. Der Kontroll-Messpunkt für den

Kreislauf war sehr schmerzhaft als Hinweis auf toxische Belastung. Die Hauptstörung erwies sich als Belastung des Darmparasiten Oxyuris bei mehrfacher Ausbreitung.

Diese Störung belastete die Gefäß-Zufuhr des Nervengewebes mit dem Ergebnis der Mangelleistung des Stoffwechsels dieses Gebietes, wodurch das Wachstum des Tumors wegen mangelnder Blutzufuhr ausgelöst wurde. Die Behandlung konzentrierte sich auf homöopathische Mittel und auch allopathische Medizin für rasche Besserung bei akuter Störung in angemessener Weise und bewirkte die Rückkehr der Muskelkraft auf Normalniveau. Gleichzeitig wurde der Patient auf ausschließlich vegetarische Diät gesetzt. Hierbei beobachtete er keine weiteren Schwächen nach der Diagnose des Hirntumors. Die Operation zur Entfernung des Tumors wurde abgesagt und wurde seitdem nicht wieder aufgegriffen.

Zusatzbemerkung: Vergleichsweiser fast ausschließlicher Fleischkonsum findet bei Gauchos in der argentinischen Pampa statt, die frei laufende Rinder bewachen müssen. Dieser reiche Fleischkonsum wird durch die Einnahme von einer besonderen Sorte von Kräutertee gegengesteuert, uns als Mate-Tee bekannt.

Einseitige Ernährung ist mit körperlichen Fehlbildungen verbunden: hier der Hirntumor, was durch die Einnahme dieser Teesorte verhindert wird, eine Gleichgewichtsbetrachtung.

Der Patient äußerte eine stechende Empfindung an den Finger- und Zehenspitzen während der Behandlung durch bioenergetisches Vorgehen. Dieses Gefühl stellte sich immer dann ein, wenn der Patient einen ungewollten Fehler in der Nahrungsaufnahme beging. Dies bewirkte, dass er sich an schädliche Nahrung erinnerte. Hierbei handelte es sich auch um vorgefertigte Nahrung. Beim Weglassen unverträglicher Nahrung verschwanden die Erscheinungen an den Extremitäten (Fingern und Zehen), bei weiterer Behandlung traten diese Erscheinungen nicht wieder auf. Er arbeitet wieder im Beruf in einer anderen Sparte, um der vorherigen Verlockung des ausschließlichen Fleischkonsums zu entgehen, wofür der menschliche Organismus nicht ausgelegt ist.

Nachuntersuchungen des Tumors mittels Röntgen zeigten nach drei Jahren, dass der Tumor scheinbar um einen Millimeter gewachsen war, vergleichen mit der voraufgehenden Untersuchung. Dies ist aber höchst wahrscheinlich auf eine veränderte Projektion der Röntgenstrahlen zurückzuführen statt eines tatsächlichen Wachstums. Dem Patient geht es ungebrochen gut nach sieben Jahren seit Absagen des Operationstermins. Das Hirngewebe hat sich selbst organisiert und erlaubt dem Pateinten alle gewünschten Verrichtungen. Die Kontroll-Messwerte zeigen weiterhin regelrechte Werte.

Als wesentlicher Kommentar ist zu sagen, dass der Patient gut beraten war, keine Operation am Gehirn mit erheblichem Risiko durchführen zu lassen. In einem anderen Fall ließ eine Frau zwei Hirnoperationen durchführen, nach denen sie verstarb. Der verbleibende Resttumor des Patienten war seither unauffällig. Durch die Umstellung der Ernährung bildete der Körper des überlebenden Patienten das gebildete Tumorgewebe in Gewebe um, das Narbengewebe bei Verletzungen gleichkommt und beim Wachstum mehr ausweist.

Die bioenergetischen Messwerte verblieben im Normalbereich ohne weitere krankhafte Anzeichen.

Als Schlussfolgerung müssen Gehirntumor und Verdauungsvorgänge sehr eng miteinander verglichen werden hinsichtlich verursachender Wirkungen gegenseitig. Streng ungesetzlich sollte die Zufuhr künstlicher Nahrung über venöse Zufuhr beachtet werden. Hierdurch wird das Leben sofort beendet, wenn ein Hirntumor vorliegt.

Eine weitere Beobachtung soll das Vorgesagte erläutern. Vor einigen Jahren wurde der Fleischmarkt erschüttert durch das Auftreten einer Gehirnkrankheit bei Kühen, das als „Rinder-Wahnsinn“ bezeichnet wurde. Die Tiere konnten nicht mehr stehen und fielen um. Sie konnten sich nicht mehr orientieren bei allgemeinen Versagenszuständen. Dem vorausgegangen war die Verabreichung von Futter, das verdorbenes Eiweiß von verendeten Schafen und Schweinen enthielt. Die Kuh, als ein strenger Vegetarier, erlitt schwere Schäden am Gehirn als Folge der Falschernährung.

Erst als dies bekannt wurde, konnte der Skandal beendet werden. Der gesamte Markt für Rindfleisch brach ein. Ein Gelatine-Hersteller auf Rinder-Basis als eine sehr nützliche Alternative zu Schweinegelatine stellte die Produktion ein. Heu, das getötete Hasen und Rehkitze enthält, ist ebenfalls für Kühe verderblich bei der Verarbeitung.

Kurz zusammengefasst:

Dr. Schuldt berichtet einmal mehr überzeugend aus seiner ärztlichen Praxis. Die Heilerfolge hängen oft damit zusammen, dass auch unterschwellige Bereiche angesprochen werden, welche durch die Methoden der Schulmedizin nicht erreicht werden können. Oft liegt hier jedoch die Ursache für Beschwerden unterschiedlicher Organe. So verlor ein Mann durch die bioenergetische Behandlung nicht nur seine Darmprobleme, sondern auch seinen Diabetes. Die Operation eines Hirn-Tumors konnte abgesagt werden. Die Ursache lag in der Belastung durch einen Parasiten, der durch exzessiven Fleischkonsum ins System gelangt war. Eine vegetarische Ernährung war hier die Lösung. Gehirntumore und Verdauung hängen offenbar zusammen. Eine solche Betrachtung ist der Schulmedizin fremd.

24. Medizinische Fürsorge rangiert an zweiter Stelle, Vorsorge kommt zuerst

Gegenüberstellung von schulmedizinischen und bioenergetischen Vorgehensweisen

Die vorbestimmte Anlage im Körper als vorgeburtliche Mitgift zusätzlich zum gegenwärtigen Befindlichkeitszustand als Folge beeinflussender Störungen zu der vorbestimmten Anlage ist das Hauptanliegen ärztlicher Bestrebungen bei Erhaltung des körperlichen Gleichgewichts und der Wiederherstellung ausgeglichener, harmonischer Vorgänge in der Biologie des Körpers.

Medizinische Fürsorge im üblichen Vorgehen richtet sich auf Veränderungen im Organbereich als auch im Zellbereich einschließlich Untersuchungen von Flüssigkeitsanteilen im Körper aus. Der Nachteil bei ungeklärtem Auftreten von krankhaften Veränderungen wurde dadurch geregelt, dass man alle unbekannten und bisher nicht der Behandlung zuzuführenden Veränderungen in Abläufe von Standardvorgängen verdrängt, sogar auf Kosten der Beschränkung zugrundeliegender Störungen als Nachteile bei der Einordnung.

Durch die Standardisierung wird absichtlich bewirkt, dass nur solche sich präsentierenden Fälle behandelt werden, die sich innerhalb des üblichen Rahmens befinden. Alle anderen Fälle außerhalb der Standardisierung werden am Rande ohne gebührende Aufmerksamkeit abgehandelt. Sie werden routinemäßigen Abläufen unterworfen ohne Berücksichtigung erforderlicher Notwendigkeiten. In vielen Fällen bewirkt dies eine Verschlechterung des vorliegenden Falles, anstatt einen solchen Fall einer angemessenen Behandlung bei auf diesen Spezialfall abgestellter Diagnose zuzuführen.

Durch die medizinische Erziehung wurde dieses Vorgehen erzwungen, wobei Abweichungen von sogenanntem professionellem Handeln nicht geduldet werden. Alle Krankenberichte müssen hiernach ausgerichtet sein. Dies betrifft ganz besonders Berichte und Gutachten für Gerichte. Gerichte berücksichtigen nur Fallbeschreibungen nach standardisierten Richtlinien.

Vorsorge erfolgt auf zweifache Weise. Eine auf grobe Weise, die andere in verfeinerter unterschwelliger Art. Wo der einzelne Ratsuchende schließlich landet, ist eine Frage des Zufalls oder Glücks. Verlässliche Orientierungshilfen für die Güte medizinischer Behandlungen gibt es nicht. Im täglichen Vorgehen richtet man sich nach einigen Größen im medizinischen Beruf, die sich als Autorität empfehlen in der Art, wie sie Probleme angehen ohne schließliche Garantie bezüglich ihres Vorgehens.

Auch die Standardmedizin bedient sich der Vorsorge als eine Art der Krankheitsbekämpfung. Dies erfolgt bei Vorsorgeuntersuchungen wegen Krebs mit sehr geringem Nutzen! Dies bezieht sich nur auf grobe und offensichtliche Veränderungen. Daneben bestehen heute viele alternative Verfahren mit der Beobachtung unterschwelliger Bereiche im Körper und deren Veränderungen. Alle groben Veränderungen im Körper gründen sich auf feine Verläufe, angefangen bei der Vereinigung von Samen und Ei zum Anfang des Lebensprozesses. Dazu gehören auch Zellverbände, die durch den Mikro-Strom zugänglich sind, wie bei der bioenergetischen Medizin festgelegt.

Das Vorgehen bei unterschwelligen Vorgängen erfordert eine andere grundlegende Grundeinstellung bei dem Diagnostiker und Therapeuten. Erfahrung ist immer an Wissen gebunden, das durch eine aufgeschlossene Lehre vermittelt wurde.

Vorsorge wird auch von der Befähigung durch natürliche Anlagen getragen. Heiler können tatsächlich einen verbessernden Einfluss auf krankhafte Veränderungen ausüben. Ein weitgehend liberales Gesundheitssystem erlaubt Heilern, ihre Kunst auszuüben. In letzter Zeit steigt die Zahl der als Heiler tätigen Menschen. Ihre Art des Vorgehens ist jedoch nicht definiert. Es unterliegt unterschiedlichen Befähigungen zur Ausübung ihrer Kunst, wie auch der möglichen Ermüdung bei der Ausübung ihrer Anwendungen.

Vertieftes und verfeinertes Vorgehen des bioenergetischen Vorgehens

Unterschwelliges Vorgehen benötigt eine feste Basis. Diese Basis ist gegeben bei der bioenergetischen Medizin mit klaren Vorgaben für das Vorgehen. Hierbei werden Erkenntnisse auf alternativem Gebiet, wie auch auf dem Gebiet der Standard-Medizin als Schulmedizin eingesetzt.

Eine anvisierte Auswahl für eine angepasste Behandlung und Diagnose ist problematisch. Hundertprozentige Effektivität wird in keiner der angebotenen Methoden erreicht. Von Belang ist die Annäherung an Idealvorstellungen hinsichtlich einer zu erzielenden Wirkung. Hierbei gibt es große Unterschiede. Hingabe ist wichtiger als eine vorherige Festlegung. Versuch und Irrtum sind Werkzeuge, die zu vernachlässigen sind. Aber Reaktionsvermögen ist wertvoll für eine nicht-invasive Diagnose und Behandlung. Bei der bioenergetischen Medizin ist die Vorgehensweise von Versuch und Irrtum in einem Vorgang zusammengefasst ohne Zeitverlust. Die orthodoxe Medizin verwendet Arzneimittel oft nur, um herauszufinden, ob sie wirken, aber nicht, in welcher Weise sie das tun.

Die sogenannte Palliativ-Medizin ist streng genommen weit entfernt von jeder Art der hingebungsvollen medizinischen Aufmerksamkeit einem Ratsuchenden gegenüber, der auf Zuwendung angewiesen ist, welche sich auf Erfahrung begründet.

Palliativ-Medizin ist die Kehrseite der medizinischen Fürsorge nach dem Verständnis offizieller Standard-Vorgänge. Sie wird eingesetzt bei tatsächlicher Unfähigkeit, irgendwelche medizinische Hilfe zu gewähren. Leider betrifft dies einen weiten Bereich von Krankheitsfällen.

Die Verbindung von orthodoxer Medizin und alternativer Medizin ergibt Vorteile im Vorgehen, die, von den Methoden einzeln angewendet, nicht erreicht werden. Dies dürfte für jede Art gemeinsamen Handelns zutreffen. Hierbei bedeutet die Spaltung der Medizin in kleine Bereiche, wie Abteilung für Hals-Nase-Ohren, für Augen neben der für Zähne und Kiefer oder Abteilung für Blase, Mastdarm, Frauenheilkunde beim medizinischen Dienst einen echten Rückschritt. Die eine Abteilung weiß nichts von der anderen. Eine derartige Spaltung käme nur bei vorgangsweisen und organisatorischen Gesichtspunkten in Betracht, immer in Ansehung der vorliegenden natürlichen Biologie als Ergebnis der Schöpfung.

Dabei bleibt die Beschäftigung mit natürlichen Abläufen immer unzureichend. Die Natur ist vielschichtig und für unsere Beobachtung oftmals verwirrend. Aber in dieser Vielschichtigkeit lässt sich trotzdem ein Maß an Wiederholung erkennen, das man sich als Erfahrung im medizinischen Sinn zunutze machen kann.

Diese Betrachtungen gehen vor allem auf Vorgänge bei der gebräuchlichen Inneren Medizin ein mit wiederkehrenden Störungen im Leben. Vorgänge bei der Chirurgie in der Schulmedizin werden in der bioenergetischen Medizin etwas anders angegangen. So verfolgen in der Chirurgie die Handlungen bei Nachsorge und Vorsorge die gleichen Prinzipien. Das Trauma muss beim chirurgischen Eingriff zusammen mit der Ursprungsbelastung für schnellere Besserung erleichtert werden. So kann die Nachsorge bei Einsatz der gleichen Vorgehensweise sehr wirksam für eine schnelle Heilung unter Berücksichtigung auftretender Infektionen sein.

Anschauungsmaterial

In vielen chirurgischen Abteilungen können Infektionen durch sogenannten Hospitalismus auftreten, das sind Keimansiedlungen in den Räumlichkeiten der Abteilung, bedingt durch wiederkehrende Belastungen, auch bei Verwendung von gleichbleibenden Reinigungsmitteln. Zu beachten wäre: Wenn nach einem chirurgischen Eingriff das Narbengewebe nicht die Farbe der umgebenden Haut annimmt als sicheres Anzeichen für eine notwendige Nachsorge, zeigt eine bleibende Rötung des Gewebes eine ungenügende Heilung vom bestehenden Trauma des chirurgischen Eingriffs. Erst bei Erreichen gleicher Farbe mit der Umgebung ist die Heilung auch tiefer liegender Regionen als abgeschlossen anzusehen.

Leider beachten chirurgische Abteilungen nicht die Farbe des Narbengewebes, wenn diese noch nach Monaten und länger von der des gewöhnlichen Gewebes abweicht, worum man sich kümmern müsste.

Durch entsprechende Vorsorge in der Chirurgie kann in einigen Fällen ein Zustand von Heilung erreicht werden, der einen chirurgischen Eingriff nicht mehr erforderlich macht.

Wenn erst einmal die Vorsorge in ihrer Ausübung auf das gleiche Niveau erhoben wird wie die medizinische Fürsorge, kann ein erheblicher Fortschritt im Krankheitsbild einer Bevölkerung erreicht werden. Es würde von großer Bedeutung für das gesamte Medizinsystem sein mit Veränderungen im institutionellen Sektor, wie auch bei den Einrichtungen der Krankenkassen, die – bis jetzt – einen erheblichen Teil des staatlichen Budgets ausmachen. Jedes persönliche Einkommen wird für Versicherungszahlungen in Anspruch genommen, was durch neue Formen der Ausbildung von Krankheiten eine Verlagerung erfahren würde.

Das Ergebnis wären weniger Krankenhausaufenthalte für Menschen mit benötigter medizinischer Pflege und gleichzeitig weniger Bewohner von Altersheimen. Altersheime verdeutlichen den Wirkungsgrad medizinischer Pflege zusammen mit der Ausprägung des Lebensstils einer Bevölkerung, der wiederum der Vorsorge zuzuführen ist, wie sie die bioenergetische Medizin im unterschwelligen Bereich einsetzt. Nachsorge wäre in vielen Fällen angeraten.

Bei dieser Betrachtung ist die Schwangerschaft und Geburt anzusprechen als sehr lohnendes Vorgehen. Die bei Einsatz der Vorsorge hier auftretenden Ergebnisse unter Verwendung der unterschwelligen Vorgehensweise sind beachtlich.

Tatsächlich würde bei Verwendung der Vorsorge im unterschwelligen Bereich die gesamte westliche Medizin eine Veränderung erfahren. Auch Außenbeiträge von anderen Kulturen können hierbei zum Einsatz gelangen. Vorsorge umfasst auch den gesamten Außenbereich des Lebensvorganges. Dies betrifft auch Umweltfaktoren.

Luft- und Elektroklima

Die Umwelt spielt hauptsächlich eine Rolle bei dem, was wir unserem Körper zuführen. Hierbei sind in erster Linie Ernährung und Einatmung in jedem Augenblick zu nennen. Außerdem sind wir dem Wetter und dem Klima ausgesetzt, in dem wir leben. Das sind Temperatur, Feuchtigkeit sowie energetische Vorgänge in der Atmosphäre.

Energetische Vorgänge in der Atmosphäre sind ohne die bisherige Beachtung als Außeneinwirkungen anzutreffen. Diese Einwirkungen verändern sich erheblich in ihrer Stärke. Jeder Körper hat Erfahrungen mit schwülen Wetterbedingungen vor energetischen Entladungen bei Donner und Blitz gemacht. Nach der Entladung ist Erleichterung wahrnehmbar. Dies ist ein Beispiel dafür, was größtenteils außerhalb unserer direkten Wahrnehmung liegt.

Außer Gewittern gibt es in den europäischen Alpen Wetterbedingungen, die körperliche Vorgänge niederdrücken mit der Folge von Kopfschmerzen und Abgeschlagenheit. Diese Vorgänge werden durch bestimmte Wolkenformationen ausgelöst, die als brechende Schicht für das auftretende Sonnenlicht dienen.

Bei der Nahrungsaufnahme bedeuten die ständige Einnahme von Medikamenten, wie auch Rauchen, Alkohol und andere Suchtmittel, störende Eingriffe in den gesunden Stoffwechsel des Körpers und damit Nebenabläufe zu sonst physiologischen Abläufen. Diese Nebenabläufe können beherrschend werden, weit entfernt von dem normalen Stoffwechsel, der um seine Normalfunktion und natürliche Erregbarkeit betrogen wird. Derartige Abweichungen können in erster Linie durch Weglassen solcher unphysiologischen, das heißt fremdartigen Mittel, die dem Körper ständig zugeführt werden, erreicht werden. Alle diese allopathischen, das heißt groben Mittel, können angesprochen werden durch die Anwendung von Gegenmitteln. Aber die wirksamste Methode zur Beendigung solcher Beeinflussungen ist die Anwendung niederschwelliger Mittel, wie dies in der bioenergetischen Medizin erfolgt. Hierdurch werden auch Rückstände im Körper erreicht, die von den Normalvorgängen der Abwehr und der Erregbarkeit nicht wahrgenommen werden.

Zu den Eigenschaften der uns umgebenden Luft sollten wir auch täglich eingeatmete Gase berücksichtigen bei Arbeiten in Büros und der Industrie mit abgestandener Luft, verunreinigter Luft, mit Staub gefüllter Luft, mit der Ausatmungsluft anderer Rauminsassen belasteter Luft.

Für eine abwechslungsreiche und aufbauende Nahrung gibt es viele Anleitungen. Reihenweise liegen Bücher über Diätvorschriften vor, wobei sich viele in Fragen des Geschmacks auslassen, nicht aber der Bekömmlichkeit. Solche Vorschriften fehlen für die Luft, die ebenso wichtig, wenn nicht wichtiger für den Lebensvorgang ist. Außer den erwähnten Eigenschaften der Luft werden Vorgänge der Atmung selbst nicht angesprochen. Es gibt aber Anleitungen für die Atmung, allerdings längst nicht so umfangreich wie für die Ernährung.

Veränderungen wirken auf den Körper, wie Tiefatmung, Flachatmung, unterbrochene Atmung mit kurzen oder langen Pausen, besonders für Ausatmung und Einatmung, Atemanhalten – mit Wirkungen auf den Stoffwechsel bei angemessener Durchführung in unterschiedlicher Weise. Hierdurch können Herzaussetzer wirksam angegangen werden.

Aufdecken von Veränderungen vor Gewahrwerdung durch den Betroffenen

Durch Ansprache unterschwelliger Verhältnisse können etliche chronische Krankheiten wirksam angesprochen werden wie Cholera, Denguefieber, Lepra, zudem Tuberkulose, Diphtherie, Herpes und ebenso das große Reservoir der Pilzbelastungen, das schwer anzusprechen ist, wenn es sich erst einmal im Körper etabliert hat. Auch Rückstände von voraufgehenden Impfungen lassen sich gut behandeln.

Die Behandlung von Parasiten im Körper des Menschen ist von großer Bedeutung. Die meisten Halter von Hunden und Katzen in Millionenzahlen werden durch Parasiten ihrer Haustiere infiziert, bei denen Parasiten ein gewöhnliches Vorkommnis darstellen, was diese Halter aber für ihre Belange nicht als gefährlich ansehen.

Ebenso sind besondere Beeinträchtigungen im Körper bei unterschwelligem Vorgehen ansprechbar wie Toxoplasmose, Maul- und Klauenseuche, Tollwut, Bangsche Krankheit, Schweinepocken, Pferderotz, Katzenseuche und andere, die sich im Normalvorgehen medizinischer Einsätze schwer behandeln lassen, indem sie im Mikro- und Schwachbereich des Körpers angesiedelt sind und dabei trotzdem Störungen verursachen.

Ein allgemein nicht bekannter Gesichtspunkt ist der, dass ansteckende Krankheiten sowohl im akuten als auch im chronischen Zustand übertragen werden können, das heißt, auch im abgeschwächten Zustand. Dies betrifft im letzteren Fall besonders Probleme mit der Harnblase, die in der Bevölkerung sehr häufig auftreten. Nicht einmal sehr enger Kontakt ist hierfür notwendig, wo ein Problem von einer auf die andere Person übertragen wird. Unmittelbare Ansteckungen erfolgen durch den Gebrauch von Toilettenbecken mit Überresten voraufgehender Benutzer, wobei Mikroorganismen äußerst aggressiv werden können. Der Effekt einer Rückfontaine ist hierfür ausreichend.

In diesem Zusammenhang soll noch eine weitere Erscheinung angesprochen werden. Das so genannte Flimmerskotom äußert sich als Zackenbildung im Blickfeld, wodurch eine Sehbehinderung eintritt, die Lesen und Klarsehen erschwert. Befördert wird diese Erscheinung durch die Anwesenheit von Filarien, eine Art tropischer Metazoenbelastung im Kopf. Wenn ein Betroffener eine Annäherung eines gleichfalls Betroffenen erfährt, kann bereits durch bloße räumliche Nähe das Phänomen der Sehstörung ausgelöst werden, offenbar eine Art Resonanzwirkung zwischen Metazoen auf Distanz.

Kurz zusammengefasst:

Zusammenfassend möchte ich sagen: Medizinische Fürsorge als die gröbere Art des Vorgehens erreicht nicht den Bereich unterschwelligen Einsatzes, wie bei der Vorsorge oder sublimen Einsätzen, die reichliche Ergebnisse in belegbarer Weise erbringen. Unterschwelliges Angehen bei Vorsorge-Einsätzen ist sehr wichtig bei beginnenden Erkrankungen mit der Tendenz, in die akute Phase überzugehen. Lange bevor der Patient sich dessen bewusst wird, kann der Untersucher bevorstehende Veränderungen voraussagen. Angemessenes Einschreiten kann so den Ausbruch einer Erkrankung verhindern.

25. Was ist von allgemeiner Genveränderung bei Pflanzen und Tieren zu halten?

Eingriffe in das Genom

Ungeachtet von Experimenten in großem Stil erscheinen einige Bemerkungen über Eingriffe in das Genom biologischen Materials angebracht. Es gibt keine Garantie für ein fehlerfreies Vorgehen. Der unterschwellige Bereich von Vorgängen sollte neben Langzeitstudien und Vernetzungen als wichtige Beiträge berücksichtigt werden.

In den letzten Jahrzehnten wurde die Veränderung des Codes der genetischen Matrix als immer verlockender angesehen, nachdem entdeckt worden war, dass Matrix-Bestandteile durch Fremdmaterial ersetzt werden konnten.

Dies verhält sich in offensichtlichem Widerspruch zu anderen Beobachtungen: In der Natur liegt eine strenge Festlegung von Verhalten und Struktur vor. Winzige Einheiten sichtbarer Erscheinungen (wie Mitochondrien) werden hierfür herangezogen – dies ist nicht voll belegt, umso mehr, als dass energetische Interaktionen als Ausdruck zellulärer Vorgänge von sichtbaren Einheiten nicht als unterschieden angesehen werden. Ein Beispiel: Wanderfische und Wandervögel können entfernte Orte ausmachen, die Tausende von Meilen auseinander liegen und die sie direkt ansteuern können. Trotzdem konnte biologisches Ausgangsmaterial durch Fremdmaterial ersetzt werden – sogar durch chemische Informationen, um Pflanzen widerstandsfähiger gegen angreifende Mikroben, Pilze, Parasiten und sonstige Stoffe zu machen.

Ebenso konnten der lebendige Aufbau einer Pflanze oder deren Produkt verändert werden durch diese Art des Austausches sowie die Dauer des Verlaufs und des Überstehens gegen Verfall und Abbau. Dies konnte ohne erkennbare Defekte für den Lebensablauf der Pflanze erreicht werden – dennoch waren Unterschiede im Erscheinungsbild sichtbar.

Beispielsweise konnten so Tomaten entstehen, die fester und kompakter wurden und nicht zerdrückbar waren, ähnlich einer Kartoffel. Ebenso wurde das Aussehen von Erdbeeren ansprechender gemacht, jedoch zu Lasten des Geschmacks und des weichen Gewebeaufbaus. Tatsächlich werden Erdbeeren so fest in ihrem Gewebeaufbau, dass sie häufig gekocht werden müssen, um essbar zu sein. Zahlreiche weitere schmackhafte Obst- und Gemüsesorten wurden so ihres gewohnten Äußeren beraubt. Dies betrifft vor allem Pflanzen, die in großer Menge in Tierfutter und landwirtschaftlicher Nutzung Verwendung finden. Für Sojabohnen und Mais beispielsweise, die Hauptnahrungsmittel für Kühe, Schweine und Geflügel, wurden Monopolstrategien angewandt seitens großer Konzerne zur Schaffung von Abhängigkeiten. Es gibt keine Konkurrenz gegen überwältigende Marktstrategien, was zu ausschließlicher Verwendung derart veränderten Materials führt.

Da kurzfristig keine offensichtlichen Defekte von beängstigender Bedeutung auftraten, wurde das genetisch veränderte Material bei der Fütterung von Tieren in der Landwirtschaft nicht verboten.

Das Ausmaß genetischer Veränderungen ist so tiefgreifend, dass die Möglichkeiten schier unbegrenzt erscheinen. Neue Züchtungen und Kreuzungen können so fast willkürlich entstehen und vermehrt werden. Die neuesten Züchtungen von Kohl und Gurken belegen dies.

Nachweisbarkeit von Wirkungen fehlt

Was ist zu halten von abwertenden Bemerkungen über die Züchtung einer Tomate, die zusätzliches Material in ihrem Aufbau enthält, wie zum Beispiel von einem Salamander oder von anderen genetischen „Ersatzteilen“ einer anderen Art?

In der Kette der Konsumenten genetisch veränderten Fleisches von Tieren, die derart verändertes Futter bekamen, gibt es kein oder nur ein sehr geringes Wissen über die langfristigen unvorhersehbaren Veränderungen beim Endverbraucher.

Die Aufnahme genetisch veränderter Pflanzen durch Tiere und die Aufnahme des Fleisches solcher Tiere durch den Menschen ist als Nahrungsgrundlage unangemessen, da der Darm nicht für die Verarbeitung dieser Materialien ausgestattet ist. Durchfall und Unbehagen sind die Folge, weil die Verarbeitung unverträglicher Nahrung im Darm beschränkt ist. Das betrifft Nahrung, die bereits verdorben ist, ebenso wie giftige Einschlüsse und genetisch in seiner inneren Struktur verändertes Material. Ob der Verdauungstrakt sich an genetisch verändertes Material gewöhnen und es zur Aufnahme im Körper weiterbefördern kann, ist bisher nur ungenügend untersucht.

Anscheinend gibt es keinen Beweis und kein Beispiel für das Gegenteil, wenn die Grenze des Verdauungstraktes zur Weiterverarbeitung der Aufnahme in den Körper solches genetisch veränderten Materials erreicht ist, dass dann keine Stoffwechselstörung die Folge sein könnte. Da dieses genetisch veränderte Material den Anforderungen für echte Austauschstoffe als Ersatzlieferung im Körper nicht entsprechen könnte, sollte hierüber erst ausreichend geforscht werden, bevor solches Material über einen langen Zeitraum und in größeren Mengen eingesetzt wird.

Defektbelastung indirekt nachweisbar

Da jedes Gewebe im Körper des Endverbrauchers das Material beansprucht, können Stoffwechselstörungen, Kreislaufstörungen, Nervenfehlfunktionen und wiederum Verdauungsstörungen und weitere Kreuz-Reaktionen die Folge sein. Genetische Veränderungen stellen einen Eingriff in den innersten Aufbau und genetische Matrix, Ordnung und Code dar.

Erstaunlich ist, dass aller Wahrscheinlichkeit nach genetische Veränderungen durchgeführt werden können, ohne dabei ernsthafte Folgen auf die Fortsetzung des Lebensablaufs der Pflanze zu bewirken. Das Pflanzenleben geht weiter, auch wenn der genetische Code verändert wurde, wobei auch sichtbare Unterschiede in der äußeren Erscheinung auftreten können.

Andererseits – bei gesonderter Betrachtung – können Mutationen, die durch scheinbar spontane Veränderungen im genetischen Zellgefüge der Matrix oder des Codes, wie auch erhebliche Defekte wegen Abweichungen im Genom (genetisches Material eines Organismus) erhebliche Unterschiede aufweisen in deren äußerer Erscheinung oder deren Funktion und dabei die betreffenden Opfer beträchtlich in Mitleidenschaft ziehen. In beiden Fällen, d. h. bei genetischer Veränderung mit künstlicher Durchführung wie auch bei spontanen Veränderungen des innersten Gefüges und dessen Äußerungen bezüglich funktioneller Impulse an die biologische Einheit, ist es gerechtfertigt, von Defekten zu sprechen.

Weshalb sollte genetisch verändertes Material ohne solche Defekte sein? Bei anderem Nahrungsgut hinsichtlich dessen Veränderung der ursprünglichen Zusammensetzung wird ein Extrakt oder eine Verdichtung vorgenommen. Dies bezieht sich vor allem auf Zucker als markantes Beispiel. Während Kinder Zucker leichter vertragen können ohne besondere Vorkommnisse als Folge der Einnahme, haben Erwachsene Schwierigkeiten bei der Verarbeitung größerer Mengen. Es kommt zu Löchern in den Zähnen und brüchigem Knochengewebe, da Zucker für die Verarbeitung im Körper Kalzium benötigt. Osteoporose kann auf diesem Weg entstehen, wenn Kalzium entzogen wird. Der Einsatz von Kalk beendet diesen Vorgang.

Bei der Untersuchung der Wirkung auf Pflanzen und Tiere hinsichtlich der Anwendung genetisch veränderten Materials ist die Zeit der Beobachtung verhältnismäßig kurz, um genaue Ergebnisse voraussagen zu können bei gleichzeitigem Mangel an Vergleichen bezüglich funktioneller und insbesondere unterschwelliger Veränderungen. Diese können chronifizierte Störungen von bisher unvorhersehbarem Auftreten zur Folge haben. Unterschwellige Reaktionen werden bei gängigen patho-physiologischen Untersuchungen nicht beachtet wegen allgemeiner Unkenntnis als beachtliche Größe. Daher ist es unmöglich, umfassende Auswahlkriterien zu erbringen.

Abwehrüberforderung

Chronische Verläufe entstehen als Folge der Aussetzung gegenüber schädlicher oder falsch angepasster Nahrung, was zu einem Mangel der Abwehrreaktion des Immunsystems führt. Beim Menschen kann dies die Art des Denkens oder Handelns und insgesamt Züge des Charakters und der Orientierung beeinträchtigen.

Dagegen begegnet menschliche Abwehr akuten Verläufen bakterieller und viraler Beeinträchtigung zur Überwindung der Störung.

Genetisch verändertes Material reagiert im unterschwelligen Bereich und provoziert nicht das Immunsystem bis hin zu einem Grad des Alarmiertseins. Außerdem zeigen übliche Tests zur Bestimmung der Gesundheit einer Person (z. B. Blutbild oder Röntgen- und Elektronen-Auswertung zur sichtbaren Dokumentation) keine Veränderungen im unterschwelligen Bereich. Der Versuch zur Erbringung von Veränderungen minimaler Gegebenheiten, wie bei Nano-Technologie oder auf Atom- und Molekular-Ebene, bleibt ungenügend für eine umfassende Auswertung bei Beachtung von Vernetzungen oder der Einbeziehung vieler ausgelöster Reaktionen.

Wenn der Versuch genauer Auswertungen keine angemessenen Ergebnisse erbringt, gibt es keine Möglichkeit, einen schädigenden Verursacher festzulegen. Wenn man aber die Lehre der bioenergetischen Medizin zugrunde legt, ermöglicht dieses Vorgehen Aussagen, die durch sonstige konventionelle Verfahren nicht erreichbar sind.

Messungen mit bioenergetischen Methoden ermöglichen die Feststellung von Unterschieden im Körper bezüglich Zwischenreaktionen bei Organen, Organfunktionen und auch vielen Gesamtreaktionen des unterschwelligen Bereichs von Vorgängen und Veränderungen als Folge äußerer Beeinträchtigungen.

Durchfall beispielsweise ist eine Reaktion des Körpers auf fehlerhafte und schädliche Stoffe nach der Einnahme und vor der Resorption durch die Schleimhäute des Verdauungstraktes. Berechtigt wäre die Annahme, dass auch genetisch verändertes Material im Körper bei andauernder Einnahme zu Diarrhoe führen würde, da es keinen sonstigen angemessenen Vorgang im Körper gibt, sich seitens der Verdauungsorgane von genetisch verändertem Material zu trennen. Genaue Beobachtungen müssen erst noch zeigen, ob der Körper über genügend Möglichkeiten verfügt, genetisch verändertem Material zu begegnen, es zu neutralisieren oder auszuscheiden.

Genetisch verändertes Material ist nach meiner Ansicht zuweilen mitverantwortlich für das wiederholte Aufflackern von Hautproblemen, Gelenkproblemen, Atemschwierigkeiten, Beeinträchtigungen des Nervensystems und natürlich Allergien.

Durch bioenergetische Messungen können als Routine-Maßnahme normale Schadstoffe ermittelt werden. Die Messungen können ausgeweitet werden auf den Nachweis von verdächtigem genetisch veränderten Material, dessen Einnahme Fehlfunktionen zur Folge haben kann. Durch das bioenergetische Vorgehen kann Fremdmaterial neutralisiert und die Ausscheidung befördert werden. Wiederholte Einnahme kann so verhindert werden, um Nachteile jeder Art auszuschließen.

Genetische Veränderungen bei Tieren an sich und als Folge die Aufnahme genetisch veränderten Materials durch den Menschen ist von hoher ethischer Bedeutung. Da die Wirkungen schwer vorhersehbar sind, sollte Vorsicht vor absichtlicher Durchsetzung kommen. Der Beweis für die Anpassung des biologischen Organismus an genetisch verändertes Material ist bisher nicht erbracht.

Genetische Verbindungen von Tier- und Menschenkörpern im Altertum

Beobachtungen geben Hinweise bezüglich genetischer Veränderungen in der Vorzeit bei Menschen und Tieren. Dies war offenbar in vielerlei Weise möglich. Beispielsweise scheint das Schwein in der laufenden landwirtschaftlichen Produktion hierfür benutzt worden zu sein. Das jetzt lebende Schwein gründet sich auf einem Tier, dessen Gewebe als Ersatz für menschliches Gewebe dienen kann, das degeneriert ist. So können die Linsen des Auges, die Herzklappen, die äußere Haut wie auch Stoffwechselmaterial wie beispielsweise Insulin bei Menschen eingesetzt werden, neben anderen, zum Beispiel in der Homöopathie. Anmerkung: Das Wort Schwein im Lateinischen (Sus scrofa; porcus) hat erstaunlicherweise Ähnlichkeit mit dem Wort selbst (suus), was allein schon einen menschlichen Bezug aufzeigen könnte. Die Römer könnten diese Verbindung also bereits gekannt haben.

Während Transplantationen wirksam durchgeführt werden können, bewirkt die Einnahme von Schweinefleisch zuweilen ein Aufflackern von Hautproblemen, Gelenkbeschwerden, Verschlimmerung von Atemstörungen, Kreislaufbeschwerden in engem parallelem Auftreten mit den oben genannten Folgen von genetisch verändertem Material allein. Hierbei ist das

Fleisch und nicht die Pflanze der Grund für auftretende Störungen.

Angesichts der Nähe zu menschlichen Funktionen und Reaktionen muss geschlussfolgert werden, dass das Schwein in der Antike genetische Veränderungen durchgemacht hat. Die geistige Aufmerksamkeit anständig gehaltener Hausschweine ist offensichtlich höher im Vergleich zu vielen anderen Tieren.

Wegen der Probleme, die nach der Einnahme von Schweinefleisch auftreten, ist sein Konsum im Islam als religiöses Gebot verboten. Es muss davon ausgegangen werden, dass die erbliche Veränderung bei Schweinen lange vor der Gründung der islamischen Religion erfolgt sein muss.

Nach der Einnahme von Schweinefleisch kann der menschliche Körper offenbar nicht unterscheiden zwischen seinem eigenen Gewebe gegenüber fremdem Gewebe und der Vermischung der Immunabwehr.

Das wilde Schwein im Wald bewirkt keine derartigen Folgen, allerdings essen Wildscheine im Winter verendete Tiere als Kadaver, deshalb sollte ihr Konsum in dieser Zeit vermieden werden.

In diesem Zusammenhang der Überlegungen sollte erwähnt werden, dass im antiken Ägypten wie auch in der weit entfernten malayischen Halbinsel menschliche Körper mit Tierköpfen und umgekehrt Tierkörper mit Menschenköpfen gezeigt werden. Die Ägyptologie hat diese Darstellungen nicht aufgegriffen als wirkliche Erscheinungen von damals, außer als abenteuerliche Gebilde oder Symbole für Götter, die hochverehrt wurden, aber in Wirklichkeit nie bestanden. Ehe man diese Skulpturen in das Reich der abenteuerlichen Geschichten verbannt, sollten sie als reale Erscheinungen angesehen werden, ebenso wie man die antiken Berichte über Troja als wahr angenommen hat. Skulpturen aus antiker Zeit zeigen menschliche Körper mit Tierköpfen von Elefanten, Hunden, Vögeln, Katzen, Löwen usw. Die Sphinx ist ein Wesen mit dem Körper eines Löwen und dem Kopf eines Menschen. Es wird berichtet, dass sie in der Lage war zu sprechen. Von besonderer Bedeutung ist, dass Tierköpfe in eindeutiger Anpassung an die Form des menschlichen Körpers und umgekehrt gegeben waren.

Nach alten Darstellungen soll die Sphinx ein wildes Geschöpf gewesen sein, das die menschliche Gesellschaft bedrängte. Als sie dabei war, einen berühmten Griechen zu töten, stellte sie ihrem beabsichtigten Opfer drei Fragen – bei Lösung dieser Fragen würde das Opfer freikommen. Die Fragen waren: Welches Geschöpf hat am Morgen vier Beine, mittags zwei, abends drei? Das Opfer antwortete: Es ist der Mensch, das menschliche Wesen. Als die Sphinx diese Antwort vernahm, wurde sie so wütend, dass sie beschloss, sich das Leben zu nehmen durch den Sturz von einem hohen Felsen – vermutlich als eine eifersüchtige und tief gekränkte Kreatur angesichts der Überlegenheit des Menschen als ursprünglicher und natürlicher Schöpfung.

Genetische Veränderungen müssen schon in alter Zeit so fortgeschritten gewesen sein, dass die Verbindung von menschlichem und tierischem Körper möglich war. Welches Volk dieses Wissen besaß, ist schwer zu ergründen, da Kriege zu dieser Zeit viele Gemeinschaften in verschiedenen Gegenden vernichteten.

Alte Überlieferungen belegen, dass die Römer das griechische Reich übernahmen nach der Vermischung aller Bevölkerungsgruppen. Es erstreckte sich von Griechenland bis Persien und von Südrussland bis Ägypten.

In diesem Zusammenhang verbaten die Römer alle Experimente bezüglich der Vereinigung von menschlichen und tierischen Körpern. Um dem Nachdruck zu verleihen, stellte die Zerstörung der berühmten ägyptisch-griechischen Bibliothek in Alexandria durch die Römer mit Vernichtung aller Unterlagen zur Bewahrung der alten Lehren für die Nachwelt der zukünftigen Epochen ein eindrucksvolles Beispiel dar.

Wie die antiken Menschen es vermochten, menschliche und tierische Körper zu vereinen, ist schwer vorstellbar, besonders in welchem Stadium der Entwicklung und durch welche Mittel die betreffenden Bestandteile zusammen zu führen waren. Wichtig jedoch: Die Römer beschlossen, dass diese Art der Durchführungen beendet werden musste.

Was ist mit den heutigen Versuchen? Ein Ende in Anbetracht von Möglichkeiten? Was ist mit Langlebigkeit unter Einsatz von Material der Sequovia-Bäume? Was mit Kontroll-Mechanismen gegen Xenobiologie, der Schöpfung neuer und abartiger Lebensformen?

Kurz zusammengefasst:

Auch zu diesem wichtigen und aktuellen Thema, der Genmanipulation, hat sich Dr. Schuldt grundsätzliche Gedanken gemacht. Es gibt in seinen Augen keine Garantie für fehlerfreies Vorgehen. Damit sind die Gesundheitsrisiken für Mensch und Tier immens. Dabei kann die bioenergetische Medizin auch die feinstoffliche Problematik von genmanipulierten Nahrungsmitteln sichtbar und fühlbar machen. Chronische Störungen und unvorhersehbare Wirkungen können mit der Aufnahme genmanipulierter Pflanzen einhergehen. Wo konventionelle Verfahren versagen, kann BEM Veränderungen im unterschwelligen Bereich nachweisen. Genetische Veränderungen, so Dr. Schuldt, stellen einen Eingriff in den innersten Aufbau und die genetische Ordnung des Organismus dar. Er macht genetisch verändertes Material mitverantwortlich für das Aufflackern von Hautproblemen, Gelenkproblemen, Atemschwierigkeiten, Allergien und Beeinträchtigungen des Nervensystems. Ein Beweis der Anpassung des biologi-

schen Organismus von Tieren an genetisch verändertes Futter ist bisher nicht erbracht. Die Wirkung auf den Menschen, der Milchprodukte oder Fleisch von solchen Tieren isst, ist nicht vorhersehbar. Daher sollte der Konsum unterbleiben.

Über den Autor

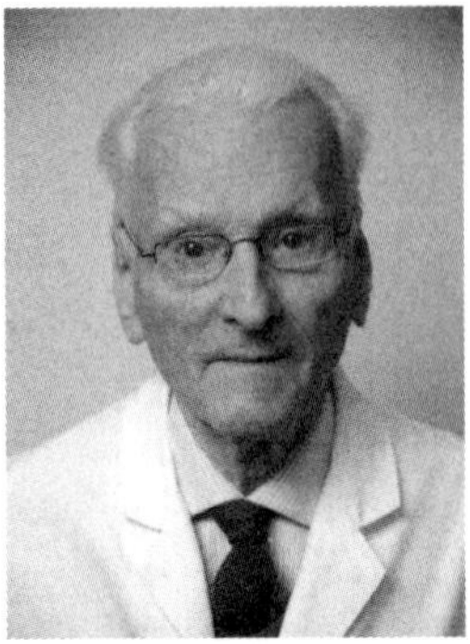

Geboren in Hong Kong, studierte Dr. Hartwig Schuldt Maschinenbau und Medizin in Deutschland und Kanada. Danach widmete er sich der alternativen Medizin, insbesondere der Homöopathie und Akupunktur, denen die damalige westliche Medizin wenig Bedeutung beimaß. Mit einer einzigartigen Kombination aus Technologie und Medizin gelang es ihm, die westliche Medizin mit den vielversprechenden Aspekten der alternativen medizinischen Verfahren zu verbinden. Dabei legte er ein Hauptaugenmerk auf energetische Prozesse im Körper und deren elektronische Messung, wie sie zuerst in der Energetischen Analyse nach Voll beschrieben wurde. Dr. Schuldt befürwortete die EAV und nutzte sie für die Gewinnung weiterer Erkenntnisse zur biologischen Einheit und entwickelte daraus die bioenergetische Medizin.

Praxis Dr. Schuldt, Schmarjestraße 4
22767 Hamburg-Altona. Tel.: 040-380003.
Webseite: www.hartwig-schuldt.de.

A-Z-Register

Glossar

Akropunkte	Spitze Enden des Körpers wie Finger und Nase
Akrotherapie/-diagnose	Akren sind hervorstehende Körperteile wie Finger, Zehen, Nase oder Ohr. Bei der Akrotherapie-/diagnose werden an diesen Punkten die Diagnosen ermittelt.
Akupunktur	Aus China und Japan stammende Heilbehandlung, bei der durch Einstiche mit feinen Nadeln in bestimmte Hautstellen Schmerzen oder andere Beschwerden beeinflusst werden sollen.
Akupunkturpunkte	Akupunkturpunkte sind Bereiche der Haut, über die sich der Fluss der Lebensenergie "Qi" im Körper regulieren lässt.
Allopathie	Allopathie war ursprünglich eine Bezeichnung Samuel Hahnemanns, des Begründers der Homöopathie, für bestimmte nicht-homöopathische Behandlungsmethoden. Später weitete Hahnemann den Begriff auf alle damals etablierten, an medizinischen Schulen gelehrten Therapieformen aus, die von Hahnemann abwertend auch „Schulmedizin" genannt wurden.
Antidot	Gegenmittel zu Giften, Toxinen, Medikamenten oder anderen Substanzen, die auf einen Organismus Einfluss nehmen
Antigen	Schadstoff, der im Körper eine Immunantwort auslöst
Außer-Existenz	Gemeint ist hier eine innere Haltung zur Welt, also die Welt als Wille und Vorstellung.
BEM	Bio-energetische Medizin
Chakra (die Chakren)	Mit Chakren werden im tantrischen Hinduismus, im tantrisch-buddhistischen Vajrayana, im Yoga sowie in einigen esoterischen Lehren die angenommenen subtilen Energiezentren zwischen

dem physischen Körper und dem feinstofflichen Körper des Menschen bezeichnet.

Copen-Methode Die Copen-Methode wurde in England zur Fernbehandlung entwickelt. Sie funktioniert mit Wellen-Impulsen, die mit Radio-Wellen vergleichbar sind.

Doppelblindstudie Randomisierte, kontrollierte Studie, bei der weder der Versuchsleiter (bei klinischen Studien der Arzt) noch die Studienteilnehmer (Patienten) Kenntnis über die jeweilige Gruppenzugehörigkeit (Kontrollgruppe, Experimentalgruppe) haben.

EAV Elektroakupunktur nach Voll

EEG Ein EEG (Elektroenzephalografie) ist eine Untersuchungsmethode, bei der die elektrische Aktivität der Hirnrinde über Elektroden gemessen wird.

EKG EKG steht für Elektrokardiogramm und bezeichnet eine Untersuchungsmethode, bei der die elektrische Aktivität des Herzens gemessen wird. Die sogenannte Herzaktion wird dabei über Elektroden abgeleitet und in Form von Kurven aufgezeichnet. Anhand dieser kann der Arzt beurteilen, ob das Herz störungsfrei funktioniert.

Elektrolyt Flüssigkeit, die für den Körper notwendige Salze enthält

Endokrine Substanzen Stoffe, die im Körper bereits in geringsten Mengen durch Veränderung des Hormonsystems die Gesundheit beeinflussen können

Entlegener Schmerz Schmerz, der nicht dort erscheint, wo er verursacht wird

Entomologischer Erreger Erreger, die über Insekten übertragen werden

Epidermis Äußere Zellschicht der Haut, Oberhaut

Flussphänomen Energiefluss

Fünf-Elemente-Lehre Daoistische Theorie zur Naturbeschreibung. Die Fünf-Elemente-Lehre untersucht die Gesetzmäßigkeiten, nach denen dynamische Umwandlungspro-

	zesse im Bereich des Lebendigen ablaufen, betont also Werden, Wandlung und Vergehen.
Funktionelle Medizin	Zielgerichtete Medizin als Antwort auf notwendige Abläufe
Genom	Einfacher Chromosomensatz einer Zelle, der deren Erbmasse darstellt
Herbalist	Heilkundiger, der auf Kräuterheilkunde spezialisiert ist
Holismus	Natürliche Systeme und ihre Ausprägungen werden als Einheit (Ganzheit) angesehen
Homöopathie	Alternativmedizinische Behandlungsmethode, die auf den ab 1796 veröffentlichten Vorstellungen des deutschen Arztes Samuel Hahnemann zurückgeht und schon im Altertum bekannt war. Ihre namensgebende und wichtigste Grundannahme ist das von Hahnemann formulierte Ähnlichkeitsprinzip: „Ähnliches möge durch Ähnliches geheilt werden“.
Homöostase	Gleichgewicht der physiologischen Körperfunktionen, also Stabilität des Verhältnisses von Blutdruck, Körpertemperatur, pH-Wert des Blutes u. a.
Hyperaktiv	unruhig
Hypoaktiv	zu ruhig
Immunantwort	Abwehr des Körpers und diesbezügliche Reaktion auf Infektion mit Antikörpern
Immunsystem	Fähigkeit des Körpers, Infektionen oder Vergiftungen abzuwehren
Impedanz-Eichung	Widerstands-Eichung
Imponderabilien	Unwägbare Gegebenheiten, also z. B. Befindlichkeiten, Gefühls- und Stimmungsschwankungen oder nicht quantifizierbare Risiken.
Informative Medizin	Ableitung der Diagnose aus Patientenäußerungen
Interrelation	Beziehung untereinander
Isopathie	Behandlung, bei der der Krankheitserreger selbst als Heilmittel verwendet wird (z. B. Organanteile)
Karzinom	Bösartiger Tumor

Katharsis	Das Sich-Befreien von psychischen Konflikten und inneren Spannungen durch emotionales Abreagieren
Kondensationslinien	Körpereigene Energielinien, an denen sich die Akupunktur-Meridiane befinden
Konstitutionsmittel	Auf eine Person zugeschnittenes Heilmittel
Kybernetik	Gesetzmäßigkeit, wie sie bei Regel- und Steuerungsvorgängen z. B. bei technischen Vorgängen in Medizin, Biologie, Soziologie, Kommunikation, Information, Speicherung und Rückmeldung vorkommt. Dies bei natürlichen und künstlichen Vorgängen unter Berücksichtigung von Aufnahme, Verarbeitung, Übertragung und Information.
Lärm, gemischt	Lärm, der sich aus unterschiedlichen Frequenzen zusammensetzt.
Lärm, weiß	Lärm, der aus einer Frequenz besteht (Sammelfrequenz)
Meridiane	Als Meridiane bezeichnet man in der traditionellen Chinesischen Medizin Leitbahnen, die den ganzen Körper durchziehen. In ihnen fließt die Lebensenergie, Qi genannt. Entlang der Meridiane liegen auch die Akupunkturpunkte, über die man das Qi beeinflussen kann, organbezogen.
Metabolismus	Siehe Stoffwechsel
Metastasen	Tumor, der sich durch Verschleppung von kranken Zellen, besonders einer bösartigen Geschwulst, an einer anderen, vom Ursprungsort entfernt gelegenen Körperstelle bildet
Metastasierung	Bildung von Tochtergeschwülsten
Mitochondrien	Zellorganell, das von einer Doppelmembran umschlossen ist und Erbsubstanz enthält, die mitochondriale DNA.
Naevus	Allgemeine Bezeichnung für eine umschriebene, gutartige Fehlbildung der Haut oder Schleimhaut,

	bei der normale Zellen oder Gewebe vermehrt, vermindert oder etwas ungleichmäßig vorkommen.
Nanotechnologie	Der Sammelbegriff Nanotechnologie, oft auch Nanotechnik, gründet auf der allen Nano-Forschungsgebieten zu Grunde liegenden gleichen Größenordnung der Nanoteilchen vom Einzel-Atom bis zu einer Strukturgröße von 100 Nanometern: Ein Nanometer ist ein Milliardstel Meter.
Nematoden	Nematoden sind Fadenwürmer, die als Schädlinge oder Nützlinge unter anderem im Boden und an Pflanzen vorkommen.
Neo-Homöopathie	Messbare Homöopathie mit Festlösungen wie bei der bioenergetischen Medizin
Nullpunktbehandlung	Siehe Reduktionsbehandlung
Orthodoxe Medizin	Schulmedizin
Paramedizin	Unkonventionelle Medizin, alternative Medizin, ein breites Spektrum von Verfahren zur Erkennung und Behandlung von Krankheiten, deren Wirksamkeit bisher nicht wissenschaftlich belegbar ist.
parapsychisch	Psychologische Behandlung außerhalb der gängigen Methoden
Parasit	Tierisches oder pflanzliches Lebewesen, das aus dem Zusammenleben mit anderen Lebewesen einseitig Nutzen zieht, die es oft auch schädigt und bei denen es Krankheiten hervorrufen kann
Pathologie	Die Pathologie ist das Teilgebiet der Medizin, das sich mit der Erforschung und Lehre von den Ursachen (Ätiologie), der Entstehung (Pathogenese), dem Verlauf und den körperlichen Vorgängen während einer Erkrankung (Pathophysiologie) beschäftigt.
Pathophysiologie	Krankheitsverlauf
Pharmakokinetik	Wirkung eines Medikamentes
Postnatal	Nach der Geburt

Prädominanz Vorherrschen

Prana-Heilung Ganzheitliche, energetische Heilmethode, die mit Prana, also der Lebensenergie eines Menschen arbeitet. Hier soll „verschmutzte“ Energie beseitigt und das Energiefeld eines Menschen mit frischer Energie angereichert werden.

Pränatal Vor der Geburt

Präventivmedizin Teilgebiet der Medizin, das sich mit vorbeugender Gesundheitsfürsorge befasst

Primärtherapie Anfangs-Therapie, die weitere Möglichkeiten eröffnet

Primärtumor Als Primärtumor (Primarius) bezeichnet man bei einem bösartigen, metastasierten Tumor die ursprüngliche Geschwulst, von der die Metastasen (Filiae) ausgegangen sind.

PSA-Werte Abkürzung für den Wert von Prostata-spezifischem Antigen. Dabei handelt es sich um ein Eiweiß, das ausschließlich die Zellen der Prostata bilden.

Pulsdiagnose Per Fingerdruck wird die Pulsqualität des zu Behandelnden erfasst und daraus Rückschlüsse auf dessen Zustand gezogen.

Qi-Energie Qi wird in der Traditionellen Chinesischen Medizin (TCM) als generelle Lebensenergie oder Energie des Spirituellen angesehen.

Quantenmethode Ganzheitliche Erfahrungswissenschaft, die vergleichbar ist mit einer Entdeckungsreise zum wirklichen Selbst einer Person und der ihr innewohnenden Kraft. Über sie wird versucht, das körperliche, geistige, seelische und energetische Wesen einer Person zu erfassen und zu harmonisieren.

Radionischer Prozess Vorgehensweisen wie Pendeln oder Rutengehen.

Randomisierung Vermischung aller Parameter

Reduktionsbehandlung Ziel der Reduktionsbehandlung ist es, das Suchtmuster einer betroffenen Personen zu ändern.

	Dabei wird ein Suchtmittel so weit reduziert, bis ein moderater Konsum oder Abstinenz erreicht wird.
Regulatorische Medizin	Bei Verwendung körpereigener Abläufe durch Anstoß von außen
Reiki	Reiki ist eine Heilmethode mit japanischen Wurzeln, die die kosmische Kraft, auch universale Lebensenergie genannt, für die Behandlung nutzt.
Remission	Vollständiger Rückgang der Symptome
Resilienz	Widerstandskraft, also die Fähigkeit, schwierige Lebenssituationen ohne anhaltende Beeinträchtigung zu überstehen
Resonanztherapie	Von der bioenergetischen Medizin abgeleitete Methode mit Schwingungsreiz und -antwort
Resorption	Stoffaufnahme in biologischen Systemen.
Schamanismus	Schamanismus meint in erster Linie die traditionellen ethnischen Religionen des Kulturareales Sibirien. Erweitert beschreibt Schamanismus Praktiken spiritueller Menschen in traditionellen Gesellschaften weltweit.
Screeningtest	Kurzuntersuchung
Somatisch	Auf den Körper bezogen
Spinalflüssigkeit	Normalerweise klare und farblose Körperflüssigkeit, die mit der Gewebsflüssigkeit des Gehirns, Liquor genannt, in Verbindung steht und ihr in der Zusammensetzung sehr ähnlich ist. Sie wird von speziell differenzierten Epithelzellen der Adergeflechte der Hirnkammern gebildet.
Stammzellen	Allgemeiner Begriff für Körperzellen
Stoffwechsel	Als Stoffwechsel (Metabolismus) bezeichnet man die gesamten chemischen und physikalischen Vorgänge der Umwandlung chemischer Stoffe bzw. Substrate (z. B. Nahrungsmittel und Sauerstoff) in Zwischenprodukte und Endprodukte im Organismus von Lebewesen.

Subklinisch	Beschreibt die nicht akute Form von Krankheiten und bedeutet, dass nur gering erkennbare Krankheitszeichen aufgewiesen werden
Subkutan	Das Eigenschaftswort subkutan steht für eine anatomische Ortsangabe, die sich auf das Gewebe unter der Haut (auch als Richtungsangabe unter die Haut) bezieht.
Subordination	Unterordnung
TCM	Traditionelle Chinesische Medizin: umfasst die heilkundliche Theorie und Praxis von der vormedizinischen Heilkunde des 1. Jahrtausends v. Chr. bis zur heute angewandten Medizin in China und in der Tradition chinesischer Heilkunde ausgeübter Heilverfahren weltweit.
Toxine	Giftstoffe
Trance	Sammelbezeichnung für veränderte Bewusstseinszustände mit einem zuweilen intensiven mentalen Erleben
Unschärferelation	Die Heisenbergsche Unschärferelation oder Unbestimmtheitsrelation ist die Aussage der Quantenphysik, dass zwei komplementäre Eigenschaften eines Teilchens nicht gleichzeitig beliebig genau bestimmbar sind. Das bekannteste Beispiel für ein Paar solcher Eigenschaften sind Ort und Impuls.
Verursacherprinzip	Grundsatz, nach dem derjenige, der durch sein Verhalten, Vorgehen o. ä. Kosten verursacht, diese auch zu tragen hat
Vikariation	Körperliche Ausweichreaktion des Körpers, z. B. Schweißausbrüche
Xenobiologie	Teildisziplin der synthetischen Biologie, die sich mit der Synthese und der Manipulation komplexer biologischer Schaltkreise und Systeme beschäftigt

Bibliografie

1971
Wetterfühligkeit des Menschen aus neuerer medizinisch-meteorologischer Sicht
Biometeorologische Arbeitstagung Physikalische Medizin des Medizin-Meteorologischen Instituts, 1971, Hamburg

1974
Wetterfühligkeit des Menschen aus neuerer medizin-meteorologischer Sicht
Hamburger Ärzteblatt, 1974, Hamburg

1975
Kraftfeldverdichtungen in biologischen Systemen – ein Beitrag zur Deutung der Akupunktur-Linien (I)
Akupunktur – Theorie und Praxis, Heft 4/1975, ML-Verlag, Uelzen

Kraftfeldverdichtungen in biologischen Systemen – ein Beitrag zur Deutung der Akupunkturlinien (II)
Akupunktur – Theorie und Praxis, Heft 4/1975, ML-Verlag, Uelzen

Bioklimatische Wirkung und Diätbehandlung
Hamburger Ärzteblatt, 1975, Hamburg

Einige grundlegende Überlegungen zur Elektroakupunktur
Erfahrungsheilkunde, 1975, Georg Thieme Verlag KG, Stuttgart

1976
Zu Fragen von Normotonie und Homöostasie
Vortrag Fortbildungstagung der Internationalen Gesellschaft für Elektroakupunktur, 04.04.1976, Göttingen,

Condensations of Field Force in Biologic Systems. An Interpretation of the Acupuncture Lines
AM. J. Acupuncture, 1976, Felton, Kalifornien

1977
Körperpotential und Elektroakupunktur bei Amputationsschmerzen und innerer Organgesundheit
Akupunktur – Theorie und Praxis, Heft 4/1977, ML-Verlag, Uelzen

Knochengewebs-Bildung entlang des Verlaufs des Lungenmeridians bei chronischer Intoxikation
American Journal of Acupuncture, Vol 5, No. 4, 1977, Kalifornien

Leitwertmessungen als Indikator für Außeneinflüsse auf den Menschen
Physikalische Medizin und Rehabilitation, Heft 5/1977, ML-Verlag, Uelzen

Große Fortschritte im Verständnis der Akupunkturlehre,
Physikalische Medizin und Rehabilitation, Heft 11/1977, ML-Verlag, Uelzen

Conductance Measurements as an Indication of Environmental Effects
Am. J. Acupuncture, 1977, Felton, Kalifornien

Ossification Along the Lung Acupuncture Meridian in Chronic Intoxication
Am. J. Acupuncture, 1977, Felton, Kalifornien

Leitwertmessungen als Indikator für Außeneinflüsse auf den Menschen
Physikalische Medizin und Rehabilitation, 1977, ML-Verlag, Uelzen

1978
Moderne Akupunktur aus praktischer Sicht mit besonderer Berücksichtigung der hygienischen Aspekte
Physikalische Medizin und Rehabilitation, Heft 3/1978, ML-Verlag, Uelzen

Das Phänomen des adäquaten Reizes in seiner Bedeutung für Akupunkturanawendungen
Vortrag auf dem 5. Weltkongress der Union Scientifique Mondiale, 1978, Schaan/Liechtenstein,

Eiweißreaktionen und deren Bioenergetik im Körper in ihrer Bedeutung für die Elektroakupunktur als energetische Intervention.
Vortrag auf der Jahrestagung der Ärztegesellschaft für Elektroakupunktur, 1978, Bad Homburg

Der chronische Harnwegsinfekt bei Paraplegikern und Akupunktur
Vortrag auf dem 55. Ärztlichen Fortbildungskongress, 1978, Freudenstadt

Bioenergetik in der Akupunktur und Elektroakupunktur nach Voll.
Physikalische Medizin und Rehabilitation, Heft 9/1978, ML-Verlag, Uelzen

Bioenenergetics in Acupuncture und Electroacupuncture According to Voll.
Am. J. Acupuncture, 1978, Felton, Kalifornien

Body Potential und Electroacupuncture in Amputation Pains and Internal Organ Functions
Am. J. Acupuncture, 1978, Felton, Kalifornien

Impressions from the PRC Regarding Acupuncture and Hygiene
Am. J. Acupuncture, 1978, Felton, Kalifornien

1979
Energetische Gesichtspunkte zur Akupunktur bei der Epikondylapathie
Vortrag auf der 27. Jahrestagung der Vereinigung Süddeutscher Orthopäden e.V., 1979, Hamburg

Biometeorologie in der Forschung
Vortrag auf dem 55. Ärztlichen Fortbildungskongress des Zentralverbandes der Ärzte für Naturheilkunde, 1979, Freudenstadt

Einige grundlegende Überlegungen zur Elektroakupunktur.
Erfahrungsheilkunde, Heft 13, Haug Verlag, 1979, Heidelberg

Schlaf und Dyssynchronisation
Vortrag auf dem 56. Kongress für Naturheilverfahren, 1979, Freudenstadt

Schlaf und Dyssynchronisation (die Organuhr) zum Akupunktur Problem. Eine Anthologie
Akupunktur – Theorie und Praxis, 1979, ML-Verlag, Uelzen

Biometeorologie in der Forschung
Akupunktur – Theorie und Praxis, 1979, ML-Verlag, Uelzen

The Phenomen of Adequate Stimulus and its Significance for Acupuncture Applications
Am. J. Acupuncture, 1979, Felton, Kalifornien
Protein Reactions in the Body: Their Significance for Electroacupuncture
Am. J. Acupuncture, 1979, Felton, Kalifornien

1980
Die Bedeutung von Mikroströmen im Körper bei instrumentaler Ableitung für Diagnose und Therapie in der Akupunktur
Beitrag auf der 2. Asian Medical Acupuncture Convention, 1980, Bali

Mikroströme im Körper als künstliche Intervention und deren Risiko-Faktoren mit Hinblick auf Elektroakupunkturanwendungen
Beitrag auf dem 1. International Multidisciplinary Conference on Traditional and Alternative Medicine, 1980, Amsterdam

Elektro-stimulierte Analgesie verstärkt durch Induktion
Vortrag, gehalten auf dem 7. Weltkongress für Anästhesiologen, 1980, Hamburg

Bioenenergetische Aspekte zum Akupunktur-Problem. Eine Anthologie
ML-Verlag, 1980, Uelzen

Energetische Gesichtspunkte zur Akupunktur der Epikondylopathie
Orthopädische Praxis, 1980, ML-Verlag, Uelzen

The Application of Nosodes in German Electroacupuncture
O.I.C.S.Alumni Association, 1980, San Bruno, Kalifornien

Volatile Substances and their Significance as to the Exchange Mechanisms of the Body
O.I.C.S.Alumni Association, 1980, San Bruno, Kalifornien

The Acupuncture Organ Clock: Its Importance for Sleep and Synchronization
O.I.C.S.Alumni Association, 1980, San Bruno, Kalifornien

1981
Pflanzen-Akupunktur
Beitrag im Buch „Bio-Energetisches Akupunktur-Konzept“, WBV Biologisch-Medizinische Verlagsgesellschaft mbH KG, Schorndorf, 1981

Die Anwendung von Nosoden als getestete homöopathische Mittel in der Elektroakupunktur
Beitrag im Buch „Bio-Energetisches Akupunktur-Konzept“, WBV Biologisch-Medizinische Verlagsgesellschaft mbH KG, Schorndorf, 1981

Flüchtige Substanzen und ihre Bedeutung für die Austauschvorgänge des Körpers
Beitrag im Buch „Bio-Energetisches Akupunktur-Konzept“, WBV Biologisch-Medizinische Verlagsgesellschaft mbH KG, Schorndorf, 1981

Brief der Universität Hamburg
Beitrag im Buch „Bio-Energetisches Akupunktur-Konzept“, WBV Biologisch-Medizinische Verlagsgesellschaft mbH KG, Schorndorf, 1981

Was ist unter reaktiv-biologischem Bodensatz zu verstehen?
Beitrag im Buch „Bio-Energetisches Akupunktur-Konzept“, WBV Biologisch-Medizinische Verlagsgesellschaft mbH KG, Schorndorf, 1981

Analgesie verstärkt durch Induktion
Beitrag im Buch „Bio-Energetisches Akupunktur-Konzept“, WBV Biologisch-Medizinische Verlagsgesellschaft mbH KG, Schorndorf, 1981